新生儿
诊疗常规

福建省立医院 ◎ 编

U0214730

海峡出版发行集团
THE STRAITS PUBLISHING & DISTRIBUTING GROUP
| 福建科学技术出版社
FUJIAN SCIENCE & TECHNOLOGY PUBLISHING HOUSE

《新生儿诊疗常规》编委会名单

前　言

　　医学是一门飞速发展的科学，新的知识、研究成果和临床经验的积累不断提高了我们对疾病的认识和治疗水平。随着国内外新生儿医学的迅猛发展、诊疗设备的不断更新，我国的新生儿诊疗技术也得到了长足进步。

　　我们根据国内外最新、最权威新生儿疾病指南、专家共识等形成的诊疗常规，并结合自身多年的临床实践经验，编写了《新生儿诊疗常规》一书。本书主要介绍了新生儿黄疸、新生儿各个系统疾病、新生儿常见外科疾病、遗传代谢性疾病等的病史采集、诊断、治疗和预防。此外本书还包含了新生儿疫苗接种问题和常用的诊疗操作。附录中包含了休克评分表、胆红素的参考图表、胎龄评估表、Fenton 生长曲线图，等等。本书的出版为新生儿诊疗规范化做了一些探索，并希望对新生儿年青医师有所帮助。

　　本书由福建省立医院新生儿重症医学科医务人员编写完成，并得到医院领导、重症中心的大力支持。由于编者的水平有限，内容可能存在不足之处，恳请批评、指正。

编　者

2019 年 12 月

目　录

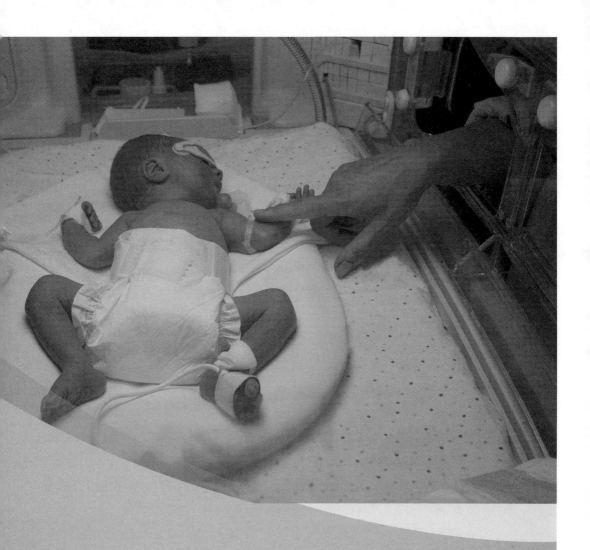

第一章
新生儿黄疸

第一节 黄疸概述

新生儿黄疸是新生儿时期常见症状之一，尤其是早期新生儿。它可以是新生儿正常发育过程出现的症状，也可以是某些疾病的表现，严重者可引起胆红素脑病，死亡率高，多存在远期神经系统后遗症。因此，需要及时正确判断黄疸性质，早诊断早治疗。

【胆红素代谢】

1. 胆红素形成

胆红素是血红素降解的最终产物，来源有三个方面：

（1）衰老红细胞的血红蛋白。

（2）旁路胆红素。

（3）其他：肝脏和其他组织内含血红素的血红蛋白。

2. 胆红素在血清中存在的形式及其生理特性

胆红素在血清中存在的形式及其生理特性共有 4 种不同形式：

（1）未结合胆红素：大部分与血清白蛋白呈可逆性的联结，是血清中的主要部分，在血液中运输，又称间接胆红素。

（2）游离胆红素：极少部分未与血清白蛋白联结的胆红素，称未联结胆红素，即游离胆红素，有毒性。

（3）结合胆红素：主要为胆红素单葡萄糖苷酸和胆红素双葡萄糖苷酸，为亲水性，又称直接胆红素。

（4）与血清白蛋白共价联结的结合胆红素，又称 delta 胆红素。

3. 胆红素在肝内代谢过程

（1）肝细胞对胆红素的摄取。

（2）肝细胞对胆红素的转化。

（3）胆红素的排泄与肠肝循环。

4. 新生儿胆红素代谢特点

（1）胆红素生成过多增多的原因：红细胞寿命短；旁路和其他组织来源的胆红素增多；新生儿红细胞数量过多。

（2）肝摄取胆红素能力低下。

（3）肝细胞结合胆红素能力不足。

（4）肝细胞排泄胆红素的功能不成熟。

（5）肠肝循环的特殊性。

总之，由于新生儿胆红素生成过多，肝脏功能不成熟，肠肝循环的特点，都容易导致血胆红素浓度增高，易出现黄疸。

【诊断】

1. 临床表现

（1）黄疸色泽。

（2）黄疸分布情况。

（3）一般情况：有无病态；有无皮肤苍白、出血点或脓疱疹；有无呼吸困难、肺部啰音；肝脾是否肿大、脐周有无红肿、脐部有无分泌物。

（4）神经系统症状：精神萎靡或激惹、前囟是否紧张、有无凝视、肌张力有无减低或增高、新生儿各种生理反射是否减弱或消失。

2. 辅助检查

（1）实验室检查：

1）胆红素检测、静脉血胆红素值、微量血胆红素值、经皮测胆红素值。红细胞、血红蛋白、网织红细胞、有核红细胞，有助于新生儿溶血病筛查。

2）血型、红细胞脆性试验、尿三胆检查、高铁血红蛋白还原率。

3）疑为感染所致黄疸，应做血、尿、脑脊液培养，血清特异性抗体、C反应蛋白、血沉、血常规等。

4）肝功能检查。

5）基因检测：了解与胆红素代谢有关的UGT基因突变情况，有助于Gilbert综合征的基因诊断。

（2）影像诊断：超声、放射性核素肝扫描、计算机断层摄影（CT）、磁共振胰胆管造影（MRCP）

（3）其他检查：肝活检、呼气中一氧化碳测定及听、视功能电生理检查。

【治疗】

干预治疗的目的是降低血清胆红素水平，预防重度高胆红素血症和胆红素脑病的发生。光疗是最常用的有效又安全的方法。换血疗法可以换出血液中的胆红素、抗体及致敏红细胞，一般用于光疗失败、溶血症或已出现早期胆红素脑病临床表现者。另外还有一些药物可以起到辅助治疗作用。

1. 光照疗法

（1）光疗指征：光疗标准很难用单一的数值来界定，不同胎龄、不同日龄的新生儿都应该有不同的光疗指征，另外还需考虑是否存在胆红素脑病的高危因素。出生胎龄 35 周以上的晚期早产儿和足月儿可参照 2004 年美国儿科学会推荐的光疗参考标准（图 1-1），或将血清总胆红素（total serum bilirubin，TSB）超过 Bhutani 曲线（图 1-2）95 百分位数作为光疗干预标准。在尚未具备密切监测胆红素水平的医疗机构可适当放宽光疗标准。出生体重＜2500g 的早产儿光疗标准亦应放宽，可以参考表 1-1。在极低出生体重儿或皮肤挤压后存在淤斑、血肿的新生儿，可以给予预防性光疗，但对于＜1000g 早产儿，应注意过度光疗的潜在危害。在结合胆红素增高的患儿，光疗可以引起"青铜症"，但无严重不良后果。

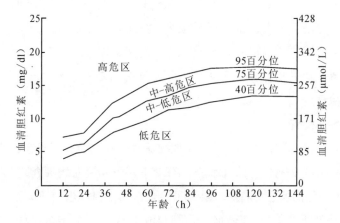

图 1-1　新生儿小时胆红素列线图（Bhutani 等）

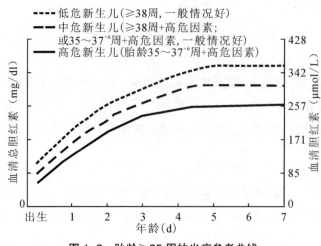

图 1-2　胎龄≥35 周的光疗参考曲线

表 1–1 出生体重<2500g 的早产儿生后不同时间光疗和换血血清总胆红素参考标准

（mg/dl，1mg=17.1μmol/L）

出生体重(g)	<24h		24~<48h		48~<72h		72~<96h		96~<120h		≥120h	
	光疗	换血	光疗	换血	光疗	换血	光疗	换血	光疗	换血	光疗	换血
<1000	4	8	5	10	6	12	7	12	8	15	8	15
1000~1249	5	10	6	12	7	15	9	15	10	18	10	18
1250~1999	6	10	7	12	9	15	10	15	12	18	12	18
2000~2299	7	12	8	15	10	18	12	20	13	20	14	20
2300~2499	9	12	12	18	14	20	16	22	17	23	18	23

（2）光疗副作用：发热、腹泻、皮疹、青铜症、DNA 损伤、血清核黄素浓度减低、低钙血症等。

2. 换血疗法

（1）换血指征：

1）出生胎龄≥35 周以上的晚期早产儿和足月儿可参照 2004 年美国儿科学会推荐的换血参考标准（图 1-3），出生体重<2500g 的早产儿换血标准可参考表 1-1。在准备换血的同时先给予患儿强光疗 4~6h，若 TSB 水平未下降甚至持续上升，或对于免疫性溶血患儿在光疗后 TSB 下降幅度未达到 34~50μmol/L（2~3mg/dl）立即给予换血。

2）严重溶血，出生时脐血胆红素>76mmol/L（4.5mg/dl），血红蛋白<110g/L，伴有水肿、肝脾大和心力衰竭。

3）已有急性胆红素脑病的临床表现者无论胆红素水平是否达到换血标准，或 TSB 在准备换血期间已明显下降，都应换血。

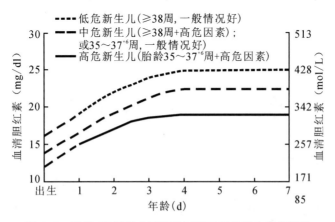

图 1–3 胎龄 35 周以上早产儿以及足月儿换血参考标准

（2）换血方法：血源的选择：Rh 溶血病换血选择 Rh 血型同母亲，ABO 血型同患儿，紧急情况下也可选择 O 型血。ABO 溶血病如母亲 O 型血，子为 A 型或 B 型，首选 O 型红细胞和 AB 型血浆的混合血。紧急情况下也可选择 O 型血或同型血。建议红细胞与血浆比例为（2～3）：1。

（3）换血量：为新生儿血容量的 2 倍（150～160mL/kg）。

（4）换血途径：可选用脐静脉或其他较粗的外周静脉，也可选用脐动脉或外周动脉、外周静脉同步换血。

（5）换血中应注意的问题：换血过程中应注意监测生命体征（体温、心率、血压和氧饱和度），并做好记录。注意严格无菌操作。注意监测血气、血糖、电解质、血钙、血常规。换血时需等容量匀速地抽出和输入血液。一般控制全程在 90～120min 内。换血后可发生 TSB 反弹，应继续光疗，并每 4h 监测 TSB。如果监测 TSB 超过换血前水平应再次换血。

3. 药物治疗

（1）静脉注射丙种球蛋白（IVIG）：确诊新生儿溶血病者可采用 IVIG 0.5～1.0g/kg 于 2～4h 静脉持续输注。必要时可 12h 后重复使用 1 剂。

（2）白蛋白：当血清胆红素水平接近换血值，且白蛋白水平<25g/L 的新生儿，可补充白蛋白 1g/kg，以增加胆红素和白蛋白的联结，减少血液中的游离胆红素。若白蛋白水平正常，则没有必要额外补充白蛋白。但如存在酸中毒，应首先予以纠正。

（3）酶诱导剂：苯巴比妥能诱导肝细胞微粒体增加葡萄糖醛酸转移酶的生成，增加未结合胆红素与葡萄糖醛酸结合的能力，尚可增加肝细胞内 Y 蛋白含量及增加肝细胞膜通透性而增加肝细胞摄取未结合胆红素的能力。苯巴比妥 5mg/kg，分 2 次口服，连服 4～5d。

（4）碳酸氢钠：酸中毒时可使用碳酸氢钠纠正，碱化血液促进胆红素代谢。

第二节　生理性黄疸

新生儿生理性黄疸是新生儿早期，由于胆红素代谢的特点所致，除外各种病理因素，血清未结合胆红素增高到一定范围内的黄疸，是正常发育过程中发生的一过性胆红素血症。由于新生儿生理性黄疸的程度与许多因素有关，且有些病理因素难以确定，致使生理性黄疸的正常 TSB 值很难有统一标准。

足月儿生理性黄疸多于生后 2 ～ 3d 出现，4 ～ 5d 达高峰，黄疸程度轻重不一，轻者仅限于面颈部，重者可能延及躯干、四肢、巩膜，粪便色黄，尿色不黄，一般无症状，黄疸持续 7 ～ 10d 消退。早产儿生理性黄疸程度较重，消退也较慢，可延长到 2 ～ 4 周。

早期新生儿有 50% ～ 80% 可出现生理性黄疸，但此期间有许多病理因素可引起病理性黄疸，因此对早期新生儿出现黄疸时，不能只依据 TSB 值，必须结合临床其他因素，做出正确诊断。尤其是早产儿有病理因素存在时，TSB 值虽低于生理性黄疸的诊断标准，即可发生胆红素脑病。相反，对于正常足月新生儿，虽 TSB 值超过生理正常值，但找不到任何病理因素，可能仍属于生理性黄疸。

关于生理性黄疸与病理性黄疸这两个沿用多年的概念，其临床意义已经不断遭到质疑，临床上不断有在生理性黄疸所规定的血清胆红素水平以下而发生了神经系统后遗症的病例发生。需要注意生理性黄疸始终为排除性诊断，判断生理与病理的血清胆红素最高界值——足月儿 < 221μmol/L（12.9mg/dl）；早产儿 < 256μmol/L（15mg/dl），常常受到个体差异、种族、遗传、地区及不同喂养方式的影响，强调依据患儿胎龄、日龄及影响新生儿黄疸的高危因素来评估患儿风险，以及对存在潜在风险的患儿及时发现、极早干预,防治胆红素脑病的发生。

【治疗】

生理性黄疸不需特殊治疗，多可自行消退，早期喂奶，供给充足奶量，可刺激肠管蠕动，建立肠道正常菌群，减少肠肝循环，有助于减轻黄疸程度。临床应结合胎龄、体重、病理因素、监测血胆红素,及时诊断,给予相应的干预和治疗措施。

第三节　病理性黄疸

病理性黄疸病因特殊复杂，严重者可引起胆红素脑病，常导致死亡和严重后遗症，需极早发现、尽早干预。

【病史采集】

1. 分类

（1）红细胞破坏增多：溶血性、肝前性黄疸。

（2）肝脏胆红素代谢功能低下：肝细胞性黄疸。

（3）胆汁排出障碍：梗阻性、肝后性黄疸。

2. 病因

病因较多，常有多种病因同时存在。

（1）胆红素生成过多。

（2）肝细胞摄取和结合胆红素能力低下。

（3）胆红素排泄异常。

（4）肠肝循环增加。

【诊断】

1. 临床表现

（1）生后 24h 内出现黄疸。

（2）血清总胆红素值已达到相应日龄及相应危险因素下的光疗干预标准，或超过小时胆红素风险曲线的第 95 百分位；或胆红素每日上升超过 85μmol/L 或每小时 > 0.5mg/dl。

（3）黄疸持续时间长，足月儿 > 2 周，早产儿 > 4 周。

（4）黄疸退而复现。

（5）血清结合胆红素 > 34μmol/L（2mg/dl）。

2. 实验室检查

根据不同病因进行相应检查，见有关章节。

3. 鉴别诊断

需与生理性黄疸鉴别。

【治疗】

针对不同病因进行治疗。

第四节　新生儿溶血病

新生儿溶血病是指由于母婴血型不合引起的胎儿或新生儿免疫性溶血性疾病，临床上以胎儿水肿和（或）黄疸、贫血为主要表现，严重者可致死或遗留严重后遗症，至今人类已经发现 26 个红细胞血型系统，其中 ABO 血型不合是引起新生儿溶血病的最常见原因，其次为 Rh 血型不合。

【病史采集】

由父亲遗传而母亲所不具有的显性胎儿红细胞血型抗原，通过胎盘进入母体，刺激母体产生相应的血型抗体，当不完全抗体（IgG）进入胎儿血液循环后，与红细胞的相应抗原结合(致敏红细胞)，在单核-巨噬细胞系统内被破坏,引起溶血。若母婴血型不合的胎儿红细胞在分娩时才进入母血，则母亲产生的抗体不使这一胎发病，而可能使下一胎发病（血型与上一胎相同）。

（1）ABO 溶血：主要发生在母亲 O 型而胎儿 A 型或 B 型。

（2）Rh 溶血：Rh 血型系统有 6 种抗原，即 D、E、C、c、d、e（d 抗原只是推测），其抗原性强弱依次为 D＞E＞C＞c＞e，故 Rh 溶血病中以 RhD 溶血最常见，其次为 RhE。

【诊断】

1.临床表现

（1）黄疸：大多数 Rh 溶血病患儿生后 24h 内出现黄疸并迅速加重，而多数 ABO 溶血病在第 2 ～ 3d 出现。

（2）贫血：程度不一。

（3）肝脾大：Rh 溶血病患儿多有不同程度肝脾增大，ABO 溶血病患儿则不明显。

（4）并发症：胆红素脑病、神经功能障碍。

2.辅助检查

（1）母婴血型检查：检查母子 ABO 和 Rh 血型。

（2）检查有无溶血：

1）溶血时红细胞和血红蛋白减少，早期新生儿血红蛋白＜145g/L 可诊断为贫血；网织红细胞增高（＞6%）；血涂片有核红细胞增多（＞10/100 个白细胞）、球形红细胞增多；血清总胆红素和未结合胆红素明显增加。

2）呼出气一氧化碳含量的测定：血红素在形成胆红素的过程中会释放出 CO。在溶血症患儿可用以预测发生重度高胆红素血症的可能。

（3）致敏红细胞和血型抗体测定：改良直接抗人球蛋白试验（Coombs 试验）、抗体释放试验、游离抗体试验，其中改良直接 Coombs 试验和抗体释放试验是确诊试验，以红细胞抗体释放试验价值最高。

3. 产前诊断

凡既往有不明原因的死胎、流产、新生儿重度黄疸史的孕妇及其丈夫均应进行 ABO、Rh 血型检查，不合者进行孕妇血清中抗体检测。孕妇血清中 IgG 抗 A 或抗 B 抗体水平对预测是否可能发生 ABO 溶血意义不大。Rh 阴性孕妇在妊娠 16 周时应检测血中 Rh 血型抗体作为基础值，以后每 2 ～ 4 周检测一次，当抗体效价上升，提示可能发生 Rh 溶血病。

4. 生后诊断

（1）溶血的诊断：新生儿娩出后黄疸出现早，且进行性加重，有母子血型不合，改良 Coombs 和抗体释放试验中有一项阳性者可确诊。

（2）胆红素脑病的辅助诊断：头颅 MR 扫描，脑干听觉诱发电位。

5. 鉴别诊断

先天性肾病、新生儿贫血、生理性黄疸。

【治疗】

1. 产前治疗

（1）提前分娩：既往有输血、死胎、流产和分娩史的 Rh 阴性孕妇，本次妊娠 Rh 抗体效价逐渐升至 1 ∶ 32 或 1 ∶ 64 以上，用分光光度计测定羊水胆红素增高，且羊水 L/S＞2 者，提示胎肺已成熟，可考虑提前分娩。

（2）血浆置换。

（3）宫内输血。

（4）苯巴比妥：孕妇于预产期前 1 ～ 2 周口服苯巴比妥，可诱导胎儿 UDPGT 活性增加，以减轻新生儿黄疸。

2. 新生儿治疗

（1）光照疗法：见黄疸概述章节。

（2）药物治疗。

（3）供给白蛋白：当血清胆红素接近换血水平，且血白蛋白＜25g/L，可输血浆每次 10 ～ 20mL/kg 或白蛋白 1g/kg。

（4）纠正代谢性酸中毒：5% 碳酸氢钠液提高血 pH 值，有利于未结合胆红素与白蛋白结合。

（5）肝酶诱导剂：苯巴比妥每日 5mg/kg，分 2 ～ 3 次口服，共 4 ～ 5d。

（6）静脉应用大剂量 IVIG：静脉滴注 1 剂，剂量 0.5 ～ 1g/kg，可有效阻断新生儿单核 - 巨噬细胞系统 Fc 受体，抑制溶血过程。

（7）换血疗法：见黄疸概述节。

（8）其他治疗：防止低血糖、低血钙、低体温，纠正缺氧、贫血、水肿、电解质紊乱和心力衰竭等。

【预防】

2014 年 1 月 23 日，英国血液学标准委员会（British Committee for Standards in Haematology，BCSH）发布了最新《BCSH 预防新生儿溶血病抗 -D 免疫球蛋白应用指南》（BCSH Guideline for the Use of Anti-D Immunoglobulin for the Prevention of Haemolytic Disease of the Fetus and Newborn）（以下简称《指南》），为使用抗 -D 免疫球蛋白（anti-D immunoglobulin，抗 -D Ig）预防 Rh D 血型阴性（以下简称 D⁻）孕产妇 D 致敏和由此导致的新生儿溶血病（hemolytic disease of the fetus and newborn，HDN）提出了详尽的推荐意见。《指南》针对不同孕期、不同 SPE 推荐 / 建议的抗 -D Ig 具体剂量均为最低剂量。通常认为，500 U 抗 -D Ig 肌内注射足以清除 4 mL 胎儿红细胞的 FMH，如果有 FMH 定量检测结果，可按照肌注 125 或静注 100U/mL 胎儿红细胞或意外输入的 D⁺ 红细胞计算，最低剂量为 500U。大剂量或多次注射时应尽量减少批次暴露，但不能因此延误注射。

第五节　新生儿母乳性黄疸

母乳性黄疸主要特点是新生儿母乳喂养后未结合胆红素升高，临床出现黄疸。

【病史采集】

本病的病因及发病机制尚未完全明确。最近认为本病是在多种因素作用下，由于新生儿胆红素代谢的肠肝循环增加所致。

1. 新生儿肠肝循环增加学说

（1）喂养方式：生后 1 周内纯母乳喂养正常新生儿，出现黄疸，血胆红素超过传统的生理性黄疸标准值，称早发型母乳性黄疸。发病原因与能量摄入不足、喂养频率及哺乳量少有关，发病机制与肠蠕动减少、肠肝循环增加有关。

（2）母乳成分：生后 1 周以上纯母乳喂养正常新生儿，出现黄疸，血胆红素值超过传统的生理性黄疸标准值，称晚发型母乳性黄疸。其发病机制推测为母乳中 β- 葡萄糖醛酸苷酶（β-GD）含量高，在肠道内通过水解结合胆红素成为未结合胆红素，使回吸收增加，导致黄疸。

（3）肠道菌群：母乳喂养儿缺乏转化结合胆红素的菌群，使肠肝循环的负担增加，导致黄疸加重。

2. 遗传因素

近年来通过分子生物学技术的研究进展，发现胆红素代谢与尿苷二磷酸葡萄糖醛酸转移酶（UGT）UGT1 基因突变有关。

【诊断】

1. 临床表现

（1）足月儿多见，纯母乳喂养或以母乳喂养为主的新生儿。

（2）黄疸出现在生理性黄疸期，或黄疸迁延不退，超过生理性黄疸期限仍有黄疸。

（3）详细采集病史、查体和各种必要的辅助检查，认真将各种可能引起病理性黄疸的病因逐一排除。

（4）一般状况好，生长发育正常。

（5）停母乳 1～3d 后黄疸明显消退，血胆红素迅速下降 30%～50%。

2. 辅助检查

目前尚缺乏实验室检测手段确诊母乳性黄疸。

3. 鉴别诊断

（1）各种原因引起的新生儿黄疸。

（2）先天性甲状腺功能减退。

（3）半乳糖血症。

（4）遗传性葡萄糖醛酸转移酶缺乏症。

【治疗】

2014 年《新生儿高胆红素血症诊断和治疗专家共识》附件部分提到和母乳喂养相关的黄疸，治疗如下：

TSB < 257μmol/L（15mg/dl）时不需要停母乳。

TSB > 257μmol/L（15mg/dl）时可暂停母乳 3d，改人工喂养。

TSB > 342μmol/L（20mg/dl）时加用光疗。

第六节　新生儿胆红素脑病

胆红素脑病（bilirubin encephalopathy）是描述胆红素毒性所致的基底节和不同脑干核损伤的中枢神经系统表现。

【病史采集】

分类

（1）急性胆红素脑病。

（2）慢性胆红素脑病：又称核黄疸。

【诊断】

1.临床表现

胆红素脑病患儿黄疸多较严重，全身皮肤黏膜呈重度黄染，血清胆红素常在342.2μmol/L（20mg/dl）以上。

（1）急性胆红素脑病：典型的急性胆红素脑病经历 3 个临床阶段。第一阶段在生后前几天，反应低下、嗜睡、轻度肌张力减低、活动减少、吸吮弱、轻微高调哭声，此阶段胆红素水平若能迅速降低，上述表现是可逆的。第二阶段：易激惹、哭声高调、拒乳、呼吸暂停、呼吸不规则、肌张力增高。第三阶段：通常在 1 周后，肌张力增高消失，转为肌张力减低。

（2）慢性胆红素脑病：又称核黄疸，典型的核黄疸四联症：锥体外系运动障碍、听力异常、眼球运动障碍、牙釉质发育异常。

2.辅助检查

（1）血清胆红素测定。

（2）磁共振（急性期基底神经节苍白球 T1WI 高信号，数周后可转变为 T2WI 高信号。

（3）脑干听觉诱发电位（BAEP）：可见各波潜伏期延长，甚至听力丧失；BAEP 早期改变常呈可逆性。

【预防及治疗】

早期干预治疗是防止重症新生儿胆红素血症的发生和预防胆红素脑病的要点。

1. 产前预防

做好产前检查和宣传教育，尽量预防早产和难产。预防孕妇感染、治疗孕妇疾病，对疑有溶血病史者，可监测孕妇血清抗体滴度、置换血浆、服用苯巴比妥、做好换血应有准备。临产前不可滥用维生素 K 及磺胺类药物。

2. 产后预防和治疗

（1）新生儿尤其早产儿不宜使用维生素 K_3、磺胺类、水杨酸盐、吲哚美辛等药物。

（2）若黄疸发生早、进展快，密切监测血清胆红素水平，达光疗指标及早给予治疗，必要时给予血浆或白蛋白减少游离胆红素通过血脑屏障的危险性。

（3）及时纠正缺氧、酸中毒、低血糖等可影响血脑屏障通透性的合并症。

（4）药物疗法：肝酶诱导剂（苯巴比妥）5mg/kg·d，总量分一天 2 次，低蛋白血症者可予白蛋白每次 1g/kg。

（5）换血疗法：详见黄疸概述章节。

（6）已发生胆红素脑病者，根据各期表现给予对症治疗。后遗症期可指导早期干预智能和运动发育。

第七节　新生儿肝炎综合征

【病史采集】

本病是由多种病因引起的综合征，是指新生儿晚期以阻塞性黄疸、肝脾肿大和肝功能异常、结合和未结合胆红素均升高为特征的一组临床症候群。常于生后 1 个月左右发病。广义的说，它包括肝细胞源性的肝内胆汁淤积，如感染、代谢性疾病、家族性胆汁淤积、染色体异常及特发性新生儿肝炎；狭义的说，它仅局限于感染引起的肝细胞炎症。

病因

（1）感染：以病毒感染最多见，包括乙型肝炎病毒、巨细胞病毒、风疹病毒、单纯疱疹病毒、柯萨奇病毒等所引起的肝炎，亦可由 ECHO 病毒、EB 病毒、弓形虫、李斯特菌或各种细菌所致。在我国，以巨细胞病毒感染引起者较多见，占本综合征的 40% ～ 80%。

（2）遗传性代谢缺陷：①糖代谢障碍 如半乳糖血症、遗传性果糖不耐受、糖原累积病Ⅳ型等。②氨基酸代谢障碍：如酪氨酸血症等。③脂类代谢障碍 如尼曼 - 匹克病、高雪病、二羟酸尿症等。④其他代谢障碍 如胆酸代谢异常、遗传性血色病和 α1 抗胰蛋白酶缺乏症等。

（3）肝内胆管及间质发育障碍：如肝内胆管缺如、胆管发育不良、胆管囊性扩张、肝纤维化等。

（4）其他：如郎汉细胞性组织细胞增多症、化学物和药物中毒等。至今仍有不少病人病因不明，有待进一步寻找。

【诊断】

1. 临床表现

（1）肝炎型：胃肠道症状一般较为明显，可有纳差、恶心、呕吐、腹胀、腹泻，大便色泽正常或较黄。黄疸轻到中度，肝脏轻度到中度肿大，质地一般偏硬或中等硬度。随病情好转黄疸逐渐消退，肝脏回缩。少数患儿表现为急性重症或亚急性重症肝炎，黄疸进行性加重，有明显的精神神经症状和出血倾向，以及多系统功能衰竭，预后恶劣。

（2）淤胆型：黄疸较深，持续较久，大便浅黄或呈白陶土色。肝脏进行性肿大，质地中度到重度坚硬。由于胆汁淤积，十二指肠胆汁量减少或缺乏，常伴发脂肪泻、脂溶性维生素吸收障碍、生长停滞及出血。若病情进一步恶化，导致胆汁性肝硬化。

2. 辅助检查

（1）肝功能检查：

1）血清胆红素：血中结合胆红素和非结合胆红素值均升高，常以结合胆红素升高为主。

2）血清丙氨酸转氨酶（ALT）升高程度不一，与肝细胞损害程度有关，当病情恢复时逐渐降至正常。

3）血清 γ - 谷氨酰转肽酶(γ-GT)、5'- 核苷酸酶(5'-NT)、碱性磷酸酶(AKP)和血清胆汁酸、甲胎蛋白等检查，在伴有胆汁淤积时明显升高。

4）凝血酶原时间能早期反映肝脏功能，当肝细胞损害时凝血酶原时间显著延长。

（2）病原学检测：

1）病毒感染标记物检查。

2）细菌培养。

3）血抗弓形虫抗体检查以发现弓形虫感染。

（3）代谢病筛查：如测尿液中的还原物质和空腹血糖、半乳糖值以发现半乳糖血症、果糖不耐受或糖原累积病。测血清 α1-AT 值以发现 α1-AT 缺乏症等。

（4）影像学检查：肝脏超声、CT、MRI 检查或经皮胆管造影可发现胆管发育障碍。

3. 鉴别诊断

应与先天性胆道闭锁鉴别。

【治疗】

（1）病因治疗：针对不同感染原进行治疗。如对 CMV 感染患儿可选择更昔洛韦治疗，每次 6mg/kg，每天 2 次，每次间隔 12h，静脉缓慢输注 1h，治疗 6 周，注意骨髓抑制等副作用。某些遗传性代谢缺陷病如半乳糖血症改用豆浆及蔗糖喂养；酪氨酸血症给予低苯丙氨酸、低酪氨酸饮食。

（2）营养：过量与不足都对肝不利，补充适量脂溶性维生素。

（3）预防及控制感染。

（4）激素：泼尼松 2mg/kg·d 对部分病例有一定疗效，在症状明显好转后逐渐减量，其作用可能为消除肝细胞肿胀、减轻黄疸、并延迟肝组织的纤维化等。疗程按临床情况而定，一般共 4～8 周，需注意预防其他感染。目前对激素的临床应用价值尚有争论。

（5）保肝利胆：应用护肝药物及避免使用有害肝脏药物和食物。葡醛内酯＜5 岁每次 50mg/kg，＞5 岁每次 50～100mg/kg。谷胱甘肽每次 1～2mg/kg，肌内注射或静脉滴注，每日 1～2 次。熊去氧胆酸每日 10～30mg/kg，每日 2～3 次。

（6）促肝细胞生长素（HGF）用法：30μg 加入 10% 或 5% 葡萄糖液 100mL 中，静滴，1 次 / 日，疗程 2 周。有研究表明：可明显降低血清胆红素及 ALT 达治疗前的 50% 以下。

（7）肝移植：对遗传代谢性、肝纤维化等引起者有条件时可予以肝移植治疗。

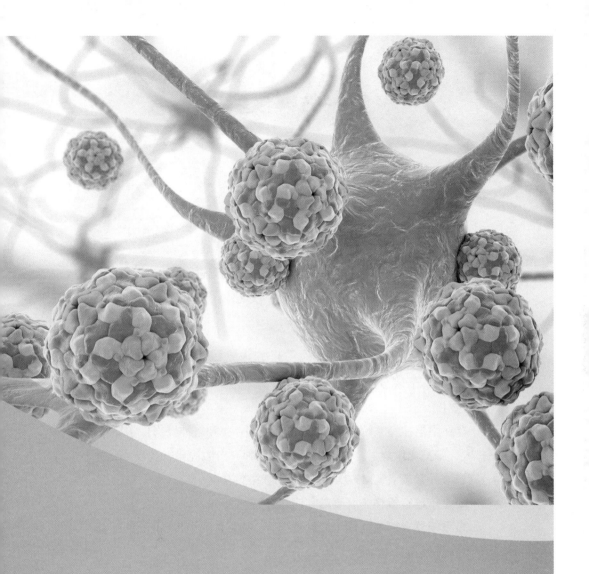

第二章
感染性疾病

第一节　病毒感染

一、巨细胞病毒（CMV）感染

【病史采集】

（1）母亲孕期 CMV 感染；母乳中 CMV 检测阳性。

（2）患儿出生后密切接触人员中有 CMV 感染。

（3）患儿曾有输血史。

【诊断】

1. 根据临床表现分度

（1）重度：

1）存在中枢神经系统受累或眼科异常：小头畸形、神经影像学异常（如钙化、脑室扩大、脑室周围囊肿、室管膜下假性囊肿、白质异常、皮质小脑海马发育不良）、脑脊液异常或者 CMV-DNA 阳性、脉络膜视网膜炎。

2）严重单器官损伤（肝衰竭和明显肝脾肿大）。

3）多系统器官明显受累（如肝脏损害、血液系统损害、间质性肺炎、心肌炎、关节炎、膀胱炎、肾炎、胃肠炎）。

（2）中度：

1）血液 / 生化指标异常（血小板减少、贫血、白细胞减少、谷丙转氨酶升高、直接胆红素升高）持续 2 周以上。

2）2 个器官系统以上轻度异常（如肝脏损害、血液系统损害、间质性肺炎、心肌炎、关节炎、膀胱炎、肾炎、胃肠炎）。

（3）轻度：仅有 1～2 个孤立的、暂时的表现如紫癜、肝脾肿大、血液 / 生化指标异常（血小板减少、贫血、白细胞减少、谷丙转氨酶升高、直接胆红素升高）、SGA 不伴有小头畸形。

（4）仅存在感音性神经性耳聋：无 CMV 感染的上述临床表现，仅存在感音性神经性耳聋（≥21dB）。

（5）无症状：无 CMV 感染的上述临床表现且听力正常。

2. 辅助检查

（1）病毒学检测：

1）血清特异抗体检测：抗 CMV-IgM 阳性表明 CMV 感染，如同时有 CMV-IgG 阴性，表明原发感染；抗 CMV-IgG 从阴性转为阳性，表明原发感染；双份血清抗体滴度 4 倍增高, 提示 CMV 活动性感染；抗 CMV-IgM 阴性不能排除感染。

2）分子杂交或聚合酶联反应：唾液、尿液、血液、脑脊液中检出 CMV-DNA 特异片段。

（2）影像学检查：颅脑超声、颅脑 MR、胸片、消化系超声。

（3）血液及体液检测：血常规，生化，脑脊液。

（4）眼底检查，耳声发射，脑干诱发电位。

3. 先天性 CMV 感染诊断

通过实时荧光聚合酶链反应对出生后 3 周内新生儿的唾液或尿液样本进行检测，阳性即可确诊。首选唾液样本，但唾液样本采集时间需与哺乳时间至少间隔 1h 以排除母乳中巨细胞病毒的影响。

【治疗】

1. 治疗对象

仅对中 - 重度症状的患儿进行治疗，在生后 1 个月内开始治疗，更昔洛韦每次 6mg/kg（静脉输注 > 1h），每 12h 1 次，治疗 6 周；或者缬更昔洛韦每次 16mg/kg，每日 2 次，连续 6 ～ 12 周。

2. 治疗期间的监测

（1）血中性粒细胞检测：开始治疗时每周监测 1 次，连续 6 周，然后于治疗第 8 周监测 1 次，最后每月监测 1 次，直至治疗结束。

（2）转氨酶水平检测：整个治疗过程中每月监测 1 次。

3. 随访

非症状性感染者不需要治疗，但需要定期随访，先天性 CMV 感染患儿需要每 6 月进行听力检查，直到 3 岁，随后每年检查一次，至少持续 1 ～ 2 年，随访听力到 5 岁。

二、风疹病毒（RV）感染

【病史采集】

（1）母亲妊娠期有风疹感染史。

（2）胎儿宫内生长受限。

【诊断】

1.先天性风疹综合征

指新生儿有 A 类临床表现（眼部并发症如白内障、青光眼、视网膜黑色素斑，先天性心脏畸形如动脉导管未闭、肺动脉狭窄、房间隔缺损、室间隔缺损、法洛四联症，耳聋）或 B 类临床表现（皮下出血，肝脾肿大，黄疸，小头畸形，发育迟缓，脑膜脑炎，长骨放射线透度异常）。

（1）可疑病例：有上述一个或多个临床表现，但未达到可能或确诊病例标准。

（2）可能病例：不明原因出现以下两种情况之一，但无实验室检查阳性结果：至少两项 A 类表现或一项 A 类表现加任意 B 类结果。

（3）确诊病例：至少一项上述 A 类或 B 类临床表现，加上述任意一项实验室检查阳性。

（4）仅提示病毒感染病例：上述任意一项实验室检查阳性，但无任何上述临床表现。

2.先天性风疹感染

包括与宫内风疹感染相关的所有结局（流产、死产、出生缺陷、无症状感染），以下情况需考虑先天性风疹感染可能。

（1）孕期证实或疑似风疹感染的孕妇所分娩的新生儿。

（2）胎儿宫内生长受限或者生后有先天性风疹综合征表现的新生儿，无论其母孕期是否有风疹感染。

3.辅助检查

（1）病毒分离：咽拭子、尿、脑脊液及其他组织。

（2）血清学检测：血风疹特异性 IgM 抗体阳性；血风疹 IgG 抗体持续阳性超过 3 个月，且每个月滴度下降 <2 倍；PCR 检测风疹病毒核酸阳性。

（3）眼底检查，耳声发射，脑干诱发电位，心彩超，颅脑 MR，四肢骨片，消化系超声。

【治疗】

（1）无特殊治疗，主要对症处理，球蛋白低者可考虑使用静丙。监测生长发育，矫治心、眼畸形，配戴助听器。

（2）患儿在生后 6 ～ 12 个月内仍可排毒，注意隔离。

三、水痘 - 带状疱疹病毒（VZV）感染

【病史采集】

（1）母孕期有 VZV 感染。

（2）新生儿皮损符合水痘皮疹区域分布。

（3）出生后数月内出现带状疱疹而无水痘病史。

【诊断】

1. 胎儿早期感染

孕妇在妊娠前 20 周感染 VZV，胎儿可出现先天性水痘综合征，表现为肢端、指趾发育不良或肢体萎缩，神经系统缺陷如小头畸形、脑皮质萎缩、脑发育不全、运动及感觉障碍、惊厥、智力障碍，眼部异常如小眼球畸形、白内障、视神经萎缩、脉络膜视网膜炎、失明、霍纳综合征，皮肤瘢痕损害或大疱性皮肤损害，耳聋等。

2. 临产前 5d 至生后 2d 内感染

孕妇在临产前 5d 至产后 48h 内感染 VZV，新生儿常在生后 5 ～ 10d 出现症状，轻症主要表现为皮肤小疱疹。严重病例均可见肺部病变,通常在出疹后 2 ～ 4d 发生，表现出发热、青紫、肺部啰音、咯血等。严重病例尚可出现 DIC、肝炎、血小板减少。

3. 生后感染

生后 10 ～ 28d 感染 VZV 指经呼吸道飞沫传播，病情通常较轻，症状以皮疹为主，从躯干开始，逐渐延及头面部和四肢，可经历红色斑疹、丘疹、水疱、结痂然后脱落，各阶段的皮疹可同时存在，少见并发症，但可继发细菌感染或水痘肺炎。

4. 辅助检查

（1）新形成的水痘刮取其基底组织碎屑涂片，镜下可见多核巨细胞及核内包涵体。

（2）电镜下直接观察疱疹液里的病毒颗粒。

（3）疱液中分离出病毒。

（4）检测疱疹基底刮片或疱液中病毒抗原或血清 VZV-IgG 抗体滴度升高 4 倍以上。

（5）PCR 法检测 VZV-DNA，敏感性及特异性高。

（6）胸部 X 线：水痘肺炎显示为弥漫性结节状或颗粒状阴影，以肺门周围为著。

【治疗】

无特效药物。无并发症者仅需对症处理，预防皮疹继发细菌感染。对重症水痘（肺炎、脑炎、血小板减少、重症肝炎）或水痘肺炎者可给予静脉阿昔洛韦，30mg/kg·d 分 3 次，共 10d。

四、单纯疱疹病毒（HSV）感染

【病史采集】

父母患有生殖器疱疹。

【诊断】

1. 宫内感染

特征性标志为出生时即存在的或在出生后不久出现的水疱样皮疹。可伴随肢体、眼部、神经系统先天畸形。疱疹多为全身分布，其他皮肤损害包括大疱性皮损及皮肤瘢痕。

2. 出生时或出生后感染

（1）累及多器官的全身播散性（播散性病）：常表现为病毒性脓毒血症（呼衰、肝衰、DIC 等）；可累及中枢神经系统；可不发生皮肤疱疹。

（2）累及中枢神经系统，伴或不伴皮肤损害（CNS 病）：惊厥，昏睡，易激惹，震颤，呼吸暂停，拒食、体温不稳定，前囟张力高。

（3）仅累及皮肤、眼睛和口腔（SEM 病）：主要为水疱样皮疹可在皮肤任何部位出现，最常见于头皮及面部，常成串出现，疱疹直径可 >10mm、基底为 1～2mm 红斑；可为皮下出血而无疱疹；眼部常见角膜炎、结膜炎、脉络膜视网膜炎，重者可发生白内障或失明；口腔黏膜、舌、咽部反复出现疱疹、溃疡。

3. 辅助检查

（1）病毒学检查：咽拭子、疱疹液、脑脊液或其他组织分离出 HSV；检测 HSV-DNA 或 HSV 抗原。

（2）血清 HSV-IgM 抗体阴性不能排除感染；HSV-IgG 抗体恢复期高于急性期 4 倍以上有诊断价值。

（3）疱疹液、皮损涂片或组织切片染色可见多核巨细胞及核内嗜酸包涵体。

（4）脑脊液：细胞数升高、以淋巴细胞为主，蛋白增高，可分离出 HSV。

（5）脑影像学：脑电图正常或弥漫性异常；MR 显示颅内钙化、脑积水、脑萎缩等。

（6）骨骼 X 线：长骨放射线透度异常。

【治疗】

（1）静脉阿昔洛韦治疗指征：

1）病毒学检查证实为 HSV 病。

2）临床疑似病例，有待病毒学检查证实。

3）新生儿无症状，但存在感染的高危因素如母亲患有活动期生殖器皮疹。

（2）剂量：20mg/kg Q8h，SEM 病至少 14d，播散性及 CNS 病至少 21d。对 CNS 病，疗程结束前复查，若脑脊液或血 HSV-DNA 仍然阳性，继续用药，每周监测至阴转后停药。肾功损害者应减量。

（3）口服阿昔洛韦抑制治疗：对播散性病、CNS 病及 SEM 病均建议在静脉疗程结束后口服治疗 6 个月，300mg/m^2，每日 3 次。有眼部损害者，建议口服 1 年。

五、人免疫缺陷病毒感染

【病史采集】

（1）母亲有 HIV 感染，经阴道分娩，生后母乳喂养。

（2）患儿出生后有输血史。

【诊断】

1. 诊断原则

HIV 感染的确定主要依据流行病学史及实验室检查，临床表现仅有参考价值。18 个月龄及以下婴幼儿，符合下列一项者即可诊断。

（1）HIV 感染母亲所生以及 HIV 分离试验结果阳性。

（2）HIV 感染母亲所生以及两次 HIV 核酸检测均为阳性（第二次检测需在出生 4 周后进行）。

2. 诊断标准

（1）急性期诊断标准：患者近期内有流行病学史和临床表现，结合实验室 HIV 抗体由阴性转为阳性即可诊断，或仅实验室检查 HIV 抗体由阴性转为阳性即可诊断。

（2）无症状期诊断标准：有流行病学史，结合 HIV 抗体阳性即可诊断，或仅实验室检查 HIV 抗体阳性即可诊断。

（3）艾滋病期诊断标准：有流行病学史、实验室检查 HIV 抗体阳性，加下述各项中的任何一项：① 不明原因的持续不规则发热 38℃以上，＞1 个月。② 腹泻（大便次数多于 3 次 /d），＞1 个月。③36 个月之内体质量下降 10% 以上。④ 反复发作的口腔真菌感染。⑤ 反复发作的单纯疱疹病毒感染或带状疱疹病毒感染。⑥ 耶氏肺孢子菌肺炎。⑦ 反复发生的细菌性肺炎。⑧ 活动性结核或非结核分枝杆菌病。⑨ 深部真菌感染。⑩ 中枢神经系统占位性病变。⑪ 中青年人出现痴呆。⑫ 活动性 CMV 感染。⑬ 弓形虫脑病。⑭ 马尔尼菲青霉菌病。⑮ 反复发生的败血症。⑯ 皮肤、黏膜或内脏的卡波西肉瘤、淋巴瘤。即可诊为断艾滋病。或 HIV 抗体阳性，而 CD4+T 淋巴细胞数 ＜ 200 / μL，也可诊断为艾滋病。

3. 诊断不同的感染类型

（1）宫内感染：HIV 感染母亲分娩的新生儿，在非母乳喂养的情况下，生后 48h HIV-RNA 和（或）P24 抗原阳性。

（2）产时感染：HIV 感染母亲分娩的新生儿，在非母乳喂养的情况下，生后 7d 内 HIV-RNA 和（或）P24 抗原阴性、而 7 ～ 90d 检测为阳性。

（3）产后（母乳喂养）感染：HIV 感染母亲分娩的新生儿，在母乳喂养或混合喂养的情况下，生后 90d 内 HIV-RNA 和（或）P24 抗原阴性、而 90 ～ 180d 转阳。

4. 临床表现

（1）生长迟缓：营养不良，体重不增。

（2）发育异常或畸形：小头畸形，鼻梁塌陷，短鼻，眼距增宽，眼裂小，方形前额等。

（3）口腔感染：反复鹅口疮，单纯疱疹病毒感染。

（4）肝、脾、淋巴结肿大，腮腺肿大。

（5）肺部感染：耶氏肺孢子菌肺炎，淋巴间质性肺炎，肺淋巴样增生。

（6）其他：持续发热，慢性腹泻，脑病，肿瘤，败血症，中耳炎，蜂窝织炎，皮肤感染。

5.实验室检查

（1）HIV-1/2 抗体筛查实验：是 HIV 感染诊断的金标准，阴性可见于未感染或窗口期。

（2）病毒载量测定：检测每毫升血浆中 HIV-RNA 拷贝数。

（3）CD4+T 淋巴细胞检测：进行性减少，以至于 $CD4^+/CD8^+$ 倒置。

【治疗】

（1）抗病毒治疗：核苷类逆转录酶抑制剂（NRTI）、非核苷类逆转录酶抑制剂（NNRTI）、蛋白酶抑制剂（PI）。

（2）控制机会感染：HIV 感染母亲所生新生儿应于 4～6 周时使用甲氧苄啶 - 磺胺甲噁唑预防卡氏非孢子虫肺炎；氟康唑治疗念珠菌病及隐球菌病；血清 CMV 抗体阳性和 CD4$^+$T 细胞数 < 50 / μL 者可口服更昔洛韦 5～10mg/kg·d。

（3）增强机体免疫功能：静脉注射人免疫球蛋白。

第二节　细菌感染

一、败血症

【分类及危险因素】

1.早发败血症

发病时间≤3 日龄，大多系母体病原菌垂直传播（产前或产时感染）。

（1）早产、低出生体重儿。

（2）胎膜早破≥18h。

（3）羊膜腔内感染。

（4）分娩环境不清洁或接生时消毒不严，产前、产时侵入性检查等。

2.晚发败血症

发病时间＞3 日龄，系院内感染和社区获得性感染。

（1）早产或低出生体重儿。

（2）有创诊疗措施：机械通气，中心静脉置管，脐动脉或静脉置管，肠外营养。

（3）不合理应用抗生素。

（4）不恰当的新生儿处理：不洁处理脐带，挑"马牙"、挤乳房、挤痈疖等。

（5）新生儿皮肤感染如脓疱病、尿布性皮炎。

【诊断】

1. 临床表现

（1）全身：发热，体温不稳，反应差，吸吮无力，喂养困难，水肿，Apgar 评分低。

（2）消化系统：黄疸，腹胀，呕吐或胃潴留，腹泻及肝脾肿大。

（3）呼吸系统：呼吸困难，呼吸暂停，发绀，早发败血症可以呼吸暂停或呼吸窘迫为首要表现且持续超过 6h。

（4）循环系统：面色苍白，四肢冷，心动过速、过缓，皮肤大理石样花纹，低血压，毛细管充盈时间 > 3s。

（5）泌尿系统：少尿，肾衰竭。

（6）血液系统：出血，紫癜。

2. 实验室检查

（1）病原学检查：

1）血培养：是诊断败血症的金标准，每次抽血量不少于 1mL。

2）尿培养：需采用清洁导尿或耻骨上膀胱穿刺抽取的尿液标本，仅用于晚发败血症的病原学诊断。

3）病原体核酸检测。

（2）血液非特异性检查：

1）白细胞计数（出生 6h 龄或起病 6h 以后采血结果较为可靠）：6h 龄 -3 日龄 $\geq 30 \times 10^9$/L，≥ 3 日龄 $\geq 20 \times 10^9$/L，或任何日龄 $< 5 \times 10^9$/L。该项指标在早发败血症中诊断价值不大，白细胞计数减少比增高更有价值。

2）不成熟中性粒细胞（包括早、中、晚幼粒细胞和杆状核细胞）/ 总中性粒细胞（I/T）：出生至 3 日龄 ≥ 0.16 为异常，≥ 3 日龄 ≥ 0.12 为异常。该项指标阴性预测值高达 99%。

3）血小板计数：$\leq 100 \times 10^9$/L。

4）CRP：6h 龄内 ≥ 3mg/L，$6 \sim 24$h 龄 ≥ 5mg/L，> 24h 龄 ≥ 10mg/L 提示异常。怀疑感染后 $6 \sim 24$h 以及再延 24h 后连续 2 次测定，如均正常，对败血症的阴性

预测值达 99.7%，可作为停用抗生素的指征。

5）PCT：根据生后日龄对应的数值。

（3）脑脊液检查：

1）腰穿指征（以下 4 条符合一条即可）：临床诊断败血症，伴发热；有神经系统症状；血培养阳性；抗生素使用过程中病情加重。

2）结果判读：白细胞足月儿 >20 × 10^6/L，早产儿 >30 × 10^6/L；蛋白足月儿 >1.7g/L，早产儿 >1.5g/L；葡萄糖 <2.2mmol/L，或低于当时血糖的 40%。

3. 诊断标准

（1）早发败血症：

1）疑似诊断（3 日龄内有下列任何一项）：有临床表现；母亲有绒毛膜羊膜炎；早产胎膜早破≥18h。

2）临床诊断（有临床表现且满足下列任何一项）：血液非特异性检查≥2 项阳性；脑脊液提示化脑；血中检出致病菌 DNA。

3）确定诊断：有临床表现，且血培养或脑脊液或其他无菌腔液培养阳性。

（2）晚发败血症：临床诊断和确定诊断均为 >3 日龄，其余条件分别同早发败血症。

【治疗】

（1）疑似诊断早发败血症：即使暂时没有临床表现，出生后应尽早用抗生素；如在 2～3 日龄排除诊断，则必须停用抗生素。

（2）抗菌药物选择：

1）早发败血症：在血培养和其他非特异性检查结果出来前，经验性选择广谱抗菌药物组合，尽早针对革兰阳性菌、革兰阴性菌，用青霉素＋第三代头孢菌素作为一线抗菌药物组合，病情危重时可选用哌拉西林他唑巴坦钠（特治星）。

2）晚发败血症：在血培养结果出来前，考虑到 CONS 及金黄色葡萄球菌较多，经验性选用万古霉素代替青霉素联用第三代头孢；如怀疑铜绿假单胞菌感染则用头孢他啶。

3）血培养结果阳性：①根据药敏结果进行抗菌药物调整，能单用不联用。②如果经验性选用的抗菌药物不在药敏试验所选范围内，临床效果好则继续用。③如果患儿已进行经验性两联抗菌药物治疗，确认 GBS 感染后，可停用另一种，合并脑膜炎者可考虑联用三代头孢。④对厌氧菌使用克林霉素或甲硝唑。⑤对 MRSA 和 CONS，使用万古霉素或利奈唑胺。

4）抗菌药物疗程在 10 ～ 14d，血培养持续阳性需考虑更换抗菌药物。

5）导管相关感染如血培养出革兰阴性菌、金葡菌或真菌，应拔除导管。

（3）支持治疗：注意保暖，纠正缺氧，纠正酸中毒及电解质紊乱，及时光疗预防核黄疸，保证热卡供给。

其他治疗：静丙每日 200 ～ 600mg/kg，3 ～ 5d。

二、化脓性脑膜炎

【病史采集】

（1）出生前或出生时感染：母体感染、胎膜早破、产程延长、难产等。

（2）出生后感染：新生儿患有中耳炎、头颅血肿发生感染、颅骨裂、脊柱裂、脑脊膜膨出、皮肤窦道。

（3）医源性感染：雾化器、吸痰器、呼吸机、暖箱内的水槽被水生菌污染。

【诊断】

1. 临床表现

（1）一般情况：与败血症相似，哭声弱，少吃、少哭、少动，发热或体温不升。

（2）特殊表现：烦躁，精神萎靡，嗜睡、易激惹、惊跳、尖叫；两眼无神、凝视，眼球可上翻或向下呈落日状，眼球震颤，斜视，瞳孔对光反应迟钝或大小不等；前囟紧张、饱满，隆起是晚期表现，骨缝可进行性增宽。

2. 腰穿

（1）指征（以下 4 条符合一条即可）：

1）临床诊断败血症，伴发热。

2）有神经系统症状。

3）血培养阳性。

4）抗生素使用过程中病情加重。

（2）脑脊液结果判读：

1）外观：浑浊，压力 > 3 ～ 8cmH$_2$O。

2）白细胞数：足月儿 > 20 × 10^6/L，早产儿 > 30 × 10^6/L。血性脑脊液也应做细胞计数，如果白细胞与红细胞之比明显高于当日血常规白细胞与红细胞之比，表明脑脊液中白细胞增高。

3）白细胞分类：多核白细胞可达 57% ～ 61%，但李斯特菌脑膜炎的单核白细胞可仅为 20% ～ 60%。

4）蛋白：足月儿＞1.7g/L，早产儿＞1.5g/L，若＞6.0 g/L 脑积水发生率高。

5）葡萄糖：＜2.2mmol/L，或低于当时血糖的 40%。

【治疗】

（1）病原菌未明确前可选择同时针对革兰阳性菌及革兰阴性菌的抗生素，可先用两种抗生素；根据药敏结果做相应调整，尽量选用一种针对性强的抗生素；如临床疗效好，虽药敏结果不敏感，可暂不换药。

（2）主要针对革兰阳性菌的抗生素：

1）青霉素及青霉素类：链球菌属首选青霉素 G；葡萄球菌属首选耐酶青霉素如苯唑西林、氯唑西林。

2）第一代头孢菌素：头孢唑林主要针对革兰阳性菌，对革兰阴性菌有部分作用，不易进入脑脊液；头孢拉定对革兰阳性菌及革兰阴性球菌效果好，对革兰阴性杆菌作用较弱。

3）第二代头孢菌素：头孢呋辛对革兰阳性菌比第一代稍弱，但对革兰阴性菌及 β 内酰胺酶稳定性强。头孢美唑为半合成的头霉素衍生物，抗菌活性与第二代头孢菌素相近。

4）万古霉素：作为二线抗革兰阳性菌抗生素，主要针对 MRSA，对无乳链球菌亦敏感，且可透过血脑屏障。

（3）主要针对革兰阴性菌的抗生素：

1）第三代头孢菌素：对肠道杆菌 MIC 小，极易进入血脑屏障，常用于革兰阴性菌引起的败血症和化脓性脑膜炎，不宜单用，因为对金黄色葡萄球菌、李斯特杆菌弱，对肠球菌完全耐药。常用：头孢噻肟、头孢哌酮（不易进入脑脊液）、头孢他啶（常用于铜绿假单胞菌败血症并发化脑）、头孢曲松（可作为化脑首选，但新生儿高胆红素血症时慎用）。

2）哌拉西林：对革兰阴性菌及 GBS 均敏感，易进入脑脊液。

（4）广谱抗生素：美罗培南，可透过血脑屏障。

三、脐炎

【病史采集】

产时脐带处理不当或脐带脱落后护理不当。

【诊断】

1. 临床表现

（1）早期表现：脐带根部发红，或脱落后伤口不愈合，脐窝湿润、渗液。

（2）脐部蜂窝织炎：脐周皮肤红肿，脐窝有浆液脓性分泌物，可有臭味，甚至形成局部脓肿、败血症、腹膜炎。

（3）慢性脐炎：局部形成肉芽肿，表现为樱红色肿物突起，有黏性分泌物，经久不愈。

2. 实验室检查

在正常新生儿脐部可培养出金黄色葡萄球菌、大肠埃希菌、表皮葡萄球菌、溶血性链球菌、铜绿假单胞菌等多种细菌，不可只凭细菌培养阳性而诊断脐炎，必须具有脐部炎症表现，可伴随发热、血白细胞数增加。

【治疗】

（1）可使用 75% 乙醇、生理盐水、3% 硼酸液、碘伏中的任何一种，祛除脓性分泌物，或依沙吖啶湿敷，每日 2 次。若生后 7d 脐带残端尚未脱落，可一并清洁待其自然脱落，或二次断脐后进行清洁。

（2）若脐部脓性分泌物较多，可于局部涂抹莫匹罗星或红霉素软膏，每日 2～3 次。若合并局部蜂窝织炎，可外敷鱼石脂软膏，注意外敷时间不超过 6h。

（3）合并脐部蜂窝织炎、败血症等应静脉使用抗生素。

（4）形成脓肿者应积极穿刺抽脓或切开引流。

（5）慢性肉芽肿使用 10% 硝酸银或激光烧灼去除，有时需要重复烧灼，较大者可能需要手术切除。

四、新生儿破伤风

【病史采集】

多有不洁接生史，出生时脐带处理不当。

【诊断】

临床表现

（1）前驱期：烦躁、哭声小、口张不大、吸奶困难，用压舌板检查咽部可出现口紧闭。

（2）痉挛期：口紧闭，苦笑面容，四肢呈阵发性、强制性痉挛甚至角弓反张。任何光、声、扰动刺激均可引起痉挛发作，严重者喉肌、呼吸肌痉挛可致呼吸暂停或窒息。神志清醒，体温一般正常。

（3）恢复期：痉挛停止，肌张力仍高，可自吸奶，持续2～3个月。

【治疗】

（1）控制痉挛：首选地西泮，每次0.3～0.75mg/kg缓慢静注、每4～8h一次，可临时加用10%水合氯醛0.5～1mL/kg或交替，以能控制惊厥而肌张力不致过低为度。

（2）中和毒素：TAT 1.5万～2万U静注，需皮试。

（3）防治感染：静脉用青霉素或头孢菌素，疗程第1周加用甲硝唑静滴。青霉素剂量为10万～20万U/kg/次、Bid，疗程10d。甲硝唑剂量为首剂15mg/kg，之后7.5mg/kg·d，Q12h，疗程7d。

（4）合并脐炎者：TAT 1500～3000U脐周封闭。3%过氧化氢液清洁脐部后涂以25%碘酊，后用75%乙醇纱布湿敷，每日2次直至脐炎痊愈。严重感染者需清创引流。

（5）对症治疗：置隔离病房，置暖箱内，避免声光，护理及必要的操作集中完成减少刺激，及时吸痰，频繁抽搐伴脑水肿时予20%甘露醇，伴呼衰者予东莨菪碱0.1～0.15mg/次，必要时呼吸机辅助通气，伴心衰者予强心、利尿、扩张血管，可酌情少量分次输注血浆、白蛋白。

（6）病程初期禁食，痉挛减轻后再开始鼻饲营养，每次喂奶前先抽尽残奶，残奶过多可暂停一餐，以免发生呕吐窒息。

第三节　其他感染性疾病

一、胎传梅毒（先天性梅毒）

【采集病史】

父母（尤其是母亲）为梅毒患者。

【诊断】

1. 临床表现

多数在出生时症状体征不明显，约 2/3 在生后 3 ～ 8 周至 3 个月出现症状。

（1）早期胎传梅毒（临床表现在 2 岁以内出现）：

1）全身症状：多为早产儿、低体重儿、小于胎龄儿，营养障碍，消瘦。可有发热、贫血、易激惹、肝脾肿大、黄疸、肝功能异常。约 20% 有全身淋巴结肿大，滑车上淋巴结肿大有诊断价值。

2）皮肤、黏膜损害：多出现在生后 2 ～ 3 周。皮疹为散发或多发，多见于口周、臀部、掌跖，重者全身分布。皮疹外观呈圆形或卵型，紫红或铜红色浸润性斑块，外周有丘疹，带有鳞屑。分布部位比外观更具特征性。

3）鼻损害：梅毒性鼻炎常见，表现为鼻塞、张口呼吸，可有脓血样分泌物，鼻前庭皮肤湿疹样溃疡。如累及鼻软骨及鼻骨，可致日后马鞍鼻。侵犯喉部可致喉炎。

4）骨损害：占 20% ～ 95%，为长骨多发性、对称性损害，表现为骨、软骨炎、骨膜炎，肢体剧烈疼痛可致假性瘫痪。

5）肝脾大及全身淋巴结肿大：肝大可伴黄疸、肝功能损害。滑车上淋巴结肿大具有诊断价值。

6）中枢神经系统梅毒：症状多在出生 3 个月后出现。可表现为低热、前囟紧张、颈强直、惊厥、昏迷、角弓反张、脑积水等。脑脊液淋巴细胞增高，多在 $200 \times 10^6/L$ 以下，蛋白增高，糖正常。

7）其他：非免疫性水肿，由低蛋白血症或梅毒性肾炎引起。少见的还有间质性肺炎、脉络膜视网膜炎、青光眼、甲沟炎等。

（2）晚期胎传梅毒（临床表现出现在 2 岁以后）：结节性梅毒疹和梅毒瘤，楔状齿，马鞍鼻，骨膜增厚胫骨呈马刀状，膝关节肿痛、积液。间质性角膜炎，视乳头萎缩，神经性耳聋，智力低下，惊厥，瘫痪等。

（3）隐性胎传梅毒：无临床症状体征，梅毒血清学试验阳性，脑脊液检查正常。

2. 实验室检查

（1）暗视野显微镜、镀银染色检查或核酸扩增试验：可取胎盘、脐带或皮肤、黏膜损害或组织标本，可查到梅毒螺旋体，或核酸阳性。

（2）梅毒血清学试验：

1）出生时非梅毒螺旋体血清学试验（RPR 或 VDRL）阳性，滴度大于或等于母亲分娩前滴度的4倍，且梅毒螺旋体血清学试验（FTA-ABS、TPHA或TPPA）阳性。

2）梅毒螺旋体IgM抗体检测：阳性。

出生时不能诊断胎传梅毒的儿童，任何一次随访过程中非梅毒螺旋体血清学试验由阴转阳，或滴度上升，且梅毒螺旋体血清学试验阳性。或是在18月龄前不能诊断胎传梅毒的儿童，18月龄后梅毒螺旋体血清学试验仍阳性。

（3）脑脊液检查：常规进行腰穿，脑脊液如有淋巴细胞增高、蛋白增高、非梅毒螺旋体血清学试验阳性，无论临床有无症状，均可诊断为神经梅毒。

（4）X线检查：胸片显示肺部炎性浸润影。骨骼显示为骨膜炎、骨髓炎、骨质破坏。

【治疗】

（1）抗生素治疗：

1）青霉素：水剂青霉素G静滴,连用10～15d,前7d每次5万U/kg,每日2次,7d后改为5万U/kg，q8h；或普鲁卡因青霉素5万U/kg·d，肌注，qdx10d。中断一天则需要重新开始。

2）红霉素：青霉素过敏者可用红霉素，每日15mg/kg，口服或静注，12～15d。

（2）随访：抗生素疗程结束后第2、4、6、9、12个月复查RPR或VDRL，如治疗较晚者应追踪更久，直至滴度持续下降至阴性。神经梅毒疗程结束6个月后复查脑脊液。治疗6个月内血清滴度未出现4倍下降，视为治疗失败或再感染，可重复治疗，重复治疗剂量应加倍。

二、鹅口疮

【病史采集】

（1）母亲产时应用抗生素。

（2）新生儿娩出时接触产道念珠菌。

（3）乳具消毒不严，乳母乳头不洁，喂奶者手指污染。

（4）新生儿胎龄小、出生体重低、住院时间长，抗生素使用不合理，静脉营养液或静脉置管念珠菌污染,使用糖皮质激素与免疫抑制剂,免疫缺陷,长期腹泻。

【诊断】

1. 临床表现

本病特征是在口腔黏膜上出现白色乳凝块样物，多见于颊黏膜、上下唇内侧、舌、齿龈、上腭等处，有时波及咽部。乳白色块状物不易拭去，若强行剥离后可有浅表出血。无疼痛感，不引起流涎，不影响吸奶，一般无全身症状，偶可表现拒乳和吸吮后哭泣。

2. 实验室检查

（1）可取白色块状物置玻片上，加 10% 氢氧化钠液一滴，在显微镜下可见到白色念珠菌丝及孢子。

（2）白色块状物真菌培养可确诊。

【治疗】

（1）健康新生儿一般可自愈。

（2）口腔护理：可用 1%～4% 碳酸氢钠液擦洗口腔。

（3）抗真菌治疗：

1）制霉菌素溶液（10 万～20 万 U/5～10mL）涂口腔，tid；或制霉菌素片 25 万～50 万 U/d，分 2～3 次口服。

2）氟康唑 3～6mg/（kg·d），Qd，口服或静滴。

（4）病变面积大者可同时口服维生素 B_2 及维生素 C。

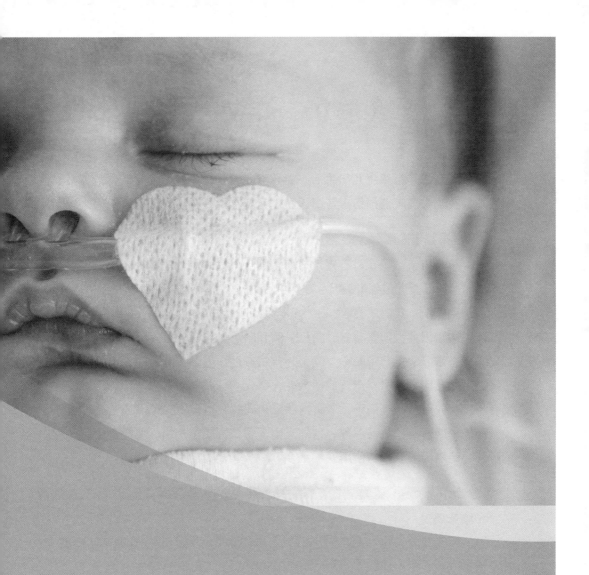

第三章
呼吸系统疾病

第一节　新生儿窒息

新生儿窒息是指新生儿出生后不能建立正常的自主呼吸而导致低氧血症、高碳酸血症及全身多脏器损伤，是引起新生儿死亡和儿童伤残的重要原因之一。

【病史采集】

（1）孕母因素：①孕母有慢性或严重疾病，如心肺功能不全，严重贫血、糖尿病、高血压等。②妊娠并发症：妊娠期高血压、妊娠期糖尿病等。③孕母吸毒、吸烟或被动吸烟、年龄≥35 岁或 <16 岁以及多胎妊娠等。

（2）胎盘因素：前置胎盘、胎盘早剥和胎盘老化等。

（3）脐带因素：脐带脱垂、绕颈、打结、过短或牵拉等。

（4）胎儿因素：①早产儿或巨大儿。②先天性畸形：如食管闭锁、喉蹼、肺发育不良、先天性心脏病等。③宫内感染。④呼吸道阻塞：羊水或胎粪吸入等。

（5）分娩因素：头盆不称、宫缩乏力、臀位、使用产钳、胎头吸引，产程中麻醉药、镇痛药或催产药使用。

【诊断】

1. 临床表现

（1）胎儿宫内窘迫：早期有胎动增加，胎心率≥160 次 / 分；晚期则胎动减少，甚至消失，胎心率 <100 次 / 分；羊水胎粪污染。

（2）Apgar 评分评估：Apgar 评分内容包括皮肤颜色、心率、对刺激的反应、肌张力和呼吸五项指标：每项 0～2 分，总共 10 分（见下表）。分别于生后 1min、5min 和 10min 进行，需复苏的新生儿到 15min、20min 时仍需评分。Apgar 评分 8～10 分为正常，4～7 分为轻度窒息，0～3 分为重度窒息。1min 评分反映窒息严重程度是复苏的依据；5min 评分反映了复苏的效果及有助于判断预后。

表 3-1　新生儿 Apgar 评分标准

体征	评分标准		
	0 分	1 分	2 分
皮肤颜色	青紫或苍白	身体红，四肢青紫	全身红
心率（次 / 分）	无	<100	>100
弹足底或插鼻管反应	无	有些动作，如皱眉	哭，喷嚏
肌张力	反应松弛	四肢略屈曲	四肢活动
呼吸	无	慢，不规则	正常，哭声响

（3）多脏器受损症状　缺氧缺血可造成多脏器受损，但不同组织细胞对缺氧的易感性各异，其中脑细胞最敏感，其次为心肌、肝和肾上腺；而纤维、上皮及骨骼肌细胞耐受性较高，因此各器官损伤发生的频率和程度则有差异：①中枢神经系统：缺氧缺血性脑病和颅内出血。②呼吸系统：羊水或胎粪吸入综合征、肺出血以及呼吸窘迫综合征等。③心血管系统：持续性肺动脉高压、缺氧缺血性心肌病，后者表现为各种心律失常、心力衰竭、心源性休克等。④泌尿系统：肾功能不全、肾衰竭及肾静脉血栓形成等。⑤代谢方面：低血糖或高血糖、低钙血症及低钠血症、低氧血症、高碳酸血症及黄疸加重或时间延长等。⑥消化系统：应激性溃疡、坏死性小肠结肠炎。⑦血液系统：弥散性血管内凝血（常在生后数小时或数天内出现）、血小板减少（骨髓缺血性损伤可致骨髓抑制，5 ～ 7d 后可逐渐恢复）。上述疾病的临床表现详见相关章节。

2. 辅助检查

对宫内缺氧胎儿，可通过羊膜镜了解羊水胎粪污染程度或胎头露出宫口时取头皮血行血气分析，以评估宫内缺氧程度；生后应检测动脉血气血糖、电解质、血尿素氮和肌酐等生化指标。

3. 新生儿窒息诊断标准

目前我国新生儿窒息的诊断多根据 Apgar 评分系统。但国内外多数学者认为，单独的 Apgar 评分不应作为评估窒息以及神经系统预后的唯一指标，尤其是早产儿、存在其他严重疾病或母亲应用镇静剂时。2016 年中华医学会围产医学分会新生儿复苏学组制订了新生儿窒息诊断的专家共识。

（1）新生儿生后仍做 Apgar 评分，在二级及以上或有条件的医院生后即刻应做脐动脉血气分析，Apgar 评分要结合血气结果做出窒息的诊断。①轻度窒息：Apgar 评分 1min≤7 分，或 5min≤7 分，伴脐动脉血 pH<7.2。②重度窒息：Apgar 评分 1min≤3 分或 5min≤5 分，伴脐动脉血 pH<7.0。

（2）未取得脐动脉血气分析结果的，Apgar 评分异常，可称之为"低 Apgar 评分"。考虑到目前国际、国内的疾病诊断编码的现状，对于"低 Apgar 评分"的病例，Apgar 评分≤3 分列入严重新生儿窒息（severe，ICD-9 code 768.5/ICD10 code21.0）；Apgar 评分≤7 分列入轻或中度新生儿窒息（mild or moderate，ICD-9 code 768.6/ICD10 code21.1）的诊断。

（3）应重视围生期缺氧病史，尤其强调胎儿窘迫及胎心率异常，在有条件的医院常规定时做胎心监护，呈现不同程度胎心减慢、可变减速、晚期减速、胎心变异消失等，可作为新生儿窒息的辅助诊断标准，尤其是对于没有条件做脐动脉血气的单位，可作为诊断的辅助条件。

4. 新生儿窒息多器官损害的临床诊断标准

（1）明确的围生期窒息及缺氧病史：

1）围生期孕母存在窒息高危因素。

2）明确的围生期缺氧和宫内窘迫史：

①了解产时是否有滞产、母亲使用麻醉剂、羊水胎粪污染、脐带绕颈、脐带脱垂和胎盘早剥等。②了解胎心监护有无胎儿窘迫的证据，胎心率 > 160 次 /min 或 < 100 次 /min、晚期减速、变异消失和胎心异常持续时间等。③重度宫内窘迫表现：胎心率变异消失和反复晚期减速，提示心、脑缺氧。

3）新生儿窒息：呈现呼吸抑制并需结合出生时脐动脉血 pH 及 Apgar 评分来诊断窒息：轻度窒息：Apgar 评分 1min≤7 分，或 5min≤7 分，且出生时脐动脉血 pH < 7.2；重度窒息：Apgar 评分 1min≤3 分和（或）5min≤5 分，且出生时脐动脉血 pH≤7。

（2）新生儿窒息多器官损害的诊断标准：凡 2 个或以上器官损害为窒息多器官损害，窒息各器官损害诊断标准如下。

1）脑损害：需符合新生儿缺氧缺血性脑病、颅内出血或颅内压增高的诊断，建议降颅压前进行颅压测定，需 > 90mmH$_2$O 或头颅 B 超观察有脑水肿。

2）肺损害：①呼吸衰竭 I 型及 II 型（临床表现及血气结果符合）。②需要呼吸支持，如无创和有正压通气。③持续性肺动脉高压。④肺出血：呼吸困难和青紫短时间内突然加重、经皮氧饱和度逐渐下降、肺内细湿啰音增多，气管分泌物内含血性液体及胸部 X 射线片可呈现肺内模糊片影（斑片或大片）。⑤新生儿窒息合并急性肺损害及急性呼吸窘迫综合征。

具备以上 1 条就可诊断，且需胸片、血气及超声证实。凡无呼吸衰竭的肺炎、胎粪吸入综合征及新生儿呼吸窘迫综合征等肺疾病不能列为肺损害。

3）心脏损害：①临床特征：心率减慢（< 100 次 /min）、心音低钝；烦躁哭

闹、青紫、呈现心力衰竭表现；循环不良如面色苍白、指端紫绀、毛细血管再充盈时间（前胸）>3s；严重心律紊乱和（或）心跳骤停。②心电图Ⅱ或V5导联有 ST-T 改变且持续 >2 ～ 3d。③血清肌酸激酶同工酶≥40U/L 或心脏肌钙蛋白 T≥0.1ng/mL。④超声心动图（推荐）：显示新生儿右心扩大，三尖瓣反流并有左心室壁运动异常，心脏射血分数常减少、心包积液、心肌收缩力降低、心排血量减少以及肺动脉压力增高；或采用多普勒组织成像（推荐）显示窒息后 24h 内二尖瓣收缩期峰值速度、舒张晚期峰值速度和室间隔峰值速度均降低。

满足第 1 条中至少一项，加上第 2 ～ 4 条之一可诊断心脏损害。无临床表现而仅有一项心肌酶（肌酸激酶同工酶）增高，不可诊断。

4）肾损害：①临床有少尿、无尿，尿量 <1mL/（kg·h）持续 24 ～ 48h。②血尿素氮 >7.14 mmol/L，肌酐 >100μmol/L。③血 $β_2$ 微球蛋白和尿 $β_2$ 微球蛋白是公认的能早期反映肾功能改变的灵敏指标。测定 $β_2$ 微球蛋白能敏感地检出肾小球率过滤下降（血 $β_2$ 微球蛋白升高）及肾小管重吸收功能障碍（尿 $β_2$ 微球蛋白升高）。④推荐使用多普勒超声肾血流检测在新生儿生后第 1 天观察左右肾动脉主干收缩期峰值血流情况，窒息缺氧主要表现为血流灌注阻力增大，血流速度减慢，从而使血流灌注量减少。

凡符合①、②、③或④均可诊断肾损害。因尿 N- 乙酰 -β-D- 氨基葡萄糖苷酶、β- 半乳糖苷酶及视黄醇结合蛋白敏感度高，本诊断标准未采用，需结合尿少才能诊断肾损害，以免过度诊断。

5）胃肠道损害：①喂养不耐受和胃滞留。②腹胀、呕吐咖啡样物、便血、肠鸣音减弱或完全消失。③ X 射线呈现肠胀气、僵硬肠段、间隙增厚、肠壁积气、肠梗阻或穿孔等。

只满足第 1 条不可诊断胃肠道损害，满足第 2、3 条中任意一条可诊断。

6）肝损害：生后 1 周内血清丙氨酸转氨酶 >80U/L。

【治疗】

生后应立即进行复苏及评估，而不应延迟至 1min Apgar 评分后进行，并由产科医师、儿科医师、助产士（师）及麻醉师共同协作进行。

1. 复苏方案

采用国际公认的 ABCDE 复苏方案：① A（airway）：清理呼吸道。② B（breathing）：建立呼吸。③ C（circulation）：维持正常循环。④ D（drugs）：药物治疗。⑤ E（evaluation）：评估。前三项最重要，其中 A 是根本，B 是关键，评估贯穿于整个复苏过程中。呼吸、心率、血氧饱和度是窒息复苏评估的三大指标，并遵循：评估→决策→措施，如此循环往复，直到完成复苏。

应严格按照 A → B → C → D 步骤进行复苏，其步骤不能颠倒。大多数新生儿经过 A 和 B 步骤即可复苏，少数则需要 A、B 及 C 步骤，仅极少数需 A、B、C、D 步骤才可复苏。

2. 复苏步骤和程序

根据 ABCDE 复苏方案，参考中国新生儿复苏项目专家组编译及制定的《中国新生儿复苏指南（2016 年北京修订）》，复苏分以下几个步骤（见图 3-1）。

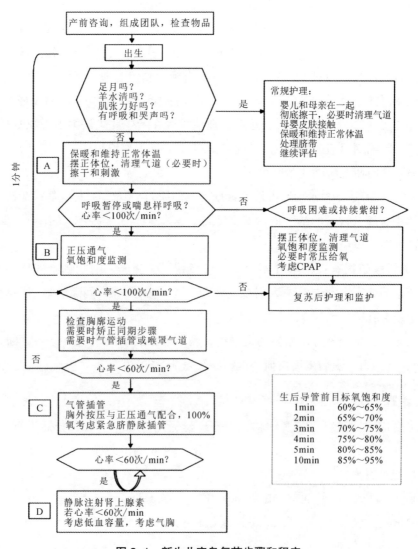

图 3-1　新生儿窒息复苏步骤和程序

（1）快速评估：出生后立即用数秒钟快速评估：①是足月吗？②羊水清吗？③有哭声或呼吸吗？④肌张力好吗？以上任何一项为"否"，则进行以下初步复苏。

（2）初步复苏：

1）保暖：新生儿娩出后立即置于预热的辐射保暖台上，或因地制宜采取保暖措施，如用预热的毯子裹住新生儿以减少热量散失等。对于 VLBW，可生后不擦干，将其躯体及四肢放在清洁的塑料袋内，或盖以塑料薄膜置于辐射保暖台。

2）摆好体位：置新生儿头轻微仰伸位。

3）清理呼吸道：肩娩出前助产者用手挤出新生儿口咽、鼻中的分泌物。新生儿娩出后，立即用吸球或吸管清理分泌物，先口咽，后鼻腔，吸净口、咽和鼻腔的黏液。但应限制吸管的深度和吸引时间（10s），吸引器的负压不应超过 100mmHg。如羊水混有胎粪，且新生儿无活力，在新生儿呼吸前，应采用胎粪吸引管进行气管内吸引，将胎粪吸出。如羊水清或羊水污染，但新生儿有活力（有活力的定义：呼吸规则或哭声响亮、肌张力好及心率＞100 次／分），则可以不进行气管内吸引。

4）擦干：用温热干毛巾快速擦干全身。

5）刺激：用手拍打或手指轻弹患儿的足底或摩擦背部 2 次以诱发自主呼吸。

以上步骤应在 30s 内完成。

（3）正压通气：如新生儿仍呼吸暂停或喘息样呼吸，心率＜100 次／分，应立即正压通气。无论足月儿或早产儿，正压通气均要在氧饱和度仪的监测指导下进行。足月儿可用空气复苏，早产儿开始给 21%～40% 的氧，用空氧混合仪根据氧饱和度调整吸入氧浓度，使氧饱和度达到目标值。正压通气需要 20～25cmH$_2$O，少数病情严重者需 30～40cmH$_2$O，2～3 次后维持在 20cmH$_2$O；通气频率为 40～60 次／分（胸外按压时为 30 次／分）。有效的正压通气应显示心率迅速增快，以心率、胸廓起伏呼吸音及氧饱和度作为评估指标。经 30s 充分正压通气后，如有自主呼吸，且心率＞100 次／分，可逐步减少并停止正压通气。如自主呼吸不充分，或心率＜100 次／分，须继续用气囊面罩或气管插管正压通气。

（4）胸外心脏按压：如有效正压通气 30s 后心率持续＜60 次／分应同时进行胸外心脏按压，胸外按压和气管插管气囊正压通气 60s 后再进行评估。用双拇指或示指和中指按压胸骨体下 1/3 处，频率为 90 次／分（每按压 3 次，正压通气 1 次），按压深度为胸廓前后径的 1/3。持续正压通气＞2min 时可产生胃充盈，应常规插入 8F 胃管用注射器抽气和通过在空气中敞开端口缓解。

（5）药物治疗：新生儿复苏时很少需要用药。

1）肾上腺素：经气管插管气囊正压通气、同时胸外按压 60s 后心率仍＜60 次分，应立即给予 1：10000 肾上腺素 0.1 ～ 0.3mL/kg，首选脐静脉导管内注入：或气管导管内注入，剂量为 1：10000 肾上腺素 0.5 ～ 1.0mL/kg，5 分钟后可重复 1 次。

2）扩容剂：给药 30s 后，如心率＜100 次 / 分，并有血容量不足的表现时，给予生理盐水，剂量为每次 10mL/kg，于 10min 以上静脉缓慢输注。大量失血需输入与新生儿交叉配血阴性的同型血。

3）碳酸氢钠：在复苏过程中一般不推荐使用碳酸氢钠。

3. 复苏后监护和转运

复苏后仍需监测体温、呼吸、心率、血压、尿量、氧饱和度及窒息引起的多器官损伤。如并发症严重，需转运到 NICU 治疗，转运中需注意保温、监护生命指标和予以必要的治疗。

4. 濒死儿复苏

（1）濒死儿的定义：濒死儿指出生时因窒息处于死亡边缘的初生儿，国际上亦称"近死产儿（near stillborn infant）"。这部分患儿在出生时可能完全无心跳或仅有几次心跳，但经过有效的新生儿复苏后，至 1 min 甚至 5 min 能恢复缓慢心跳，此时进行 Apgar 评分可能得分，即通常所说的 Apgar 0 ～ 1 分儿。

（2）濒死儿复苏前的准备：

1）复苏器械的准备。

2）人员准备：在濒死儿复苏现场最好有 3 ～ 4 名分工明确、配合密切、技术娴熟的复苏人员在场。其中一名作为主复苏者站在患儿头侧，负责体位、快速气管插管和正压通气；一名助手站在左侧或右侧，负责在正压通气的同时进行胸外按压；另一名助手负责脐带处理，监测心率、呼吸和氧饱和度，并进行脐静脉置管或穿刺、给药（包括气管内和脐静脉）等；如能有一名巡回医护人员则更好（负责氧气、吸引器、配药和传递物品等）。

3）识别产前高危因素，复苏团队提前到场：产前高危因素包括胎盘早剥、产前大出血、子痫或重度子痫前期、严重胎儿窘迫、多胎妊娠、双胎输血综合征、严重围生期感染、孕妇发生意外如外伤、昏迷，过量使用镇静剂、麻醉剂，以及产前已明确母儿严重疾病等；产程中突发的高危因素如脐带脱垂、打结、扭转，以及各种难产、急产、产时大出血等。

（3）濒死儿的复苏：

1）濒死儿的判断和初步处理：濒死儿娩出时几乎无任何反应、亦无肌张力和呼吸动作，产科医生或助产士应该即刻断脐（用止血钳在近胎盘端钳夹断脐，保留大部分脐带），同时迅速将患儿放在预热的复苏台上，头部朝向主复苏者，此时喉镜已打开、灯亮，复苏者已左手持镜，右手拿好带管芯的气管插管，站好位置，等患儿一放下即行气管插管。

2）人工通气和胸外按压：

①复苏顺序：气管插管正压通气是濒死儿复苏的关键措施，生后即刻应由技术熟练的复苏者完成气管插管人工通气，并配合进行胸外按压。此时，常规的吸痰、擦干、刺激等动作均需暂缓，正压通气、胸外按压几乎同时并举；另一助手则迅速行脐静脉穿刺或置管给药，全过程所耗时间越短则成功率越高，一般勿超30 s就应全部准确施行到位。胸外按压可以为心脏和脑提供重要血流，胸外按压一旦开始，切忌中断；如还没插管就误行胸外按压则不妥，待要插管时按压会被迫中断。

②给氧方法：建议濒死儿复苏开始即可使用100% 的氧气。同时考虑到复苏时人工通气的速率可能较普通复苏时快，因此建议氧气流量增至10 ~ 15 L/min，以保证复苏囊的储气袋始终饱满，有较高浓度的氧气输出。由于新生儿高氧暴露有害的证据日益增多，特别是早产儿。因此，应及时在患儿右上肢监测脉搏氧饱和度，一旦循环恢复，根据血氧饱和度值适当调整吸入氧浓度。血氧饱和度达到目标值即可，一般出生时为60%，5 min 时达到85%。目的是避免组织内氧过多，但同时要确保输送足够的氧。

3）清吸气道：

①对于濒死儿的复苏，以上迅疾插管、通气和胸外按压是确保患儿复苏成功的关键。对于濒死儿的复苏口咽部吸引可暂缓，除非咽喉部有较多分泌物影响插管时。气管插管正压通气后，复苏者可根据经验判断是否需进行气管内吸痰，原则是迅速恢复肺泡氧合。

②对羊水胎粪污染的濒死儿已插管成功后究竟先吸引胎粪还是先正压通气，要视不同情况：若见气管内有胎粪涌出，或感觉胎粪特别黏稠，堵塞气管导管，则应先行胎粪吸引管吸引，胎粪吸引和重新插管动作应迅速。若估计气管内残存胎粪不多，或胎粪不很黏稠，则应首先保证氧合，立即接复苏囊加压给氧（当然胸外按压和给药亦紧紧跟上）；若在正压通气时，导管内（又）有胎粪和（或）

羊水涌出，量少可继续复苏，直至肤色转红心搏有力；量多且氧饱和度无上升趋势，则可考虑行胎粪吸引管快速吸一次，吸引和重新气管插管过程中，复苏团队应密切配合，尽可能缩短时间，以提高抢救成功率。

4）高质量的心肺复苏：

①胸外按压不必与呼吸同步，胸外按压按 120～140 次/min，人工通气按 60～80 次/min，之后可根据复苏情况按 3：1 的胸外按压与人工通气的比例进行复苏。要以足够的深度进行胸外按压，胸外按压深度为新生儿胸廓前后径的 1/3，保证每次按压后胸廓回弹，并尽可能避免按压中断。

②新生儿气管插管人工通气时，对于正压通气的压力设置，濒死儿复苏时复苏者可根据个人经验（复苏时个人捏气囊的手感）和现场情况选择适当的初始压力，有效后再逐渐下调压力，维持适当的氧合；正压通气时也需注意避免发生气漏和过度通气。

③强调 2min 无中断的心肺复苏：主复苏者马上开放气道、气管插管并通气，助手开始胸外按压，以建立有效呼吸和循环；其他助手需如前述紧紧跟上各项配合。切不要因为"听心率、看呼吸"而中断正压通气和胸外按压。

5）复苏用药：复苏前即应准备好相应药物，以备随时可用。一旦气管插管成功，在进行正压通气和胸外按压的同时，助产士就应处理脐带，在离婴儿端 1～2cm 断脐，并在新生儿脐带断端处行脐静脉插管，游离下来的脐带可采血查血气。

气管内用药时每次使用 1：10 000 肾上腺素 1.0mL/kg，快速注入后马上行正压通气，保证药物能很快进入肺内布散吸收，及时发挥作用。一旦脐静脉置管或穿刺成功，应改为脐静脉内用药，剂量为 1：10000 肾上腺素每次 0.3mL/kg，快速推注后用生理盐水 2～3 mL 冲管，保证药物能充分进入血循环而发挥作用。

对于肾上腺素使用后无法恢复心率的患儿，往往存在严重的酸中毒，在保证有效通气的情况下，可使用 5% 碳酸氢钠，每次 3mL/kg（约 2mmol/kg），用等量注射用水稀释，按 1 mmol/（kg·min）速率经脐静脉推注，2 min 以上推毕。如仍未恢复心跳，可再用肾上腺素推注，重复使用 1～2 次。如有产前失血指征可考虑使用生理盐水扩容处理。

（4）暂停或停止复苏操作：如有效复苏超过 10 min 以上仍监测不到心率时，其病死率达 83%，即使存活，其严重并发症发生率达 77%。因此，如果判断存活可能性极小，且致残风险非常高，则继续复苏没有意义。新生儿复苏指南也建议：如果持续 10 min 监测不到新生儿心率，则可以考虑停止复苏。

（5）加强新生儿复苏后的处理：濒死儿经有效复苏，生后 5min Apgar 评分仍≤5 分，出现神经系统并发症的风险将增加，存活的濒死儿中近 1/3 可能发生较为严重的神经系统并发症。复苏后的治疗应包括继续进行适当的呼吸、循环支持，防治神经系统并发症等。其治疗的初始和长期目标包括：①转入有治疗能力的新生儿重症监护病房，在恢复有效循环后优化心肺功能和保证重要器官灌注。②加强呼吸、循环和脑功能的监测。③适当控制体温（包括亚低温），避免高温，以促进神经系统功能恢复。④预测、治疗和防治多器官功能障碍，包括避免过度通气和用氧过多。对于胎龄 36 周以上复苏成功的濒死儿，应行神经系统功能评估，对可能存在中、重度缺氧缺血性脑病者，建议在生后 6 h 内进行亚低温治疗，有助于降低病死率，改善 18 月龄时的神经发育结局。

【预后】

窒息时间对患儿预后起关键作用。因此，慢性宫内窒息、重度窒息复苏不及时或方法不当者预后可能不良。

【预防】

（1）加强围生期保健，及时处理高危妊娠。

（2）加强胎儿监护，避免胎儿宫内缺氧。

（3）推广 ABCDE 复苏技术，培训产、儿、麻醉科医护人员。

（4）各级医院产房内需配备复苏设备。

（5）每个产妇分娩都应有掌握复苏技术的人员在场。

第二节　新生儿上呼吸道感染

新生儿上呼吸道感染由病毒、细菌、衣原体或其他病原体引起，主要侵犯鼻、鼻咽和咽部，简称上感。

【病史采集】

各种病毒及细菌均可引起上感，常见的病毒有呼吸道合胞病毒、流感和副流感病毒、巨细胞病毒和科萨基病毒；常见的细菌有葡萄球菌、溶血性链球菌、大肠埃希杆菌；衣原体和支原体。

新生儿由于呼吸系统的特点，鼻腔小，鼻道狭窄，鼻黏膜柔嫩，富于血管，炎症时黏膜易肿胀而出现严重的鼻腔阻塞和呼吸困难；由于新生儿对感染的局限能力较差，上呼吸道感染易发展成附近组织和器官的炎症。

【诊断】

临床表现

（1）轻重不一，轻者只有鼻塞、喷嚏、流涕，偶有咳嗽；重者发热，伴拒食、呕吐、不安和腹泻。有的新生儿可出现鼻炎、咽炎、结膜炎和喉炎的症状。

（2）常见并发症有中耳炎和颈（颌下）淋巴结炎。中耳炎症状不典型，表现为低热不退，烦躁。颈（颌下）淋巴结炎表现为发热持续不退，颈部淋巴结肿大，有压痛。

【治疗】

（1）一般治疗：多喂水湿润和清洁口腔；不能吸吮时用小匙喂入。

（2）因多由病毒感染引起，当有鼻炎时用 0.5% 利巴韦林滴鼻，每侧鼻孔 1 滴，1 日 4 次，连用 3～5d。以咽炎为主时，可用利巴韦林雾化喷入，1 日 2 次。

（3）继发细菌感染时或发生并发症时选用适当抗生素，口服阿莫西林 30～50mg/kg，分 3～4 次；无效时改用其他适当的抗生素。

（4）鼻部阻塞严重时，还可滴入生理盐水洗去分泌物。

第三节　新生儿吸入性肺炎

吸入性肺炎是新生儿早期发生呼吸困难的症候之一。若胎儿在宫内或分娩过程中吸入大量羊水称羊水吸入性肺炎；若吸入被胎粪污染的羊水称胎粪吸入性肺炎；生后吸入大量乳汁至肺部称乳汁吸入性肺炎。其中以胎粪吸入性肺炎最为严重。

【病史采集】

（1）羊水吸入：任何因素导致胎儿宫内或产时缺氧，由于低氧血症刺激胎儿呼吸中枢，出现喘息样呼吸，导致羊水被吸入呼吸道。

（2）胎粪吸入：当胎儿在宫内或分娩过程中发生窒息，呈急性或慢性低氧血症时，机体血流重新分布，肠道血流量减少，肠壁缺血导致痉挛，肛门括约肌松弛使大量胎粪排出，低氧血症刺激胎儿呼吸中枢，诱发胎儿喘息样呼吸，吸入含胎粪的羊水。

（3）乳汁吸入：常见于吞咽障碍、吸乳后呕吐、食管畸形、食管功能不全和严重腭裂、兔唇。

【诊断】

1.临床表现

（1）羊水吸入性肺炎：多有窒息史，在复苏或出生后出现呼吸急促或呼吸困难伴发绀、呻吟。吸入量少时呼吸急促，或无症状。吸入量多时呼吸困难明显，从口腔流出液体或泡沫，肺部可闻粗湿啰音或细湿啰音。

（2）胎粪吸入性肺炎：常见于足月儿或过期产儿，有宫内窘迫及生后窒息史，羊水粪染。病情往往较重，患儿生后不久出现呼吸困难、呻吟、青紫、三凹征。肺部满布干湿啰音，可引起呼吸衰竭、肺不张、肺气肿、肺动脉高压及缺氧缺血性脑病的中枢神经系统表现。一旦并发气胸、纵隔气肿，病情突变甚至死亡。

（3）乳汁吸入性肺炎：常有喂乳呛咳，乳汁从口鼻流出，伴气急、发绀等，严重者可导致窒息。

2.辅助检查

胸部 X 线检查可见两侧肺纹理增粗伴肺气肿。胎粪吸入者往往有明显阻塞性肺气肿和两侧不规则斑片或粗大结节阴影。

3.鉴别诊断

胎粪吸入综合征需与以下疾病鉴别：

（1）心源性肺水肿：围产儿心源性肺水肿多由于宫内感染病毒性心肌炎，或先天性心脏病合并心力衰竭，或由于输液过多、过快引起，出现呼吸急促或青紫，肺可闻及粗湿啰音，胸部 X 线示心脏扩大，羊水无胎粪污染可作鉴别。

（2）新生儿呼吸窘迫综合征（NRDS）：以早产儿多见，肺表面活性物质缺乏为原发性，无羊水污染史。

（3）继发感染性肺炎：MAS 发生继发感染时病情恶化，需与 ARDS 鉴别，肺部有感染时可有体温波动，痰培养及 X 线胸片可做鉴别，肺炎时呈小灶性或大片实变。

【治疗】

关键是清理呼吸道，改善通气及供氧。

（1）清理呼吸道。

（2）供氧及机械通气：维持血 PaO_2 在 60～80mmHg。血气分析 pH＜7.2，PaO_2＜50mmHg，$PaCO_2$＞60～70mmHg 时需呼吸机治疗。

（3）合并气胸、纵隔气肿：轻症等待自然吸收，重症需立刻穿刺抽气或插管闭式引流。

（4）保暖：新生儿皮肤温度应达 36.5℃。

（5）纠正酸中毒：有条件作血气分析，根据结果进行处理，呼吸性酸中毒在改善通气、充分供氧后可得到纠正；代谢性酸中毒可用碳酸氢钠纠正。

（6）供给足够的营养和液体，保证需要量、液量。急性期为 60～80mL/kg·d，合并 ARDS、肺水肿应适当限制液量。恢复期液量 80～100mL/kg·d，不能喂养可鼻饲，亦可给静脉营养。

（7）对症治疗。

第四节　新生儿感染性肺炎

可发生在产前、分娩过程中和产后，故又分别称之为宫内感染性肺炎、产时感染性肺炎和生后感染性肺炎。

【病史采集】

宫内感染和产时感染多在生后 3d 内发病，多为革兰阴性菌感染；一周后院外感染多为革兰阳性菌。

【诊断】

1. 临床表现

（1）症状：常有拒乳、反应差、体温不升或发热等一般感染症状和咳嗽、喘憋、呛奶、吐沫等呼吸道症状，重者可合并呼吸衰竭或心功不全。

（2）体征：①呼吸增快（＞60 次/min），不同程度的鼻扇、三凹征及发绀。②早期双肺呼吸音粗糙，可闻及干鸣音，随病程进展可听到中小湿啰音。早产儿因呼吸浅表，其体征常不明显。

2. 辅助检查

（1）X 线表现：肺纹理增强及肺气肿、双肺点片状阴影、大片状阴影或间质性肺炎的改变。

（2）其他：血常规，痰培养，病原学检查（如血清病毒抗体、肺炎支原体及沙眼衣原体等抗体测定），疑似败血症者应做血培养。

3. 鉴别诊断

新生儿湿肺、新生儿呼吸窘迫综合征、羊水吸入性肺炎。

【治疗】

（1）呼吸道管理：体位引流，翻身拍背，及时吸净口鼻腔内分泌物，对痰液黏稠者，可给予雾化吸入，以保持呼吸道的通畅。

（2）氧疗：伴有低氧血症者应给予氧疗，以维持 PaO_2（50～80mmHg）在正常范围内。呼吸衰竭者行机械通气治疗。

（3）病因治疗：细菌性肺炎可参照败血症而选择抗生素。支原体及衣原体肺炎应首选红霉素。巨细胞病毒肺炎可用更昔洛伟治疗。

（4）对症支持疗法：保持热量、营养供给，酌情输注新鲜血、血浆或免疫球蛋白等，以纠正贫血及提高机体的免疫功能。

第五节　新生儿湿肺

新生儿湿肺亦称暂时性呼吸增快，系由于肺液吸收延迟而使其暂时积留于肺间质、叶间胸膜和肺泡等处，为自限性疾病。

【病史采集】

多见于足月儿、过期产儿、剖宫产儿、窒息及产妇有妊娠毒血症的新生儿。

【诊断要点】

1. 临床表现

（1）症状：生后数小时内出现呼吸急促，但吃奶好、哭声响亮及反应佳，重者也伴有发绀和呼气性呻吟，甚至发生呼吸暂停。

（2）体征：

1）呼吸频率增快（＞60次/分）；可有不同程度的鼻扇、三凹征，重者可有发绀。

2）两肺呼吸音减弱，有时可闻及细湿啰音。

2. 辅助检查

X 线表现　肺野内可见斑片状、面纱样或云雾状密度增高影，有时可见叶间胸膜积液，也可伴有肺气肿改变。

3. 鉴别诊断

新生儿呼吸窘迫综合症、B 组链球菌肺炎、羊水吸入性肺炎。

【治疗要点】

（1）轻者无需特殊处理，注意保温，动态观察血气变化。

（2）氧疗参见"肺炎"节。

（3）少数重者有机械通气指征者，应尽早呼吸机治疗。

（4）抗生素：因与宫内感染性肺炎不容易鉴别，诊断不明确前应先给抗生素治疗，如 2 ～ 3d 排除感染后停用。

第六节　新生儿肺透明膜病

新生儿肺透明膜病（HMD）主要表现为生后不久即出现进行性呼吸困难，发病率与胎龄成反比，也可发生于糖尿病母亲婴儿及剖宫产儿。本病是由于肺表面活性物质（PS）缺乏引起的，PS 缺乏使肺泡表面张力增高，肺泡萎陷，肺不张，形成肺内动静脉短路，导致严重缺氧和代谢性酸中毒，进一步损害肺泡和肺血管，最终导致血浆蛋白和细胞渗入肺泡，沉着并形成透明膜，同时缺氧和酸中毒损害全身器官系统，导致多器官功能障碍。

【病史采集】

早产儿尤其是孕周 < 35 周的早产儿，由于肺不成熟，PS 缺乏，易发生本病，胎龄越小，发病率越高。糖尿病母亲的婴儿由于体内胰岛素水平较高，可拮抗肾上腺皮质激素，抑制肺成熟和 PS 分泌，虽然婴儿体重较大，但肺不成熟，发病率亦较高；选择性剖宫产儿由于无应激反应，同时肺液排出减少等，亦易患本病；此外，围生期缺氧、家族中曾有同样病史等均为发病的危险因素。

【诊断】

1. 临床表现

（1）症状：生后 6 ～ 12h 出现呼吸困难，进行性加重，若有围生期窒息史，可能更早发病。患儿出现反应弱，呻吟，吐沫，青紫等。

（2）体征：进行性加重的呼吸困难并伴呼气性呻吟，吸气性三凹征，青紫但吸氧不易缓解，严重者呼吸减慢，节律不整，呼吸暂停。由于严重缺氧和酸中毒，患儿可出现反应迟钝、肌张力低下、体温不升、心功能衰竭、休克等。体格检查有双肺呼吸音减低，深吸气时听到细湿啰音应警惕合并肺水肿或肺出血。病情于第24～48h达顶峰，若无呼吸支持，多于3d内死于呼吸衰竭。

2. 辅助检查

（1）胸部X线检查：有特征性改变，X线表现与临床病情程度一致。分4期（级）：

1）Ⅰ期：两肺细小颗粒网状阴影，分布较均匀，心影清楚，支气管充气征不明显。

2）Ⅱ期：两肺见较大密集的颗粒网状阴影，肺透光度减低，可见支气管充气征。

3）Ⅲ期：全肺透光度明显减低，呈磨玻璃样，横膈及心界模糊，支气管充分气征明显。

4）Ⅳ期：全肺野一致性密度增高，完全变白，膈面和心影看不见，支气管充气征更明显或消失（发生肺水肿或出血）。

（2）泡沫稳定试验：对怀疑可能发生肺透明膜病（HMD）的患儿生后30min内取胃液0.5～1.0mL加等量95%乙醇于试管内，用力振荡15s，静立15min后观察试管内泡沫多少。

1）（－）：无泡沫。

2）（＋）：试管液面周边1/3至有小泡沫。

3）（＋＋）：试管液面周边>1/3至整个管周有一层泡沫。

4）（＋＋＋）：试管周边有较厚泡沫层。

其中（－）为支持HMD诊断；（＋）或（＋＋）为可疑；（＋＋＋）可排除HMD。

（3）动脉血气分析：提示酸中毒、低氧血症等。

3. 鉴别诊断

（1）羊水及胎粪吸入综合征：多见于足月儿或过期产儿，病史中往往有胎儿窘迫、产程延长、胎盘功能不良、难产等。发病早，胎粪吸入者有胎粪污染羊水病史。体格检查和胸部X线检查可帮助鉴别。

（2）新生儿肺出血：患儿出现反应弱、气促、呻吟、青紫、呼吸困难等，体格检查肺部可闻及细湿啰音，严重者口、鼻流出血性物，或经气管插管可吸出血性物。胸部 X 线检查显示斑片状阴影，严重者可有"白肺"。

（3）B 组 β 溶血性链球菌感染：宫内感染或分娩时感染 B 组 β 溶血性链球菌所致肺炎或败血症，症状和胸片与 HMD 有时不易鉴别，应注意有无胎膜早破或母孕末期及产时感染史，患儿有无感染中毒症状，做血常规、C 反应蛋白（CRP）、血培养等以资鉴别，对怀疑者应同时应用青霉素治疗。

【治疗】

1. 支持治疗及护理

应同早产儿加强护理。

（1）保温：最好将患儿置于辐射式抢救台上，可监测体温，又便于抢救和护理，维持患儿体温 36 ～ 37℃。

（2）营养及维持水、电解质平衡：因患儿有缺氧、复苏抢救的过程，为防止发生新生儿坏死性小肠结肠炎（NEC），应适当延迟经口喂养。如患儿已经排胎便，肠鸣音正常，一般情况稳定，可给鼻饲喂奶，每次 2 ～ 3mL，每 2 ～ 3h 一次。然后根据患儿耐受情况每天增加奶量，以每次增加 2 ～ 5mL 为宜，不足部分经静脉补充。

HMD 患儿对液体的负荷耐受差，液体过多可引起肺水肿、动脉导管开放以及支气管肺发育不良等，因此应控制液量。生后 3d 之内液量应控制在 60 ～ 80mL/（kg·d），3d 后可渐增至 80 ～ 100 mL/（kg·d），但还要根据患儿代谢情况以及不显性失水丢失的多少而增减液量。生后 1 ～ 2d 可以加用氨基酸液和脂肪乳剂，以保证摄入足够的热量。

（3）维持血压和血容量：应连续监测血压，在发生肺出血、颅内出血、NEC、败血症等严重并发症时，血压可下降。应给予扩容，同时给多巴胺、多巴酚丁胺 5 ～ 10μg/（kg·min），静脉输入，使收缩压维持在 40 ～ 50mmHg（5.3 ～ 6.7kPa）以上。

（4）抗生素：因宫内肺炎，尤其是 B 组溶血性链球菌感染，易与 HMD 混淆，且机构通气又增加了感染的机会，因此应给抗生素治疗，以后应定期做痰培养，根据细菌培养和药敏感选择适当的抗生素。

2. 氧疗和机械通气

氧疗目的：维持 PaO_2 在 60 ～ 80mmHg。出生体重 > 1500g，X 线表现为

Ⅰ～Ⅱ期病变的患儿，可用鼻塞做持续气道正压（CPAP）治疗。治疗成功的关键是早期应用和保持正压的持续性。CPAP 的压力 5～8cmH$_2$O，吸入氧浓度（FiO$_2$）以维持 PaO$_2$ 在 60～80 mmHg 即可。

（1）机械通气指征（具以下任何一条）：

1）用 CPAP 压力＞8cmH$_2$O（0.079kPa），FiO$_2$ 为 80%，PaO$_2$＜50mmHg。

2）反复发作呼吸暂停。

3）严重Ⅱ型呼衰，PaCO$_2$＞70mmHg（9.3kPa）。

4）X 线胸片有Ⅱ～Ⅲ期以上病变，并且发病较早，进展较快。

5）体重＜1500g。

（2）呼吸器参数初调参考值：吸气峰压（PIP）20～25cmH$_2$O（若应用肺表面活性物质，压力参数可低于此值），呼气末正压（PEEP）4～6cmH$_2$O，呼吸频率 25～30 次 / 分，吸气时间 0.3～0.4s，潮气量 4～6mL/kg。用呼吸机后应定期复查血气，根据血气调整呼吸器参数。

（3）注意事项：

1）病初期病情最重，往往需要较高的条件，若 FiO$_2$ 已达 95%，PIP 为 30cmH$_2$O（0.294kPa），PEEP 为 6cmH$_2$O，动脉血氧分压（PaO$_2$）低偏低 40～50 mmHg，动脉血氧饱和度（SaO$_2$）85%～90%，PaCO$_2$ 偏高 60～65mmHg，这是可允许的，不必再增加压力，避免产生气压伤。

2）48～72h 后，病变逐渐恢复，此时应及时降低呼吸器参数，先降低对患者危险大、容易引起并发症的，如 FiO$_2$ 和压力。

3）HMD 初期肺部无合并感染和肺不张的，可减少注水、拍背吸痰的次数，避免过多刺激患儿及注水多而影响表面活性物质的产生。

4）无并发症的患儿，一般在 3d 后病情好转，可逐渐降低呼吸器参数直至撤离呼吸器。撤机后可继续用鼻塞 CPAP 辅助呼吸，便于病情进一步恢复。

5）影响呼吸器撤离的主要因素是并发症。急性并发症有气漏、肺部感染、肺出血、颅内出血、动脉导管开放。慢性并发症有支气管肺发育不良、气管软化或狭窄等。以上并发症使得用机时间延长，或撤机后再次气管插管机械通气，因此应积极预防。

3. 表面活性物质（PS）替代疗法

目前国内外已有数种不同制剂。天然 PS（猪肺或牛肺 PS），首剂 50～200mg/ kg。还可应用第 2 或 3 次（一般不超过 4 次），间隔 6～12h，剂量 100～120mg/ kg。药液通过气管插管注入，为便其均匀分布各肺叶，手控气囊加压给氧，使药物入肺泡。有效者 1 ～ 2h 后呼吸困难减轻，血气改善，胸片好转，可降低呼吸器参数，缩短机械通气时间。如呼吸机参数吸入氧浓度（FiO_2）> 0.4 或平均气道压（MAP）> 8cmH_2O，应重复给药。

【并发症及处理】

（1）新生儿气漏：由复苏或正压通气引起，需密切监测病情进展，及时调整呼吸器参数，必要时做胸腔闭式引流。

（2）新生儿肺炎：如呼吸机相关肺炎。应做痰培养，及时调整抗生素的使用，严格无菌操作，预防医院感染。

（3）支气管肺发育不良：由早产儿长期应用呼吸机、氧疗、液体过多等引起。

第七节　胎粪吸入综合征

胎粪吸入综合征（MAS）常见于足月儿或过期产儿，由于胎儿发生宫内窘迫或产时窒息，排出胎粪，污染羊水，又吸入后导致。

【病史采集】

当胎儿在宫内或分娩过程中发生窒息，出现低氧血症时，肛门括约肌松弛，使大量胎粪排出，同时可刺激胎儿呼吸中枢，诱发胎儿喘息样呼吸，吸入含胎粪的羊水。因此，MAS 的形成应存在下列因素：①有明确围生期缺氧因素。②大多数羊水重度污染。③胎心监测有异常。④出生时有窒息。

【诊断】

1.临床表现

（1）症状：如果出生时进行了正确的复苏，将胎粪尽量从气道清除干净，临床可无症状。如果有较多胎粪吸入，表现为生后不久出现呼吸困难、呻吟、青紫。

（2）体征：患儿皮肤、指甲、外耳道、脐带、胎盘均被胎粪染成黄绿色，气管内可吸出含胎粪的羊水。胸部饱满，可闻及干湿啰音，重者还可发生气胸、纵隔气肿以及持续肺动脉高压（PPHN）、急性呼吸窘迫综合征（ARDS）等并发症，危及患儿生命。

2.辅助检查

胸部 X 线检查，表现为：

（1）轻度：肺纹理粗，轻度肺气肿，心影正常。

（2）中度：肺部有粗颗粒影或片状、团块状阴影或有节段肺不张及透亮区，心影常缩小。

（3）重度：两肺广泛粗颗粒影或斑片状阴影及肺气肿现象。有时可见肺不张和炎症融合的大片状阴影。常并发气漏，表现为气胸或纵隔气肿。合并 ARDS 时，表现为广泛肺突变，甚至"白肺"，可见支气管充气影等。

3. 鉴别诊断

（1）新生儿羊水吸入性肺炎：多见于自然分娩儿，尤其是有围生期窒息患儿，羊水无明显粪染。患儿可出现呼吸急促、青紫、肺部啰音等，胸片多见两下肺野片状影，尤以内带明显。

（2）新生儿肺炎（感染性）：宫内或产时感染可引起本病。母亲可有围生期发热、早破水等感染史。患儿可出现气促、青紫、肺部啰音，严重者可出现感染中毒症状甚至发生呼吸衰竭。胸片示斑片状影，外周血白细胞升高或降低，CRP升高。

【治疗】

1. 清理呼吸道

在胎头娩出而肩未娩出时，应立即用较粗的吸管吸净口咽及上气道内的胎粪和羊水。胎儿娩出后，若无呼吸或肤色苍白或四肢松软（表明新生儿"无活力"），应立即在直接喉镜下行气管插管吸引，尽可能将气管内的羊水、胎粪吸净。但注意动作要迅速，尽量缩短患儿缺氧时间。重症 MAS 应立即送入新生儿加强监护病房（NICU）进行救治，患儿住进 NICU 之后还可以行气管插管冲洗胎粪，每次注入无菌生理盐水 1mL，翻身拍背，反复冲洗吸引，直至吸出物清晰。

2. 氧疗和呼吸支持

根据血气分析及临床情况给予不同的呼吸支持。

（1）轻症可给予普通吸氧。

（2）发生I型呼吸衰竭可用NCPAP：FiO_2 40%～60%，PEEP压力 2～4cmH_2O，流速 8～10L/min，以利于 CO_2 排出。而 NCPAP 的吸入氧浓度（FiO_2）>60%，压力 >4cmH_2O 时，PaO_2 <50mmHg，$PaCO_2$ >60mmHg 需行机械通气治疗。

（3）机械通气：呼吸器参数初调参考值：吸气峰压（PIP）20～25cmH_2O，呼气末正压（PEEP）3～6cmH_2O，呼吸频率 20～25 次/分（当气道阻力高，肺顺应性正常时，用低频率，当肺炎症明显时，用相对较高的频率），吸气时间

0.4 ~ 0.5s，潮气量 4 ~ 6mL/kg。用呼吸机后应定期复查血气，根据血气调整呼吸器参数。

还可采用高频通气（HFV）治疗。HFV 利于氧的弥散，减少气压伤的危险性，同时不断的振荡可使肺内胎粪松动更易于吸出。

3. 综合治疗和监护

（1）监护：体温、心率、呼吸、血压、血气、水及电解质和代谢平衡。因此病患儿有缺氧史，因此应重点观察中枢神经系统、心血管系统、消化道、肾脏等器官系统有无并发症发生。

（2）维持内环境稳定：

1）注意体温，体温维持在 36 ~ 37℃。

2）维持血压和各脏器灌注，如有循环障碍或休克表现，应给予扩容，同时可给多巴胺 5 ~ 10μg/（kg·min），多巴酚丁胺 5 ~ 10μg/（kg·min），持续静脉输入。

3）维持营养及水、电解质平衡：早期（生后 1 周之内）应控制液体量 [60 ~ 80mL（kg·d）]、纠正低血糖，低血钙等。有代谢性酸中毒者可给碱性液纠正，缺氧严重暂不能经口喂养或经口喂养不足时，应加部分或完全胃肠外营养。

（3）抗生素应用：因此病患儿均经过抢救复苏，增加了感染机会，因此需应用抗生素。同时积极监测感染，查找病原菌，以及时选用或更换敏感药物。

（4）PS 应用：目前有研究表明 MAS 时，补充 PS 可取得一定疗效，能缩短病程，减少并发症和缩短用呼吸机时间。最好在生后 6h 内给予，每次 150mg/kg，每 6h 一次，3 ~ 4 次。

【并发症及处理】

（1）脑缺氧、脑水肿：患儿烦躁不安或惊厥，应用镇静剂、脱水剂。

（2）气胸：无机械通气时，如果气胸是非张力性的、单侧的、肺压缩 < 50%，可严密观察，保持患儿安静。一般 1 ~ 2d 可自行吸收。如在机械通气时发生气胸，因有正压通气，故气胸均是张力性的，必须做胸腔式引流，也可改用 HFV。

（3）PPHN：经上述治疗患儿仍持续严重低氧血症应考虑并发本症。

第八节　新生儿肺出血

新生儿肺出血通常表现为危重患儿肺水肿基础上，气管插管内出现粉红色或血性分泌物，严重者也可表现为口鼻腔大量涌血，大量致命性出血可以导致失血性休克，是一种严重的综合征。

【病史采集】

具有肺出血原发病和高危因素：窒息缺氧、早产和（或）低体重、低体温和（或）寒冷损伤、严重原发疾病（败血症、心肺疾患）等。

【诊断】

1. 临床表现

除原发病症状与体征外，肺出血可有下列表现：

（1）全身症状：低体温，皮肤苍白，发绀，活动力低下，呈休克状态，或可见皮肤出血斑，穿刺部位不易止血。

（2）呼吸障碍：呼吸暂停，呼吸困难，吸气性凹陷，呻吟，发绀，呼吸增快或在原发病症状基础上临床表现突然加重。

（3）出血：鼻腔、口腔流出或喷出血性液体，或于气管插管后流出或吸出泡沫样血性液。

2. 肺部听诊

呼吸音减低或有湿啰音。

3. X 线检查

（1）典型肺出血胸部 X 线表现。

1）广泛的斑片状阴影，大小不一，密度均匀，有时可有支气管充气征。

2）肺血管淤血影：两肺门血管影增多，两肺或呈较粗网状影。

3）心影轻至中度增大，以左心室增大较为明显，严重者心胸比＞0.6。

4）大量出血时两肺透亮度明显降低或呈"白肺"征。

5）或可见到原发性肺部病变。

（2）与呼吸窘迫综合征及肺炎鉴别：

1）呼吸窘迫综合征：可见肺透亮度减低，毛玻璃样改变，心影模糊，肋间隙变窄；而肺出血则心影增大、肋间隙增宽。

2）肺炎：可见肺纹理增多，以中下肺野为主，心影常不大；而肺出血则见大片或斑片状影，密度较炎症高且涉及两肺各叶。鉴别困难时最好结合临床并做 X 射线动态观察。

4. 实验室检查

（1）血气分析可见 PaO_2 下降，$PaCO_2$ 升高；酸中毒多为代谢性，少数为呼吸性或混合型。

（2）外周血红细胞与血小板减少。

【**治疗**】

（1）原发病的治疗。

（2）一般治疗：注意保暖，保持呼吸道畅通，输氧，纠正酸中毒，限制输液量为 80mL/（kg·d），滴速为 3～4mL/（kg·h）。

（3）补充血容量：对肺出血致贫血的患儿可输新鲜血，每次 10mL/kg，维持血红细胞比容在 0.45 以上。

（4）保持正常心功能：可用多巴酚丁胺 5～10μg/（kg·min）以维持收缩压在 50mmHg 以上。如发生心功能不全，可用快速洋地黄类药物控制心力衰竭。

改善微循环：可用多巴胺 5～7μg/kg·min 和多巴酚丁胺 5～10μg/kg·min 持续静脉滴注，有早期休克表现者用生理盐水扩容。

（5）机械通气：呼吸机参数初调参考值：吸气峰压（PIP）20～25cmH$_2$O，呼气末正压（PEEP）6～8cmH$_2$O，吸呼比为 1∶1～1.5，呼吸频率 35～45 次/分，潮气量 4～6mL/kg。用呼吸机后应定期复查血气，根据血气调整呼吸器参数。

在肺出血发生前，如发现肺顺应性差，平均气道压（MAP）高达 15cmH$_2$O 应注意肺出血可能。在肺出血治疗期间，当 PIP ＜ 20cmH$_2$O、MAP ＜ 7cmH$_2$O，仍能维持正常血气时，常表示肺顺应性趋于正常，肺出血基本停止。若 PIP ＞ 40cmH$_2$O 时仍有发绀，说明肺出血严重，患儿常常死亡。呼吸机撤机时间必须依据肺出血情况及原发病对呼吸的影响综合考虑。

（6）止血药应用：于气道吸引分泌物后，滴入立止血 0.2U 加注射用水 1mL，注入后用复苏球囊加压供氧 30s，促使药物在肺泡内弥散，以促使出血部位血小板凝集。同时用立止血 0.5U 加注射用水 2mL 静脉注射，用药后 10min 气管内血性液体即有不同程度减少，20min 后以同样方法和剂量再注入，共用药 2～3 次。或用 1∶10000 肾上腺素 0.1～0.3mL/kg 气管内滴入，可重复 2～3 次，注意监测心率。

（7）纠正凝血机制障碍：根据凝血机制检查结果，如仅为血小板少于 80×10^9/L，为预防弥散性血管内凝血发生，可用超微量肝素 1U/（kg·h）或 6U/kg 静脉注射，每 6h 1 次，以防止微血栓形成，如已发生新生儿弥散性血管内凝血，高凝期给予肝素 31.2～62.5U/kg（0.25～0.5mg/kg）静脉滴注，每 4～6h 1 次或予输血浆、浓缩血小板等处理。

（8）抗感染治疗：感染引起肺出血者，病情非常严重，应加强抗生素治疗，同时辅以免疫治疗，输注丙种球蛋白。

【预防】

目前主要针对病因进行预防，包括预防早产及低体温，早期治疗窒息缺氧、感染、高黏滞血综合征、酸中毒、急性心力衰竭、呼吸衰竭等，避免发生输液过量或呼吸机使用不当。

第九节 新生儿气漏

新生儿气漏是指由于肺泡内空气外漏而造成的病症，包括肺间质气肿、气胸、气腹症、心包囊积气、纵隔腔积气、皮下气肿与全身性空气栓塞症。

【病史采集】

通常与过高的压力或不均匀的换气有关，但亦可为自发性，无明显外因。其高危因素有：

（1）呼吸道疾病：气道梗阻；肺代偿性过度充气，如肺发育不全、肺不张等；肺部疾患，如肺透明膜病、吸入综合征、肺部感染、慢性肺疾病等。

（2）出生时急救复苏，医源性肺脏破裂。

（3）应用呼吸器：吸气压力过高；呼气末期压力过高；呼吸不协调，出现人机对抗；气管插管位置不当等。

（4）其他：对侧膈疝、先天肾发育畸形、神经肌肉性疾病等。

【诊断】

1.临床表现

（1）症状：轻者可无症状；重者可出现气促，喘憋，青紫，呼吸停止。

（2）体征：

1）肺间质气肿：多与呼吸器使用有关，早产的婴儿因肺脏含较多的结缔组织以及肺泡发育不完善，故发生肺间质气肿的危险性较高。

肺间质气肿较轻的，常无明显症状。病变较广泛的，患儿表现为呼吸窘迫，呼吸音减低。血气可出现高碳酸血症和低氧血症。胸部X线可确诊，表现为过度膨胀的肺组织中，多处出现小气囊而形成网状影。

2）纵隔积气：常因肺泡破裂后，空气经由纵隔腔胸膜的破孔进入纵隔腔而形成。少数病例则由食管破裂引起。

少量纵隔腔积气在临庆上无症状。积气量多则引起呼吸困难、青紫、听诊心音遥远。胸部 X 线可看见集于纵隔腔的空气而确诊。另一特殊表现为空气围绕于胸腺四周，将胸腺抬起，而形成"船帆样"阴影。

3）气胸：发病率在新生儿约为1%。部分患儿为无明显外在因素的自发性气胸，常病情轻微，症状不明显；患有肺透明膜病、肺炎或胎粪吸入综合征的婴儿，气胸的危险性大大增加。呼吸器正压通气的使用使之发生率增加，为20% ～ 40%。

气胸对心肺功能影响的大小，视胸腔气体量的大小、气胸形成的快慢及原发肺部病变的严重程度而不同。较重且发生较快的气胸可出现呼吸窘迫，严重者甚至会出现发绀、心跳缓慢或呼吸暂停。临床可见患侧胸廓饱满、听诊呼吸音减弱、叩诊呈鼓音，左侧气胸听诊心脏时，心音遥远、心音右移等。

4）心包腔积气：较少见，甚少自发性，一般为呼吸器使用或急救不当引起，常伴有其他气漏现象。小量积气可无症状，严重者可压迫心脏，引起心排血量减少、心率减慢甚至心搏骤停等。

5）全身性空气栓塞：为罕见、死亡率极高的病症。由过高的呼吸器压力引起，故常伴有其他气漏的现象。临床表现为病情急速恶化而出现苍白、发绀、低血压与心跳缓慢，患儿可于数小时或数分钟内死亡。

6）皮下气肿：触诊时可于皮下摸到有如碎冰、握雪的感觉，需注意其他合并出现的气漏症状。

2. 辅助检查

（1）胸部 X 线：胸部 X 线可明确诊断。

（2）透照法：应用冷光源透照胸部患侧，可帮助确定气胸部位，可用于危重不便搬动、又无条件床连拍片的患儿。

（3）血气分析：轻者无异常，重者可有呼吸衰竭的血气表现。

（4）超声学检查：可帮助诊断。

3. 鉴别诊断

（1）先天性肺囊肿：胸片、胸部 CT、超声检查有助于明确诊断。

（2）大叶性肺气肿：胸片、胸部 CT、超声检查有助于明确诊断。

【治疗】

（1）治疗原发病。

（2）针对不同类型气漏进行治疗。

1）肺间质气肿：使用呼吸器的，在可能范围内，先增加呼吸频率与氧浓度，以降低吸气压力与呼气末正压，严重病便可使用高频通气；让患侧肺部位于低处，有助于严重气肿的自然消退。轻微的肺间质气肿可于数天内自然消退。出生体重低于1500g的婴儿，如出现肺间质气肿，则病死率可明显增高，存活者发生肺支气管发育不良的机会亦较高。

2）纵隔积气：纵隔积气常不需加以特殊处理，对肺功能并无多大改变，需加以监测，如肺功能受损则需引流，用呼吸器患者应尽量减低呼吸器压力。

3）气胸：临床无产症状的气胸可密切观察，严重者应穿刺抽气以缓解症状；对于正使用呼吸器或气胸持续加重（多为张力性气胸）的患儿，可放置胸腔闭式引流管行持续引流，进针位置一般为患侧锁骨中线第二肋间。

4）心包腔积气：无症状者仅支持治疗即可。然而对于伴有心排血量降低或心脏功能受损的患儿，则需要紧急以空针将空气抽出。进针位置从剑突下方，针尖朝左肩的方向进入心包腔。

5）全身性空气栓塞：无特效治疗，主要是对症、支持治疗。

6）皮下气肿：无特别治疗。

第十节　新生儿胸腔积液

新生儿胸腔积液包括脓胸，乳糜胸。

一、脓胸和脓气胸

脓胸（empyema）是胸膜急性感染，并有胸腔积脓，若并有气体蓄积则为脓气胸。

【病史采集】

因肺炎、肺脓肿或败血症的病原菌（以葡萄球菌、肺炎球菌及大肠杆菌多见）经血行或淋巴管侵及胸膜所致；亦可由邻近脏器或组织的感染蔓延，如纵隔炎、膈下脓肿、肝脓肿等；或因产时胸部创伤、外科手术并发症等合并感染所致。若肺脓肿或感染的肺囊腔破裂可以形成脓气胸；若脓胸破入肺组织或与支气管通连，则发生支气管、肺 - 胸膜瘘；若脓胸向胸壁破溃，称自溃性脓胸，形成包裹称包裹性脓胸。

【诊断】

1. 临床表现

（1）症状：患儿可在原发病症状基础上，病情加重，出现反应弱、呼吸急促、明显呼吸困难、青紫等，同时伴有感染中毒症状。

（2）体征：呼吸急促，心率快，患侧叩诊浊音，脓气胸时胸上部叩诊鼓音，听诊呼吸音减低，发生张力性脓气胸时可突然呼吸困难加重、发绀、甚至休克等。

2. 辅助检查

（1）胸部 X 线检查：患侧呈大片均匀阴影，大量积脓时纵隔向对侧移位；脓气胸时见气液平面；包裹性脓胸，可见边缘清楚的阴影。

（2）超声检查：B 超定位穿刺可明确诊断。

（3）外周血白细胞增多，以中性粒细胞增多为主，C 反应蛋白（CRP）增高，还可有血小板降低等感染征象。

（4）胸腔穿刺：抽得脓液确诊脓胸，脓液培养可确定病原菌和敏感抗生素。

3. 鉴别诊断

（1）肺脓肿：病变局限在肺野范围内，可多发病灶，胸片、胸部 CT 可帮助诊断。

（2）心包积液：心前区无明显心尖搏动，心音遥远，胸片和超声检查可帮助诊断。

（3）肺大疱：主要表现为缺氧，呼吸困难，感染征象不明显。胸片、肺部 CT 可帮助诊断。

（4）先天性囊肿：病变较广泛者在新生儿期即可出现呼吸困难，青紫等，有些还可继发感染而临床表现类似肺炎，体征亦可表现患侧呼吸音减低、闻及啰音、叩诊浊音或遇较大张力性囊肿时叩诊鼓音。与肺炎合并脓胸或脓气胸不易区别，诊断不清时应做胸部 CT，可清楚显示囊肿部位、大小、数量、病变范围等。

【治疗】

1. 排出脓液

同时做脓液培养和药物敏感试验。

（1）胸腔穿刺：每次穿刺前透视定位（选取积液阴暗区中心），若液体多，可在患侧腋前线或腋中线第4肋间穿刺，针尖紧贴下一肋上缘刺入胸腔，应尽量将脓液抽尽。抽脓后可复查胸透或B超，观察脓液增长情况，可反复穿刺抽脓，脓液稠厚者还可用生理盐水冲洗。

（2）胸腔闭式引流：若脓液较多，应行胸腔闭式引流。用专用引流管，穿刺位置同上，接引流瓶后，可见脓液流出。治疗过程中，引流管应保持通畅，并注意护理，避免脱管。当感染已控制，胸片或B超显示积脓消失、肺叶扩张后，可拔管。

2. 手术治疗

较大的支气管胸膜瘘，或包裹性脓肿、胸膜明显增厚纤维化等情况下，急性感染已控制，全身一般情况较好时，可行胸膜脏层纤维板剥除、支气管瘘结扎或部分肺叶切除术。

3. 控制感染

选用对病原菌敏感的抗生素静脉用药，疗程3～4周。

4. 支持疗法

可给肠内、外营养支持。呼吸道症状明显时，应给予呼吸支持和加强呼吸道管理。

【并发症及处理】

（1）新生儿脓毒症：对原发病灶进行穿刺、引流，做细菌学检查，根据结果选用敏感抗生素积极控制感染。

（2）新生儿休克：由缺氧、感染等因素引起，需监测血压，纠正缺氧，补充血容量，积极抗感染，还可应用血管活性药物等治疗。

二、乳糜胸

新生儿乳糜胸（chylothorax）是由于淋巴液漏入胸腔引起。新生儿乳糜胸预后常较好，半数以上能自愈。大多数患儿用内科保守疗法治愈，仅少数病例需手术治疗。

【病史采集】

1. 病因

任何原因（包括疾病和损伤）引起胸导管或胸腔内大淋巴管破裂时，都可造成乳糜胸,如产伤、臀位产、胸部损伤、心胸手术损伤胸导管及先天性淋巴管异常等。但多数乳糜胸常无明确病因。

(1)先天性乳糜胸:系淋巴系统先天性发育异常,多于出生后(有些在宫内)发现有单侧或双侧乳糜胸。

(2)创伤性乳糜胸:主要由于产伤如臀位牵引或复苏操作等造成胸部、颈部外伤所致。

(3)手术后乳糜胸:在胸导管附近的手术操作可能损伤胸导管主干及分支,如在新生儿期进行胸部或心脏手术后,乳糜胸的发病率有所增加,常在术后3～14d发生。

(4)自发性乳糜胸:指原因不明者,本型占新生儿乳糜胸的大多数。

2. 病理生理

胸导管是血管外蛋白质返回循环和运输的途径。乳糜胸内含有蛋白、脂类物质、纤维蛋白原、凝血酶原等;还含大量 T 淋巴细胞,因此长期大量漏出乳糜液可损伤免疫功能。大量乳糜液使肺受压,纵隔移位,产生一系列呼吸、循环和代谢功能紊乱。

【诊断】

1. 临床表现

(1)症状:出生早期有窒息复苏与呼吸窘迫史,或有心胸外科手术史。自发性乳糜胸常见于足月儿,患儿表现为呼吸困难、发绀等。

(2)体征:可见呼吸困难体征,患侧胸部叩诊浊音,听诊呼吸音减低,心脏和纵隔向健侧推移,双侧积液者无移位,但呼吸困难更明显。

2. 辅助检查

(1)胸部 X 线表现:患侧胸腔密度增高,肋膈角消失,心与纵隔向对侧移位。

(2)胸水检查:胸腔穿刺见乳糜液可确诊本病。若哺乳前已发病,胸水呈淡黄色澄清液与血清相似;已经开始哺乳后,则乳糜液呈淡黄色乳状,常规检查以淋巴细胞为主,培养无菌生长。乳糜胸继发感染后则胸水检查呈炎性改变。

3. 鉴别诊断

新生儿脓胸:有感染征象,胸水检查可明确诊断。

【治疗】

(1)营养支持疗法:乳糜胸水较多者可先禁食1～2周,以静脉营养维持生理需要，也可喂以中链甘油三酯或脱脂奶。

（2）反复胸腔穿刺：可缓解呼吸困难症状，大多数患儿可自愈，预后较好。胸腔闭式引流适用于多次胸腔穿刺放液，但仍无明显改善者。

（3）药物治疗：生长抑素开始剂量为 3.5μg/（kg·h），可逐渐增加剂量至最大剂量 12μg/（kg·h）。生长抑素应用可能发生的副作用以低血糖，高血糖最多见，其次为血小板减少，此外有胆石症、肝脏损害、肾损害、甲状腺功能降低和NEC。红霉素胸腔内注射有一定疗效。

（4）手术治疗：若保守疗法无效，应在患儿营养状况尚好时行手术修补瘘管。

（5）抗感染：合并感染时，应积极控制感染。

第十一节　新生儿呼吸衰竭

由于多种原因引起的新生儿通气／换气功能异常，导致动脉氧分压下降和二氧化碳分压增高。

【病史采集】

（1）上呼吸道梗阻：鼻后孔闭锁、小颌畸形、声带麻痹、喉蹼、鼻咽肿物、喉气管软化症、咽喉或会厌炎症水肿、分泌物阻塞上气道等。

（2）肺部疾病：肺透明膜病、肺炎、吸入综合征、湿肺症、肺不张、肺出血、肺水肿、肺发育不良等。

（3）肺外疾病使肺受压：气胸、胸腔积液（血、脓、乳糜液等）、膈疝、胸腔或纵隔肿瘤、肿块、腹部严重膨胀等。

（4）心血管疾病：先天性心脏病、心肌炎、急性心力衰竭、休克等。

（5）神经系统与肌肉疾病：围生期窒息、脑病、颅内出血、中枢神经系统感染、早产儿原发性呼吸暂停、新生儿破伤风、先天畸形、药物中毒等。

（6）其他：代谢紊乱，如低血钠、低血糖、严重代谢性酸中毒等；低体温或体温过高；先天遗传代谢障碍等。

【诊断】

1.临床表现

（1）症状：

1）呼吸困难：安静时呼吸频率持续＞60次/分或呼吸＜30次/分，出现呼吸节律改变甚至呼吸暂停，三凹征（胸骨上、下，锁骨上窝及肋间隙软组织凹陷）明显，伴有呻吟。

2）青紫：除外周围性及其他原因引起的青紫。

3）神志改变：精神萎靡，反应差。

4）循环改变：肢端凉，皮肤发花等。

（2）体征：主要是呼吸衰竭后缺氧和二氧化碳潴留对机体的影响。

1）呼吸系统：呼吸困难、鼻翼扇动、三凹征、呻吟样呼吸；呼吸频率和节律改变，出现点头样呼吸、叹息样呼吸、呼吸暂停等。

2）循环系统：严重缺氧和酸中毒可导致皮肤毛细血管再充盈时间延长、心率增快或减慢、血压下降；$PaCO_2$增高可扩张末梢小血管，引起皮肤潮红、结膜充血和红肿。

3）神经系统：呼吸衰竭引起脑水肿。临床上表现为精神萎靡、意识障碍、肌张力低下、甚至惊厥发作。

4）其他：包括肾功能损害、胃肠功能衰竭、消化道出血、代谢紊乱、DIC等。

2. 辅助检查　动脉血气分析

呼吸衰竭的诊断标准：临床诊断指标包括吸气性凹陷、呻吟、中心性发绀、难治性的呼吸暂停、活动减少和呼吸频率＞60次/min。实验室指标包括：$PaCO_2$＞60mmHg；在FiO_2为100%时PaO_2＜50mmHg或氧饱和度＜80%；动脉血pH＜7.2。

3. 鉴别诊断

主要是病因学鉴别。

【治疗】

1. 病因治疗

积极治疗原发病是最根本的。需排除呼吸道先天畸形者，可请外科或五官科协助诊断治疗。

2. 综合治疗

（1）保持患儿安静，减少刺激。注意保暖，注意体位，以保证上气道通畅和便于分泌物引流。

（2）生命体征监护：体温、心率、呼吸、血压、血气、记出入量等。

（3）支持疗法：维持水、电解质平衡及营养摄入。

1）液量：生后3d给60～80mL/（kg·d），以后逐渐增至100～120mL/（kg·d）；

如需要限液者给 60～80mL/（kg·d），于24h内均匀输入，注意应随不显性水的增或减而随时调整液量。

2）热卡：生后1周热量应逐渐达到 60～80cal/（kg·d）（1cal=4.1868J），以利于疾病恢复，口服不能满足者应进行静脉营养。

（4）并发症处理：见下"并发症及处理"。

3.呼吸处理

（1）保持呼吸道通畅：

1）拍背吸痰和体位引流：可清除鼻腔及气道分泌物，防止气道阻塞和肺涨。每2～4h翻身、拍背、吸痰一次。在整个操作过程中应注意动作轻柔，并注意供氧和观察患儿的耐受程度。

2）湿化吸入和雾化吸入：可供给气道水分，防止呼吸道黏膜受损和分泌物干燥阻塞，保持气道通畅。加温湿化通过加温湿化器用于普通吸氧、鼻塞CPAP以及机械通气治疗时。超声雾化为间歇应用，每次 15～20min，每日2～4次。危重患儿，应用辅助或人工呼吸时，不宜应用。

3）气管插管：在复苏过程中或需要机械通气的患儿，需气管插管来建立通畅的气道。

（2）氧疗法：指征为在通常吸入空气时，PaO_2 持续 <50～60mmHg。供氧方法有如下5种。

1）鼻导管法：为低流量给氧，用硅胶管置于鼻前庭，流量 0.3～0.5L/min；改良鼻导管为在胶管上剪两个孔，间距与新生儿鼻孔间距相等，封闭导管一侧断端，另一侧接气源供氧，流量 0.5～1.0L/min，然后对准患儿鼻孔固定。鼻导管供氧可用于缺氧较轻或恢复期患儿。

2）口罩或面罩法：氧流量 1～2L/min，患儿口鼻均可吸入氧气，且比较舒适，但应注意固定好，对准患儿口鼻，另外注意不要压迫损伤面部皮肤。

3）头罩法：能维持氧浓度相对稳定，又不妨碍观察病情。流量需 5～8L/min。注意流量，若 <5L/min，可致头罩内 CO_2 积聚；流量过大可致头罩内温度下降；在供氧过程中应监测头罩内实际吸入氧浓度，避免因氧浓度过高而导致氧中毒。

4）鼻塞持续气道正压（NCPAP）法：

应用指征：①有自主呼吸的极早产儿（出生胎龄 25～28 周），产房早期预防性应用。②可能发生呼吸窘迫综合征的高危早产儿（如胎龄 <30 周不需气管插管机械通气者）。③当鼻导管、面罩或头罩吸氧时需吸入氧气分数（FiO_2）> 0.3

时，动脉血氧分压（FiO_2）<50mmHg 或经皮血氧饱和度（$TcSO_2$）<90%。④早产儿呼吸暂停。⑤RDS 患儿使用 PS 后病情稳定，拔出气管导管后。⑥常频或高频机械通气撤机后，出现明显的三凹征和（或）呼吸窘迫。

禁忌证：①呼吸窘迫进行性加重，不能维持氧合，动脉血二氧化碳分压（$PaCO_2$）>60mmHg，pH<7.25。②先天畸形：包括先天性膈疝、气管 - 食管漏、后鼻道闭锁、腭裂等。③心血管系统不稳定：如低血压、心功能不全等。④无自主呼吸者。此外，肺气肿、气胸、严重腹胀、局部损伤（包括鼻黏膜、口腔、面部）也不主张使用。

参数设定及调节：CPAP 压力调定应根据患儿基础疾病以及疾病的不同阶段而进行设置。通常为 3～8cmH_2O，呼吸暂停（无肺部疾病）为 3～4cmH_2O，RDS 至少保证 6cmH_2O，但一般不超过 8～10cmH_2O。气体流量最低为患儿 3～5 倍的每分通气量或 5L/min，FiO_2 则根据 $TcSO_2$ 进行设置和调整。

5）机械通气（见相关章节）。

4. 体外膜肺氧合（extracorporeal membrane oxygenation，ECMO）

（1）支持指征：

1）严重呼吸衰竭新生儿：如胎粪吸入综合征，新生儿持续肺动脉高压，新生儿呼吸窘迫综合征，脓毒症和先天性膈疝等，积极接受机械通气，病情无明显缓解，呼吸困难持续恶化呈下列任一情况：①氧合指数>40 超过 4h[氧合指数 = 平均气道压 × 吸入氧浓度（FiO_2）×100/ 动脉氧分压（PaO_2）（导管后）]。②氧合指数>20 超过 24h 或呼吸困难持续恶化。③积极呼吸支持下，病情仍迅速恶化，严重的低氧血症 [PaO_2<40mmHg]。④血 pH<7.15，血乳酸≥5mmol/L，尿量<0.5mL/（kg·h）持续 12～24h。⑤肺动脉高压导致右心室功能障碍，需要持续大剂量正性肌力药物剂量维持心功能（正性肌力药物评分>40 分；正性肌力药物评分 = 肾上腺素 ×100+ 异丙肾上腺素 ×100 + 米力农 ×10 + 氨力农 ×1+ 多巴胺 ×1+ 多巴酚丁胺 ×1）。

2）导致呼吸衰竭病因可逆。

（2）禁忌证：

1）致死性出生缺陷。

2）Ⅲ级或Ⅲ级以上脑室内出血。

3）难以控制的出血。

4）其他不可逆的脑损伤。

（3）相对禁忌证：

1）不可逆的脏器损害（除非考虑器官移植）。

2）体重＜2kg；胎龄＜34周。

3）机械通气＞14d。

【并发症及处理】

1. 由缺氧引起

（1）新生儿休克：应维持血压、改善心功能。可用生理盐水或胶体液扩容，10mL/kg，在30～60min内输入，扩容后仍有持续低血压可静脉注多巴胺2.5～10.0μg/（kg·min），有心功能不全者，可加多巴酚丁胺2.5～10μg/（kg·min）；心功能不全，心率增快可加用洋地黄；有心动过缓和（或）心脏停搏时用肾上腺素，稀释成1：10000（0.1mg/mL），每次用0.1mL/kg，静注。

（2）酸中毒：呼吸性酸中毒可通过改善通气纠正。代谢性酸中毒，在改善通气条件下，可用5% $NaHCO_3$ 液每次3～5mL/kg，用葡萄糖液稀释成等张液，在30～60min内输入，如代谢性酸中毒不严重或患儿体重小可先给预计量的1/2，输注速度应更慢些。量过大、速度过快可致高钠血症、高渗透压、心力衰竭、脑室内出血。

（3）脑缺氧、脑水肿：患儿烦躁不安，应慎用镇静剂；若出现惊厥，在应用止惊药时，需做好呼吸支持；注意限液量60～80ml/（kg·d），可给甘露醇每次0.25～0.5g/kg，30～60min输入，根据病情可2～3次/日。

（4）肾功能损害：出现尿少，应控制液量，呋塞米每次1～2mg/kg，并可用小剂量多巴胺改善微循环、扩张肾血管，剂量2.5～5μg/（kg·min），静注。

2. 由氧中毒引起

（1）早产儿视网膜病（ROP）：仅见于新生儿，主要是早产儿，其发生与高 PaO_2 有关而与吸入氧浓度无关。因此，早产儿不论吸入氧浓度是多少，只要 PaO_2 ＞100mmHg，并持续一定时间即可引起；PaO_2 ＜100mmHg时发生率明显减少。此外，胎龄越小，体重越轻，越易发生。因此，早产儿 PaO_2 不宜＞90mmHg，或动脉血氧饱和度（SaO_2）85%～93%较为恰当；并且早产儿应进行 ROP 筛查。

（2）慢性肺疾病（CLD）：与长时间吸入高浓度氧对肺的直接损害有关。一般吸入纯氧≥24h或吸入氧浓度（FiO_2）≥50%数日即可引起。此外，正压通气的气压伤、肺不成熟、感染、液量过多等亦可能有关。患儿表现为呼吸困难、青紫、需长时间吸氧（＞28d）、或不能撤离 CPAP 或呼吸器。胸部 X 线片（或 CT）有广泛间质改变及小囊泡或肺气肿表现。本病以预防为主。加强胸部物理治疗和支持疗法，可能需要较长时间用氧和呼吸支持，还可试用抗氧化剂、激素、利尿剂等治疗。

第十二节　新生儿呼吸暂停

新生儿呼吸暂停的定义是呼吸停止≥20s，伴或不伴心率减慢（＜100 次 / 分）；或呼吸停止＜20s，伴有心率缓慢或青紫。

【病史采集】

（1）早产儿，可单纯因呼吸中枢发育不全所致，其发病率可高达 50%～60%，胎龄越小发病率越高。

（2）缺氧：窒息、肺炎、肺透明膜病、先天性心脏病、惊厥发作、休克和严重贫血等。

（3）感染：败血症、脑膜炎、坏死性小肠结肠炎等。

（4）中枢神经系统疾患：脑室内出血、缺氧缺血性脑病和胆红素脑病等。

（5）环境温度过高或过低。

（6）代谢紊乱：低血糖、低血钠、低血钙、严重代谢性酸中毒和高氨血症等。

（7）胃 - 食管反流。

（8）因颈部前曲过度而致气流阻塞。

【诊断】

1. 临床表现

（1）症状：呼吸停止≥20s，伴或不伴心率减慢（＜100 次 / 分）；或呼吸停止＜20s，伴有心率缓慢或青紫。

（2）体征：根据不同病因，体格检查可见相应体征，特别注意体温、发绀、心脏、肺部和神经系统的异常表现。

2. 辅助检查

（1）血液学检查：

1）全血常规：血白细胞、血小板、血细胞比容、C 反应蛋白等可以识别贫血、感染等。

2）血培养：可协助诊断败血症。

3）血生化、血气分析：可除外水、电解质失调和代谢紊乱。

（2）脑脊液检查：协助诊断中枢神经系统感染。

（3）影像学检查：

1）X线检查：胸部X线能发现肺部疾病，如肺炎、肺透明膜病等，并对先天性心脏病诊断有一定帮助；腹部摄片可排除坏死性小肠结肠炎。

2）头颅CT：有助于诊断新生儿颅内出血和中枢神经系统疾患。

3）超声检查：头颅超声检查可排除脑室内出血；心脏超声检查有助于先心病诊断。

（4）脑电图：通过监护脑电图，能区别不同类型的呼吸暂停，尤其是微小发作型惊厥所致呼吸暂停，有助于对呼吸暂停病因的诊断。

（5）监护：对易发生呼吸暂停的高危儿应收入NICU，单靠临床观察往往不够，应用监护仪进行监护，及时诊断和处理呼吸暂停。

3. 鉴别诊断

根据上述定义诊断呼吸暂停并不困难，关键是鉴别原发性和继发性。因此，对呼吸暂停的患儿应进行详细、全面体检检查，特别注意体温、发绀、心脏、肺部和神经系统的异常表现。早产儿生后24h内很少发生原发性呼吸暂停，发生呼吸暂停的患儿往往可能存在其他疾病，如重症感染、颅内出血等；生后3d至1周内出现呼吸暂停的早产儿应排除其他疾病后方可考虑为原发性呼吸暂停；出生1周后发生呼吸暂停的早产儿也应寻找病因，排除继发性呼吸暂停。所有足月儿发生呼吸暂停均为症状性（继发性）的，必须查引起呼吸暂停的原发病。

【治疗】

1. 治疗原发疾病

对症状性（继发性）呼吸暂停者，必须对原发疾病给予积极治疗，如纠正贫血、低血糖，控制感染，止惊等。

2. 呼吸暂停的治疗

主要针对早产儿原发性呼吸暂停。

（1）氧疗：大部分呼吸暂停患儿需供氧，避孕持续缺氧对患儿的进一步损害。一般可选用头罩或鼻导管给氧，在给氧期间需监测氧合情况，应保持PaO_2 60～80mmHg，动脉血氧饱和度在90%左右，以防高氧血症导致早产儿视网膜病。

（2）增加传入冲动：发作时给予患儿托背、弹足底或其他触觉刺激常能缓解呼吸暂停发作，必要时可用面罩 - 复苏气囊给予加压通气。

（3）药物治疗：

1）氨茶碱为最常用的治疗药物，氨茶碱可直接刺激呼吸中枢或增加呼吸中枢对 CO_2 的敏感性，减少呼吸暂停的发作。使用方法：负荷量 50mg/kg，用适量 10% 葡萄糖液（3～5mL）稀释后，静脉内输入，15～20 min 内完成。维持量 2.5mg/kg，每 12 h 一次，静脉用药或灌肠。

茶碱的副作用有心动过速、低血压、烦躁、惊厥、高血糖和胃肠道出血等。副作用的发生与药物血浓度有一定关系，必要时监测氨茶碱血药浓度。

2）枸橼酸咖啡因：较茶碱半衰期长，毒性低。负荷量 20mg/kg 静注（时间大于 30min）或灌肠，维持量为 5mg/kg，每 24h 1 次。药物有效血浓度在 5～20mg/L，大于 50mg/L 可出现恶心、呕吐、心动过速、心律失常、多尿、烦躁、惊厥。

（4）经鼻持续气道正压通气（NCPAP）：一般供氧不能缓解呼吸暂停者可用 NCPAP，NCPAP 可稳定上气道，防止气道梗阻，还可反射性刺激呼吸中枢，改善自主呼吸功能，可设置压力 3～5cmH_2O，气体流速 8～10L/min，吸入氧浓度则根据患者的需要设置，同样应注意早产儿氧中毒问题。

（5）机械通气：部分患儿应用上述各种方法治疗后，仍频发呼吸暂停并伴有低氧血症或明显心动过缓时，可用机械通气。

【并发症及处理】

预后与原发病有关。早产儿原发性呼吸暂停预后良好，面由新生儿神经系统疾病，如颅内感染、出血等引起的严重、反复发作的难治性呼吸暂停则预后不好。

第十三节　早产儿慢性肺部疾病

早产儿慢性肺部疾病（CLD）为一组由多种因素所致的肺部疾病，这些因素包括早产儿本身、宫内感染、曾患过急性肺部疾病、长期呼吸器高压力和（或）浓度氧治疗及动脉导管未闭等。出生体重小，生后应用机械通气的早产儿发病率高，病死率亦较高，需长期依赖氧和住院治疗，存活者的肺功能需数月甚至数年才能恢复，生后一年内易死于婴儿肺部感染。

临床上慢性肺疾病主要包括：

（1）支气管肺发育不良（BPD）：病因及发病机制是多方面的，主要病因为吸入高浓度氧及高气道正压所致肺泡上皮细胞损伤的结果。因此，生后早期接受呼吸器治疗的早产儿发病率较高，此外，基因的易感性、肺发育不成熟、肺水肿和动脉导管未闭、感染等亦为其致病因素。

（2）Wilson-Mikity综合征：常见于未应用过机械通气的极低体重出生儿，可能与早产儿肺发育极不成熟、宫内感染等因素有关。

（3）早产儿慢性肺功能不全：多发生于出生体重1000g以下的早产儿，主要与其肺发育极不成熟有关。

【诊断】

1. 临床表现

（1）症状：

1）支气管、肺发育不良：患儿反应弱、气促、呼吸困难、体重增长缓慢。

2）Wilson-Mikity综合征：此综合生少见，多发生于体重＜1500克婴儿。患儿呼吸增快、有轻度吸气性三凹征。

3）早产儿慢性肺功能不全：发生于＜28周龄、体重＜1000g的早产儿，早期无肺部疾病。出生后前三天无临床症状，一般于生后第4～7天发病，可见呼吸困难、青紫等。

（2）体征：

1）支气管肺发育不良：本症常见于有新生儿呼吸窘迫综合征（NRDS）患儿，有时亦见于胎粪吸入综合征或重症肺炎患儿，早期应用过机械通气。在原发病急性期后病情改善不明显，于第10～14d后患儿仍存在呼吸困难，不能离氧或不能脱离呼吸机，甚至对氧要求反而增加。此种情况可持续超过3～4周并有二氧化碳潴留，造成慢性肺功能不全。轻症患儿在数月后可逐渐恢复，重症多于生后第一年内死于继发性肺部感染、肺动脉高压、心肺衰竭等。

2）Wilson-Mikity综合征：出生后肺部X线正常或偶有轻微呼吸困难，有些可查找到宫内感染的证据。常在生后一周左右出现呼吸困难、缺氧等体征。重者需要呼吸支持，病程可持续数周至数月。

Wilson-Mikity综合征诊断标准包括：①无肺透明膜病（HMD）。②呼吸增快，有轻度吸气性三凹征，持续 4 周以上。③生后 8 周内有 2 次以上胸片呈片状浸润阴影，晚期出现小囊性改变；骨质疏松，伴后肋多发性骨折。④部分患儿脐带血 IgM 在 300mg/dl 以上，胎盘有慢性羊膜炎等感染依据。

3）早产儿慢性肺功能不全：一般于生后第 4 ～ 7d 发病，可见呼吸困难、低氧及高碳酸血症，并有呼吸暂停发作需氧气治疗。常于生后 2 个月左右恢复正常。

2. 辅助检查

（1）支气管肺发育不良：胸部 X 线可见早期两肺野密度增高，以后出现多发小囊肿，严重者可有肺气肿，并伴有条索纤维样改变或肺不张等。

（2）Wilson-Mikity 综合征：胸部 X 线可见肺呈多发性囊性改变的高透亮区与增厚的间质结构相间，常呈蜂窝状肺。并伴有骨质稀疏或肋骨多发性骨折。

（3）早产儿慢性肺功能不全：胸部 X 线检查可见部分肺呈过度充气现象，部分肺部有小气囊肿形成，但少见弥漫性病变。

3. 鉴别诊断

新生儿肺炎：尤其是病毒或衣原体、支原体等宫内或产时感染者，其肺部 X 线表现与 CLD 相似，母亲可有围生期感染史，有早破水或宫内窘迫史等，应作有关检查，如 TORCH 等。

【治疗】

以上三类慢性肺部疾病均无特殊治疗方法。

（1）氧及辅助通气支持疗法：常需长期依赖氧气及呼吸支持。呼吸支持治疗的原则是以最低压力和氧浓度使 PaO_2 维持在 50 ～ 70mmHg，$PaCO_2$ 40 ～ 50mmHg 即可。然后根据患儿病情恢复情况，逐渐降低呼吸机压力、吸入氧浓度和呼吸频率，并过渡到 NCPAP，直至停机停氧。

（2）纠正贫血：需维持血细胞比容在 0.30 ～ 0.40。

（3）营养及液体疗法：给充分营养，热卡 140 ～ 160kcal/（kg·d）（根据实用新生儿学修改为 140 ～ 160kcal/（kg·d）），常需行全静脉营养及喂以高热卡奶，注意补充各种维生素。患儿常不能耐受正常量的液体摄入，即使按正常需要量给液亦可能出现液体负荷增加及肺水肿现象，故必须控制液量及钠摄入量，一般 80 ～ 100mL/（kg·d）。并需每天监测血电解质及体重变化，可用利尿剂辅助治疗，如呋塞米每次 1mg/kg，静脉注射，每日 1 ～ 2 次，疗程 1 ～ 2 周（根据临床情况掌握）。VitA5000U，肌内注射，3 次 / 周，连续 4 周。

（4）激素治疗：地塞米松，可缩短患儿机械通气时间，改善临床症状及血气结果。BPD使用激素入选标准：①出生体重＜1250g。②生后7～21d。③动脉导管闭合。④最优化液体治疗。⑤无败血症或可疑败血症(或已接受48h抗生素治疗，CRP正常，末次血培养48h阴性)。⑥需要接受气管插管机械通气，$FiO_2 > 50\%$，持续24h。

地塞米松剂量：

0.1mg/（kg·次） iv/po （负荷量）

0.05mg/（kg·次） iv/po q12h×4剂

0.075mg/（kg·次） iv/po q24h×3剂

0.05mg/（kg·次） iv/po q24h×5剂

累积剂量 0.775mg/kg。

（5）枸橼酸咖啡因：出生体重小于等于1250克的早产儿常规治疗的一部分，尤其当出现呼吸暂停、或正在进行无创通气以及机械通气准备撤机时。首次负荷量为20mg/kg·d，以后5～10 mg/kg·d维持，可酌情持续使用至矫正34周。

（6）根据肺部情况每天做胸部物理治疗。

【并发症及处理】

（1）肺炎：任何情况下病情恶化需考虑并发肺炎，积极抗感染治疗，呼吸支持等综合治疗。

（2）气管、支气管软化症：严重$PaCO_2$潴留者提示预后不良，需考虑继发性气管、支气管软化症，必要时做支气管镜检查证实。

（3）其他：生后第一年中常有骨质稀疏及佝偻病，甚至有自发性骨折现象，治疗中应注意补充维生素D及钙剂。

【预防】

（1）加强孕妇围生期保健，预防胎儿早产。

（2）对于可能发生早产儿孕妇产前使用糖皮质激素促胎肺成熟。

（3）出生后合理用氧，FiO_2应低，维持动脉PO_2 50～70mmHg。严格掌握气管内插管及机械通气指征，选择正确的呼吸机通气策略，尽量减少肺损伤。

（4）预防医源性感染，限制液体，关闭症状性PDA，补充维生素A对预防BPD有一定效果。

第十四节 早产儿经鼻间歇正压通气临床应用指南（2019 年版）

一、适应证

（1）对于呼吸暂停的早产儿，推荐使用 NIPPV 治疗（强推荐，中等质量）。

（2）作为初始呼吸支持，对于轻、中度呼吸困难患儿，需要无创呼吸支持时，可优先考虑应用 NIPPV（弱推荐，低质量）。

（3）作为有创通气撤机后呼吸支持，对于机械通气患儿，撤机后可优先考虑应用 NIPPV（强推荐，高质量）。

二、NIPPV 模式的选择

在 NIPPV 模式的选择上，可选择同步 NIPPV（synchronised NIPPV，sNIPPV）或非同步 NIPPV（弱推荐，极低质量）。

三、初始参数设置（NIPPV 采用双鼻塞密闭环路方式）

（1）作为初始呼吸支持模式，参数设置建议吸气峰压 15 ～ 25cmH$_2$O，PEEP 4 ～ 6cmH$_2$O，呼吸频率 15 ～ 40 次 /min，吸气时间根据疾病性质设置，流速 8 ～ 10 L/min，FiO$_2$ 0.21 ～ 0.40，维持血氧饱和度在 0.90 ～ 0.94（强推荐，中等质量）。

（2）有创通气撤机后初始参数设置：建议吸气峰压比撤机前增加 2 ～ 4cmH$_2$O，PEEP≤6cmH$_2$O，呼吸频率与撤机前相同，调节 FiO$_2$ 以维持血氧饱和度为 0.90 ～ 0.94，流速 8 ～ 10 L/min（强推荐，中等质量）。

四、撤离 NIPPV 标准

当 FiO$_2$ < 0.30，吸气峰压 < 14cmH$_2$O，PEEP < 4cmH$_2$O，呼吸频率 < 15 次 /min，在此基础上临床症状和血气结果在可接受范围内，维持病情平稳至少 12h（强推荐，中等质量）。

五、NIPPV 通气失败需要气管插管有创通气标准

满足以下任一标准需气管插管进行有创通气：

（1）频繁呼吸暂停，即可自行恢复的呼吸暂停≥3 次 /h，或者 24h 内出现 1 次需要气囊 - 面罩正压通气的呼吸暂停，咖啡因或氨茶碱治疗不能缓解。

（2）低氧血症，即 $FiO_2 > 0.40$ 时，动脉血氧分压 < 50mmHg（1mmHg= 0.133kPa）。

（3）急性进展的高碳酸血症，即 pH < 7.25，二氧化碳分压 > 60mmHg。

（4）出现 NIPPV 禁忌证的情况（强推荐，中等质量）。

六、并发症

在 NIPPV 治疗过程中，应选择合适的鼻塞；在维持目标氧饱和度的前提下避免压力过高；对于留置胃管的患儿，建议保持胃管持续开放，酌情抽出胃内残留气体；根据患儿病情及时调整吸气峰压及 PEEP，密切监测胃肠道、肺部及颅内情况（弱推荐，中等质量）。

七、禁忌证

使用 NIPPV 的禁忌证：

（1）先天畸形包括先天性膈疝、气管 - 食管瘘、后鼻道闭锁、腭裂等。

（2）呼吸系统包括无自主呼吸、应用 NIPPV 过程中呼吸困难进行性加重、上气道损伤或阻塞、气胸、鼻黏膜受损等。

（3）心血管系统包括心跳骤停、严重心律失常、休克等。

（4）消化系统包括频繁呕吐、严重腹胀、新生儿坏死性小肠结肠炎、肠梗阻、消化道大出血等（强推荐，极低质量）。

第十五节　新生儿机械通气常规

一、持续气道正压（continuous positive airway pressure，CPAP）

CPAP 也称持续呼吸道正压的自主呼吸，为新生儿最常用的无创通气方式。是指有自主呼吸的患儿在整个呼吸周期中接受高于大气压的气体。由于呼气末增加了气体存留，功能残气量增加，防止了呼气末肺泡萎陷，从而提高肺氧合及减少肺内分流。CPAP 可通过鼻塞、鼻罩、鼻咽管、面罩等方式进行辅助呼吸。

1. 应用指征

（1）有自主呼吸的极早产儿（出生胎龄 25 ～ 28 周），产房早期预防性应用。

（2）可能发生呼吸窘迫综合征（RDS）的高危早产儿（如胎龄＜30 周不需气管插管机械通气者）。

（3）当鼻导管、面罩或头罩吸氧时需吸入氧气分数（fraction of inspired oxygen，FiO_2）＞0.3 时，动脉血氧分压（arterial oxygen tension，FiO_2）＜50 mmHg 或经皮血氧饱和度（transcutaneous oxygen saturation，$TcSO_2$）＜90%。

（4）早产儿呼吸暂停。

（5）RDS 患儿使用 PS 后病情稳定，拔出气管导管后。

（6）常频或高频机械通气撤机后，出现明显的三凹征和（或）呼吸窘迫。

2. 禁忌证

（1）呼吸窘迫进行性加重，不能维持氧合，动脉血二氧化碳分压（arterial partial pressure of carbon dioxide，$PaCO_2$）＞60mmHg，pH＜7.25。

（2）先天畸形：包括先天性膈疝、气管 - 食管漏、后鼻道闭锁、腭裂等。

（3）心血管系统不稳定：如低血压、心功能不全等。

（4）无自主呼吸者。此外，肺气肿、气胸、严重腹胀、局部损伤（包括鼻黏膜、口腔、面部）也不主张使用。

3. 参数设定及调节

CPAP 压力调定应根据患儿基础疾病以及疾病的不同阶段而进行设置。通常为 3 ～ 8cmH_2O（$1cmH_2O=0.098kPa$），呼吸暂停（无肺部疾病）为 3 ～ 4cmH_2O，RDS 至少保证 6cmH_2O，但一般不超过 8 ～ 10cmH_2O。气体流量最低为患儿 3 ～ 5 倍的每分通气量或 5L/min，FiO_2 则根据 $TcSO_2$ 进行设置和调整。

4.CPAP 撤离

尚无统一标准，但在 $FiO_2 > 0.4$ 或临床情况尚未稳定时，很难成功撤离 CPAP。患儿病情稳定，可逐渐降低压力，当压力 $< 4 \sim 5cmH_2O$ 时，无呼吸暂停及心动过缓，无 $TcSO_2$ 下降，呼吸做功未增加时可考虑撤离。

5. 注意事项

（1）经气管插管 CPAP 不推荐使用，特别是早产儿，因产生较高气道阻力而增加呼吸功。

（2）产房内极早产儿，若心率 < 100 次 /min，或自主呼吸功能不足，或有明显的呼吸困难，不宜 CPAP。

（3）CPAP 联合 PS 是 RDS 更优化管理方案。

（4）CPAP 可吞入较多空气，导致胃扩张，但不能因此而停止喂养，可留置胃管，定时抽出残留气体，必要时可保持胃管持续开放。

（5）经鼻塞 CPAP 通气的患儿，若病情允许，应每 $4 \sim 6h$ 休息 $15 \sim 20$ min，以避免局部组织受压或变形。

二、常频机械通气（conventional mechanical ventilation，CMV）

近年来，NICU 中早产儿使用 CMV 的频率虽有所降低，但压力限制一时间转换一持续气流作为 CMV 的主导模式，仍是抢救危重新生儿的重要治疗手段之一。CMV 的吸气峰压（peak inspiratory pressure，PIP）、呼气末正压（positive end expiratory pressure，PEEP）、吸气时间、呼吸频率、潮气量等参数值可根据病情需要设置和调节。

1. 应用指征

（1）频繁的呼吸暂停，经药物或 CPAP 干预无效。

（2）RDS 患儿需使用 PS 治疗时。

（3）$FiO_2 > 0.6 \sim 0.7$，$FiO_2 < 50 \sim 60mmHg$ 或 $TcSO_2 < 85\%$（紫绀型先天性心脏病除外）。

（4）$PaCO_2 > 60 \sim 65mmHg$，伴有持续性酸中毒（pH 值 < 7.20）。

（5）全身麻醉的新生儿。

2. 呼吸机模式

由于 NICU 条件、设备和患儿疾病的程度、病程不同，呼吸机模式选择会有一定的差异，但同步间歇指令通气（synchronized intermittent mandatory ventilation，SIMV）使用频率还是较高。

（1）间歇指令通气（intermittent mandatory ventilation，IMV）：又称间歇正压通气（intermittent positive pressure ventilation，IPPV）。是指呼吸机以预设的频率、压力和吸气时间对患儿施以正压通气，在两次正压通气之间则允许患儿在 PEEP 的水平上进行自主呼吸。该模式由于机器送气经常与患儿的呼气相冲突，即人机不同步，故可导致通气不足或增加肺气漏的危险。

（2）SIMV：是指呼吸机通过识别患儿吸气初期气道压力或气体流速或腹部阻抗的变化，触发呼吸机以预设的参数进行机械通气，即与患儿吸气同步。SIMV 解决了 IMV 的人机不同步现象，从而避免其不良反应。

（3）辅助 - 控制通气（assist/controlled ventilation，A/C）：也称为同步间歇正压通气，是一种辅助通气与控制通气相结合的通气模式，当患儿无自主呼吸时，将完全依赖控制通气。有自主呼吸时，机械通气辅助的频率与自主呼吸的频率相同；若自主呼吸较快时可发生过度通气，故应及时调低压力或更改通气模式。A/C 模式所递送的压力或潮气量由医生预设；所设置的频率作为在呼吸暂停或患儿不能触发呼吸机时的支持和保障；该模式在撤机时不能以降低频率实现，而只能逐渐降低 PIP，或降低潮气量实现。

（4）压力支持（pressure support，PSV）：是一种压力限制、流量切换、患儿自主呼吸触发的通气模式。在患儿自主呼吸时给予压力辅助，当吸气流量降至 25% 时，吸气终止转为呼气。PSV 辅助患儿呼吸肌的活动，减少呼吸功，有助于呼吸机撤离。多数情况下，PSV 多与 SIMV 联合应用，仅在患儿自主呼吸能力足够强时可单独使用。

除上述通气模式外，还有容量保证（volume guarantee，VG）、压力调节的容量控制模式（pressure regulated volume control，PRVC）等模式。在 VG 和 PRVC 模式，通过设定目标潮气量，呼吸机在一定范围内自动调节压力，以满足设定的潮气量，从而避免容量损伤。

3. 初调参数

初调参数因人、因病而异。各种疾病的初始参数有所差异，但尚无统一的标准去借鉴。参数设定是否适宜，应密切观察患儿皮肤颜色、胸廓起伏及血氧饱和度情况，动脉血气分析是评价参数是否适宜的金标准。新生儿常见疾病的初调参数如下，供参考使用（表 3-2）。

表 3-2　新生儿常见疾病机械通气初调参数

疾病种类	PIP（cmH$_2$O）	PEEP（cmH$_2$O）	呼吸频率（次 /min）	吸气时间（s）	潮气量（mL/kg）
呼吸暂停	10 ~ 18	3 ~ 4	15 ~ 20	0.4 ~ 0.5	4 ~ 6
RDS	20 ~ 25[a]	4 ~ 6	25 ~ 30	0.3 ~ 0.4	4 ~ 6
MAS	20 ~ 25	3 ~ 6	20 ~ 25[b]	0.4 ~ 0.5	4 ~ 6
肺炎	20 ~ 25	2 ~ 4	20 ~ 40	< 0.5	4 ~ 6
PPHN	20 ~ 30	2 ~ 4	50 ~ 70	< 0.5	5 ~ 8
肺出血	25 ~ 30	6 ~ 8	35 ~ 45	< 0.5	4 ~ 6
BPD	10 ~ 20	4 ~ 5	20 ~ 40	0.4 ~ 0.7	4 ~ 6

注：RDS：呼吸窘迫综合征，MAS：胎粪吸入综合征，PPHN：持续性肺动脉高压，BPD：支气管肺发育不良，PIP：吸气峰压，PEEP：呼气末正压；[a] 若 RDS 应用肺表面活性物质，压力参数可低于此值，但同时在使用容量保证或压力调节的容量控制模式时压力会自动降低；[b] 当气道阻力高，肺顺应性正常时，用低频率；当肺炎症明显时，用相对较高的频率。

4. 呼吸机撤离

（1）当患儿原发病好转，感染基本控制，一般状况较好，血气分析正常时应逐渐降低呼吸机参数，锻炼和增强自主呼吸。一般先降低 FiO$_2$ 和 PIP，然后再降低呼吸频率，同时应观察胸廓起伏、监测 SaO$_2$ 及动脉血气结果。

（2）当 PIP≤18cmH$_2$O，PEEP 2 ~ 4cmH$_2$O，频率≤10 次 /min，FiO$_2$≤0.4 时，动脉血气结果正常，可考虑撤机。

5. 相关药物应用

（1）镇静药：当患儿哭闹或烦躁引起氧合不稳定时，可以使用镇静药物，急性期可使用吗啡（0.05 ~ 0.10mg/kg）或芬太尼（1 ~ 3μg/kg），慢性期可使用劳拉西泮（0.05 ~ 0.10mg/kg）或咪达唑仑（0.05 ~ 0.10 mg/kg）。对于早产儿，尽量采用降低周围环境光度、避免噪声及减少疼痛刺激等非药物性作用。

（2）肌松剂：对自主呼吸过强且镇静无效的患儿，可考虑使用泮库溴铵每次 0.1mg/kg 或维库溴铵每次 0.1mg/kg。

（3）糖皮质激素：一般不推荐对早产儿常规使用糖皮质激素。符合如下所有条件时可以小剂量使用：①出生体重 < 1250 g。②对于日龄 > 7 ~ 21d。③动脉导管关闭。④最优化液体治疗。⑤无败血症或可疑败血症或已接受 48h 抗生素治疗且感染控制，CRP 正常，末次血培养 48h 阴性。⑥需要气管插管机械通气，FiO$_2$ > 0.5 持续 24h 以维持目标氧饱和度。地塞米松使用方法：0.15mg/kg · d*3d，0.10mg/kg · d*3d，0.05mg/kg · d*2d，0.02mg/kg · d*2d，共 0.89mg/kg。地塞米松也用于拔管后的气道水肿：共 3 次，首剂可在拔管前 8 ~ 12h 给予 0.25mg/kg，然后间隔 12h 1 次。

（4）甲基黄嘌呤：咖啡因可显著降低拔管失败的概率，枸橼酸咖啡因剂量为：负荷量 20mg/kg，24h 后给予维持量 5 ～ 8mg/kg，每天 1 次。

（5）利尿剂：目前没有证据支持常规使用利尿剂可促进撤机。

6. 注意事项

（1）尽量缩短 CMV 时间，以减少并发症及减轻肺损伤发生。

（2）使用目标潮气量通气，可缩短 CMV 时间。

（3）患 RDS 早产儿，尤其是极低出生体重儿，拔管后会发生肺萎陷，撤离呼吸机后给以鼻塞 CPAP，可减少撤机后的再插管率。

三、高频通气

近年来，高频通气（high-frequency ventilation，HFV）用于治疗新生儿呼吸衰竭，已逐渐被应用于临床，特别是对极低和超低出生体重儿，其可能降低 BPD 发生的作用日趋受到重视。

1. 应用指征

尚无统一标准，常用于 CMV 失败后补救性治疗。如下情况下可考虑使用 HFV。

（1）肺气漏综合征：如气胸、间质性肺气肿、支气管胸膜瘘等；

（2）某些先天性疾病：如膈疝、肺发育不良、严重胸廓畸形。

（3）持续性肺动脉高压：特别是需联合吸入 NO 者。

（4）严重的非均匀性改变的肺部疾病，如胎粪吸入综合征、重症肺炎。

（5）足月儿严重肺疾病应用体外膜肺氧合（ECMO）前最后尝试。

（6）早产儿 RDS：在 CMV 失败后可作为选择性应用，也可作为首选。

2. 呼吸机模式

HFV 使用及模式的选择需要一定的临床经验，其工作原理不同，但均以快速频率送气，小潮气量快速叠加，提供持续张力维持肺容积增加，主要包括如下 3 种类型。

（1）高频喷射通气（high frequency jet ventilation，HFJV）：是高压气源通过小孔射气管，以高频率提供潮气量而实现，所提供的潮气量可大于或小于解剖无效腔，呼气模式是被动的。HFJV 可与 CMV 模式同时使用。

（2）高频气流阻断通气（high frequency flow interrupter ventilation，HFFIV）：是通过间歇阻断高压气源，以高频率提供较小潮气量而实现，所提供的潮气量大于或小于解剖无效腔，呼气模式也是被动的。

（3）高频振荡通气（high frequency oscillation ventilation，HFOV）：在目前新生儿 HFV 中使用频率最高。与其他高频呼吸机不同的是，HFOV 呼气模式是主动的，所提供的潮气量一般小于解剖无效腔。

3. 初调参数

应根据患儿疾病的种类、高频呼吸机的类型、患儿的体重等情况，设置初调参数。常用 HFOV 初调参数如下：

（1）平均气道压力（MAP）：如插管后直接 HFV，先选择较低 MAP（6～8 cmH_2O），当 $FiO_2 > 0.4$ 时，逐步缓慢增加（每次 1～$2cmH_2O$）以达到持续肺扩张、$TcSO_2 > 95\%$ 所需压力；如从 CMV 过渡到 HFV，MAP 应高于 CMV 时 2～3 cmH_2O，肺气漏综合征患儿，MAP 设置与 CMV 相同。

（2）吸气时间百分比：33%。

（3）频率：10～15Hz；一般体重越小，设置频率越高。

（4）振幅：根据胸廓起伏及 PCO_2 而调定，初调值可设为 MAP 数值的 2 倍。

（5）通过 FiO_2、MAP 调控氧合，通过振幅调控 $PaCO_2$。

4. 肺充气的评估

精确地测量肺容积较为困难，一般通过动态拍摄胸片观察横膈位置和肺野透过度进行评估。理想的肺充气应使横膈位于第 8 后肋下缘，不超过第 9、10 肋间隙（如有肺气漏，应较无并发症者高一肋间隙）。

5. 呼吸机撤离

尚无统一的 HFV 撤离标准。

可选择直接拔管脱机或 CPAP，也可过渡到 CMV 再撤离。撤离前先下调 FiO_2，然后降低 MAP，振幅根据 $PaCO_2$ 调节，呼吸频率一般不需调节。对于极低出生体重儿，当 MAP < 6～$8cmH_2O$，$FiO_2 < 0.25～0.30$，即可考虑撤机，对于体重较大新生儿，即使参数高于此值，也可撤机。如果过渡到 CMV，一般 $PEEP=5cmH_2O$，$PIP < 20cmH_2O$，潮气量 5～7mL/kg。

6. 注意事项

（1）由于潜在并发症，尤其是当临床医生不太熟练掌握 HFV 时，不建议将其作为新生儿机械通气支持的首选方法。

（2）理想的振幅是以达到胸部的振动为宜，并同时通过胸片了解肺扩张状态（右横膈顶位于第 8 肋下缘，不超过第 9、10 肋之间）。

（3）HFV 时允许患儿自主呼吸的存在。

四、机械通气的目标血气维持

1. 氧合

增加 FiO_2 或 MAP，可提高 FiO_2 和 $TcSO_2$。FiO_2 是改善肺氧合的最简单而直接的方法，提高 PIP、PEEP、吸气时间、呼吸频率及潮气量可增加 MAP。目标 FiO_2 0.50 ～ 0.80（早产儿 0.50 ～ 0.70）或 $TcSO_2$ 0.90 ～ 0.95 为宜。

2. 通气

CO_2 的排出取决于每分钟肺泡通气量。增加潮气量或提高呼吸频率，可降低 $PaCO_2$，潮气量增加可通过提高 PIP 或降低 PEEP 获得。最佳 $PaCO_2$，取决于疾病种类及病情程度。对于极不成熟儿或肺气漏患儿，$PaCO_2$ 可允许为 0.50 ～ 0.60 但 pH > 7.20 ～ 7.25。

总之，在 NICU，无创通气支持模式的使用频率将逐渐增加，除 CPAP 外，还包括经鼻间歇正压通气（nasal intermittent positive pressure ventilation，NIPPV）、高流量鼻导管吸氧（high flow nasal cannulae，HFNC），特别是早产儿，对减少有创呼吸支持的使用、降低拔管的失败率、甚至减少 BPD 发生，均有一定益处。对于有创通气 CMV 和 HFV，各有其优缺点，尚没有明确的临床证据表明哪一种模式更具有优势，因此，选择自己最擅长的模式可能就是最好的模式。

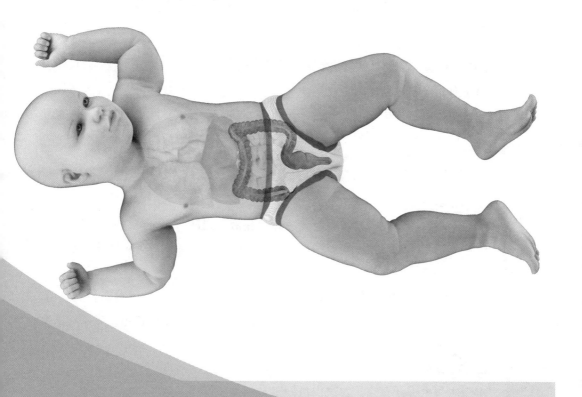

第四章
消化系统疾病

第一节　新生儿咽下综合征

【病史采集】

（1）有难产、过期产或窒息史。

（2）在分娩过程中，胎儿如吞入羊水量过多，或吞入被胎粪污染或已被感染的羊水，或含较多母血的羊水，均可刺激新生儿的胃黏膜而引起呕吐。

【诊断】

1.临床表现

生后未进食即出现呕吐，呕吐物为绿色黏液或血液，有难产、窒息或过期产史，体检腹不胀，看不到胃型或肠型，也无其他异常体征，行 Apt 试验可鉴别。

2.实验检查

Apt 试验：取患儿呕吐物或大便中血性标本，加水搅均，使之溶血，沉淀后，取上清液 5 份加 1% 氢氧化钠 1 份。1～2min 后观察，若呈棕黄色，表示血液来自母体，若呈红色，表示血液来自新生儿本身。

3.鉴别诊断

本病应与先天性食管、胃流出道梗阻及肠管闭锁、新生儿应激性溃疡、新生儿出血症相鉴别。

【治疗】

本病一般不需治疗，吞入的液体吐净后，1～2d 可自愈。呕吐严重者可用 1% 碳酸氢钠溶液或 1/2 张温盐水洗胃，洗 1～2 次后，呕吐可停止。

第二节　新生儿胃食管反流

【病史采集】

（1）新生儿胃食管反流与食管下括约肌防反流屏障功能减低、食管廓清能力降低、食管黏膜的屏障功能破坏、胃十二指肠功能失常有关。

（2）是否伴发其他疾病，如先天性食管闭锁、食管裂孔疝、先天性膈疝、先天性肥厚性幽门狭窄等，或在手术治疗这些疾病后出现的反流。

【诊断】

1. 临床表现

生理性反流只出现在喂乳后短时间内，如频繁或持续时间长，且伴有一系列症状，应考虑为病理性反流。如生后第一周即可出现反复呕吐，80% 患儿出现体重不增，以致营养不良。频繁的胃酸反流可致食管炎，患儿表现不安，易激惹或拒食，呕吐物被吸入可致肺部并发症。凡临床发现不明原因反复呕吐、咽下困难、反复发作的呼吸道感染、生长发育迟缓、营养不良、贫血、反复出现窒息、呼吸暂停等症状时应考虑到胃食管反流存在的可能性。

2. 辅助检查

包括食管钡剂造影、食管 24h pH 监测、胃食管核素闪烁扫描、B 超检查等，目前采用的方法是多通道腔内阻抗（MII）-pH 结合的监测。

3. 鉴别诊断

对于反复呕吐的患儿，要注意排除其他疾病，如先天性肥厚性幽门狭窄、幽门前瓣膜、小肠梗阻等外科疾病以及幽门痉挛、贲门失弛缓、感染、牛奶过敏、遗传代谢性疾病、颅内压增高等内科情况。

【治疗】

（1）体位及饮食：建议喂奶后将患儿头部抬高 30° 放置左侧卧位或者俯卧位。少食多餐，喂稠厚食物。

（2）药物治疗：

1）促胃动力药，如多巴胺 D_2 受体拮抗剂多潘立酮，红霉素及其衍生物，5-羟色胺受体 4 激动剂，目前一般不推荐使用。

2）抑酸药：H_2 受体阻滞剂；质子泵抑制剂有奥美拉唑 $0.5 \sim 0.8mg/（kg \cdot d）$，铝碳酸酶中和胃酸较少用于新生儿。

3）黏膜保护剂：常用蒙脱石散，每次 1/3 袋，每天 3 次。磷酸铝 $10 \sim 15mg/（kg \cdot d）$，分 $3 \sim 4$ 次口服。多潘立酮在 32 周以上的早产儿与延长 QT 有关，临床上需要更多的资料证实其安全性，不建议使用多潘立酮、H_2 受体阻滞剂和质子泵抑制剂治疗 GER。

（3）如果高度怀疑 GER，体位治疗也不能改善，可以延长每次喂养时间至 $30 \sim 90min$，再逐渐减少每次喂养时间，使用连续喂养或经幽门喂养是 GER 管理最后的选择，应尽量避免。

（4）保守治疗 6 周无效，有严重并发症、严重食管炎或缩窄形成，有反复呼吸道并发症等为手术指征。

第三节　新生儿腹泻病

【病史采集】

新生儿腹泻病分为：①感染性：细菌性，大肠埃希菌是引起新生儿腹泻最常见的细菌，致病性大肠埃希菌及肠毒素性大肠埃希菌是新生儿腹泻的常见病原体，侵袭性大肠埃希菌引起的腹泻多为散发性。病毒性：以轮状病毒为多见。真菌性：多发生在长期应用抗生素后，以白色念珠菌为多见。寄生虫：滴虫、梨形鞭毛虫都可引起新生儿腹泻。②非感染性：喂养不当或肠道外感染，吸收不良。③抗生素相关性腹泻：是指由于应用抗生素导致肠道菌群失调，而继发的腹泻。多发生于应用抗菌药物后 5～10d，早在用药第 1 天迟至停药后 6 周发病，症状多为水样、糊状便，轻重不等，轻微自限性腹泻至播散性结肠炎，严重者可合并电解质紊乱和酸碱平衡失调，甚至发生假膜性肠炎。

（1）了解生后多久发病以及大便性质、次数，是否伴有发热、脱水、呕吐、酸中毒、精神萎靡，全身情况。

（2）了解喂养史，了解是否有抗生素使用。

【诊断】

1. 临床表现

（1）消化道症状：轻症表现为一般消化道症状，一天腹泻次数多在 10 次以下，偶有呕吐、食欲缺乏，全身情况尚好，可有轻度脱水及酸中毒。重者可急性起病，也可由轻型病例发展而成，腹泻一天 10 次以上，呕吐频繁，短时间内即可出现明显脱水、酸中毒及电解质紊乱。

（2）全身情况：重症患儿可出现全身症状。如高热或体温不升、精神萎靡、腹胀、尿少、四肢发凉、皮肤发花等。部分病例可并发坏死性小肠结肠炎。也有的病例可先以全身症状起病，然后出现消化道症状，类似败血症表现。

（3）脱水、酸中毒：新生儿失水程度的估计与婴儿一样，分为轻度、中度和重度。新生儿酸中毒症状不典型，常表现为面色灰暗、唇周发绀、鼻翼扇动和（或）唇色樱红、呼吸深快等。

2. 实验室检查

（1）细菌性腹泻早期大便培养阳性率较高，疑有败血症或其他部位感染者应及时做相应的检查、培养及药物敏感试验。病毒性腹泻可在病程 5d 内做粪便病毒分离，或双份血清病毒抗体测定，直接检测大便标本中轮状病毒抗原的酶免疫试验是最敏感的方法。真菌性腹泻大便镜检可见真菌孢子及菌丝，大便真菌培养可获阳性结果。

（2）血气及血生化测定：新生儿电解质紊乱或酸碱失衡缺乏典型的临床表现，故应及时测定血气、血电解质或心电图。

（3）如发生乳糖或其他双糖吸收不良，应检测大便还原物质和大便 pH 值。并且停用含乳糖、葡萄糖的奶粉后腹泻停止，再吃则继续出现腹泻。

（4）过敏原测试。

【治疗】

治疗原则：预防脱水，纠正脱水，继续饮食，维持肠黏膜屏障功能。

（1）针对病因治疗，加强护理。

（2）维持水、电解质、酸碱平衡，若为细菌感染，可根据细菌培养及药敏试验选用抗生素。

（3）补充肠道正常益生菌群，恢复微生态平衡。

（4）肠道黏膜保护剂的应用。

【预防】

（1）一旦发现腹泻病例，必须立即隔离，以免造成感染的蔓延。

（2）健全消毒隔离制度，认真做到接触每个患儿前认真洗手。

（3）提倡母乳喂养。

第四节　新生儿坏死性小肠结肠炎

新生儿坏死性小肠结肠炎（NEC）是新生儿尤其是早产儿常见的消化道急症，早产儿，小于胎龄儿发病者较多，多在生后 24h ～ 10d 内发病，以生后 3 ～ 10d

为发病高峰。

【病史采集】

一般认为是由多因素综合作用导致 NEC，如早产、感染、出生时窒息、呼吸窘迫、休克等。人工喂养儿因肠道缺乏 SIgA 保护，容易受到细菌侵袭。高渗溶液对肠黏膜的直接损害作用也是病因之一。其他疾病如新生儿肺炎、败血症、低血糖、酸中毒等均可引起肠黏膜的损伤。

【诊断】

1. 临床表现

新生儿坏死性小肠结肠炎较多发生在出生后 3 ～ 10d，足月儿发病日龄为生后 3 ～ 4d，胎龄 < 28 周者发病日龄为生后 3 ～ 4 周。临床上可表现为全身非特异性败血症症状，也可表现为典型肠道症状，如腹胀、呕吐、腹泻或便血三联征。其他可有呼吸暂停、心动过缓、嗜睡、休克等感染中毒症状。

下列 4 项特征具备 2 项可考虑临床诊断：①腹胀。②便血。③嗜睡、呼吸暂停，肌张力低下。④肠壁积气。若无 NEC 影像学及组织学证据，则视为可疑。另外可以参考新生儿 NEC 修正 Bell 分期标准。

第一期：可疑 NEC：症状较轻；腹胀，胃潴留增加，对食物不耐受可伴有体温不稳、呼吸暂停、心动过缓；腹部 X 线平片可见肠道充气、功能性改变，无肠壁囊样积气。

第二期：可确诊 NEC：症状同第一期，大多有便血及呕血，腹胀更明显，有的患儿有代谢性酸中毒及血小板减少，X 线平片可见肠壁囊样积气。

第三期：重型 NEC：生命体征不稳定（SIRS、低血压、心动过速或过缓、呼吸暂停、低体温），代谢性酸中毒、DIC、中性粒细胞减少、毛细血管渗出或多器官功能不全，病情突然恶化往往提示肠穿孔，若出现高度腹胀、腹壁红肿或极度腹壁压痛，常提示腹膜炎。

2. 辅助检查

（1）X 线为诊断 NEC 的确诊依据，表现为肠壁间积气、黏膜下"气泡征"、门静脉积气、气腹征。

（2）血常规示白细胞异常升高或降低粒细胞总数、淋巴细胞和血小板减少，幼稚粒细胞及幼稚粒细胞 / 粒细胞总数比例升高，C 反应蛋白持续升高，是反映病情严重程度和进展的重要指标。

（3）血浆特异性指标：早期肠脂酸结合蛋白明显升高者，提示 NEC 程度较重，肝脂酸结合蛋白为更敏感的早期诊断指标。

（4）大便常规：镜检可见红细胞、白细胞、潜血试验阳性。

（5）血气分析：可有代谢性酸中毒，病情严重者呼吸性酸中毒及 PaO_2 降低。

（6）细菌培养：血、粪、腹腔穿刺液可培养出相应细菌。1/3 患儿血培养阳性。

（7）B 超检查：可见肠壁增厚、肠壁积气、门静脉积气、腹水和胆囊周围积气。

3. 鉴别诊断

肠壁积气征需与各种急性或慢性腹泻病、心导管或胃肠道手术后、先天性巨结肠、中性粒细胞减少症、肠系膜静脉血栓、先天性恶性肿瘤等相鉴别。

【治疗】

（1）基本处理　凡考虑为 NEC 时，下列各点为基本处理方法。

1）禁食，胃肠减压。

2）密切观察生命体征及腹围情况。

3）观察胃肠道出血情况。

4）每 6～8h 行腹部 X 线检查，待病情好转后检查间隔时间可延长。

5）抗生素常选用氨苄西林及庆大霉素，厌氧菌感染用甲硝唑。

6）维持水、电解质及酸碱平衡。

7）抽血送培养，必要时大便培养。

8）随访血常规、血小板、血电解质、血浆蛋白及血气分析。

9）纠正贫血，血细胞比容保持在 0.4 左右。

（2）除上述基本处理外，对第一期（可疑 NEC）的细菌培养若阴性，且小儿一般情况也恢复正常，且腹部平片也正常，则处理 3～4d 后可停用抗生素并开始恢复进食。可先试喂 5% 糖水，无呕吐及腹胀再喂少量稀释的乳汁，若能耐受逐渐增加摄入量。若有呕吐及腹胀等症状，则应暂停哺乳一次，然后再减量试喂。

第二期除上述基本处理外，抗生素应用一般不少于 10d，禁食也在 10d 以上，当腹部平片恢复正常后 7d 可开始进食，注意点同上。有的患儿因病变较广泛，恢复期有继发性乳糖酶缺乏，进食乳品后出现腹胀、腹泻，应暂时改成不含乳糖的代乳品。禁食时间予静脉营养。缺氧时吸氧。

第三期除上述处理外，要加强呼吸管理，必要时予机械通气。由于感染重、肠壁水肿、腹腔渗出，要重视补液，输血浆 10mL/kg 以维持血容量，血压下降时除补充血容量外，尚可滴注多巴胺 5～10μg/（kg·min）。当 PO_2、PCO_2 正常而代谢性酸中毒不能纠正时，要考虑血容量不足。

凡是考虑肠穿孔、右下腹部块状物、腹壁红肿或经内科保守治疗无效者，均应请外科医生会诊。

【预防】

（1）预防早产、防治感染。

（2）重视并正确处理诱发坏死性小肠结肠炎的因素，如围生期窒息、感染、红细胞增多症、脐静脉插管等。

（3）提倡母乳喂养。

（4）肠道酸化处理。

（5）肠道微生态制剂。

第五节 新生儿胆汁淤积综合征

【病史采集】

（1）常见原因包括梗阻性、遗传代谢性、感染性及中毒性疾病，其中胆管闭锁、特发性婴儿肝炎最常见。

（2）了解是否有早产病史，是否有长期静脉营养以及药物使用史，母亲孕期TORCH、肝炎病毒、EB病毒、细菌感染等情况，家族中是否有相关遗传代谢性疾病情况。

（3）体检注意腹部膨隆，肝脏、脾脏增大程度和质地，有无与本病有关的原发疾病临床表现，如发热、消瘦、全身中毒症状、消化及神经系统症状和体征，以及先天性畸形和生长发育障碍等。

【诊断】

1. 临床表现

以梗阻性黄疸为主要表现，即皮肤、巩膜黄染、大便色泽变淡或呈白陶土色、尿色深黄、肝脾肿大及肝功能损害。

2. 辅助检查

（1）生化检查：转氨酶、胆红素、血清胆汁酸往往升高，我国采用结合胆红素超过 1.5mg/dl，统称为新生儿胆汁淤积性黄疸。其中胆汁酸是诊断胆汁淤积的敏感指标，但是仅总胆汁酸升高不能作为胆汁淤积的诊断标准。

（2）病原学检测：包括病原学培养、血清特异性抗原、抗体检测，必要时进行病毒分离及粪便、脑脊液和骨髓检查。

（3）影像学检查：怀疑胆管畸形者，可行超声波、核素肝胆显像、胆管造影、MRCP、ERCP、CT 等检查。

（4）其他包括遗传代谢性疾病、肝穿刺活检等检查。

3. 鉴别诊断

新生儿结合胆红素增高最常见的原因是新生儿肝炎和先天性胆管闭锁，对新生儿黄疸迁延不愈，持续时间长，结合胆红素升高，要首先明确有无肝外胆管闭锁。

【治疗】

1. 病因治疗

（1）胆管闭锁或其他导致胆管梗阻的畸形：一旦确诊，应积极、尽早手术。

（2）感染：尽快明确病原，有针对性地选择适宜的抗感染药物。

（3）胃肠外营养相关性胆汁淤积：需综合治疗。加强高位人群的管理，如早产儿系统、围术期管理，在安全、合理的前提下，尽可能减少胃肠外营养比例，缩短胃肠外营养时间，选用新生儿适宜的胃肠外营养成分。

2. 对症治疗

（1）保肝、利胆：熊去氧胆酸是外源性胆汁酸，可促进胆汁流动，剂量 $10 \sim 30mg/（kg \cdot d）$。有肝功能受损可应用促肝细胞生长素、谷胱甘肽等。

（2）其他：注意补充脂溶性维生素、检测凝血功能以及合理的营养支持。

【预防】

加强产前保健；出生后密切观察；对黄疸患儿注意家族史的询问；早期治疗时全面分析病情并评估治疗的利弊；积极开展肠道内营养。

第六节　早产、低出生体重儿出院后喂养建议

早产、低出生体重儿在婴儿和儿童期是生长迟缓、感染性疾病和发育落后的高风险人群，是 5 岁以下儿童死亡的主要原因。据世界卫生组织统计，有效的干预措施可避免 2/3 的早产儿死亡，降低并发症的发生率，而合理喂养是其中一项

重要的干预手段。我国早产儿人数居世界第二位，随着围生医学和重症监护技术的不断进步，越来越多小胎龄、低出生体重的早产儿得以存活，营养管理成为提高早产儿生命质量的重要工作之一。

出院后科学的营养管理不仅关系到早产儿的体格生长，而且影响神经系统发育，与成年期慢性疾病相关。鉴于大多数胎龄小的早产儿出院时还未到预产期（胎龄40周），生后早期在能量和各种营养素方面已有较大的累积缺失。因此早产儿出院后的喂养指导是出院后医学管理的重要内容，需要密切监测喂养过程，继续强化营养已成为共识。本建议的目标人群是出院后至校正年龄1岁的早产、低出生体重儿，旨在促进早产、低出生体重儿系统化管理，规范个体化喂养指导，进一步提高早产、低出生体重儿的生存质量。

1. 基本概念

（1）早产儿校正年龄：早产儿体格生长的评价应根据校正年龄，即以胎龄40周（预产期）为起点计算校正后的生理年龄，计算方法为：校正月龄＝实际时间—预产期时间。一般情况下，评价早产儿生长时应校正年龄至2岁，小于28周早产儿可校正至3岁。

（2）早产儿追赶生长：影响早产儿追赶生长的因素包括胎龄、出生体重、疾病程度、住院期间的营养和出院前的生长状况等。一般认为充分发挥早产儿个体的生长潜力，各项体格发育指标都匀称增长，包括体重、身长和头围，适于胎龄早产儿达到校正月（年）龄的第25百分位（P_{25}）～第50百分位（P_{50}）、小于胎龄早产儿＞P_{10}应视为追赶用生长比较满意。早产儿追赶生长的最佳时期是生后第1年，尤其是前6个月。第1年是早产儿脑发育的关键期，追赶生长直接关系到早产儿神经系统发育。如出院后喂养得当、有充足均衡的营养摄入、无至严重疾病因素影响，大多数适于胎龄的早产儿能在1～2年内追赶上同年龄的婴幼儿。

（3）早产儿出院时营养风险程度的分类：根据出生胎龄、出生体重、喂养状况、生长评估以及并发症将营养风险的程度分为高危（high risk，HR）、中危（moderate risk，MR）和低危（low risk，LR）三类（表4-1），这是出院后个体化营养指导的基础。

表 4-1　早产儿营养风险程度的分类

早产儿分级	1.胎龄 周	2.出生体重 g	3.宫内生长迟缓	4.经口喂养	5.奶量 [mL/(kg·d)]	6.体重增长（g/d）	7.宫外生长迟缓	8.并发症[a]
高危	< 32	< 1500	有	欠协调	< 150	< 25	有	有
中危	32～34	1500～2000	无	顺利	> 150	> 25	无	无
低危	> 34	> 2000	无	顺利	> 150	> 25	无	无

注：[a] 并发症包括支气管肺发育不良、坏死性小肠结肠炎、消化道结构或功能异常、代谢性骨病、贫血、严重神经系统损伤等任一条。

2.早产、低出生体重儿出院后喂养方案（图4-1）

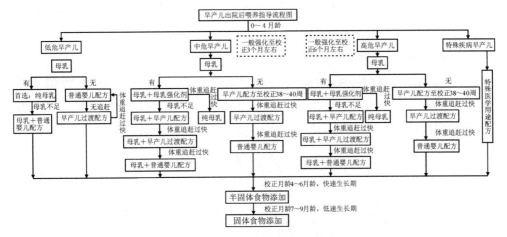

图 4-1　早产儿出院后喂养指导流程图

（1）乳类选择：

1）人乳：人乳对早产儿具有特殊的生物学作用。世界卫生组织等积极倡导在新生儿重症监护病房进行人乳喂养，首选亲生母乳，其次为捐赠人乳，以降低早产相关疾病的发生率。出院后母乳仍为早产儿的首选喂养方式，并至少应持续母乳喂养至 6 月龄以上。

2）强化人乳：因早产儿摄入量的限制和人乳中蛋白质和主要营养素含量随泌乳时间延长而逐渐减少，使早产儿难以达到理想的生长状态，特别是极（超）低出生体重儿。对于胎龄 < 34 周、出生体重 < 2000g 的早产儿，采用人乳强化剂（human milk fortifier, HMF）加入早产母乳或捐赠人乳可增加人乳中蛋白质、能量、矿物质和维生素含量，确保其营养需求。

3）早产儿配方：适用于胎龄 < 34 周、出生体重 < 2000g 的早产儿在住院期间应用。与普通婴儿配方相比，此种早产儿配方（premature formulas, PF）增加

了能量密度及蛋白质等多种营养素，以满足早产儿在出生后早期生长代谢的需求。

4）早产儿过渡配方：对于胎龄 > 34 周的早产儿或出院后早产儿，如长期采用 PF 可导致过多的能量、蛋白质及其他营养素的摄入，增加代谢负荷。故目前有介于 PF 与普通婴儿配方之间的过渡配方，即早产儿过渡配方（premature transition formulas，PIF），或早产儿出院后配方（post discharge formulas，PDF），以满足早产儿继续追赶生长的营养需要。

5）婴儿配方：以牛乳等为基础的配方可满足般婴儿生长发育需要，用于无法进行人乳喂养的婴儿。

6）其他特殊医学用途配方：如去乳糖配方、水解蛋白配布、氨基段配方等，特殊情况时应在医生指导下应用。

（2）个体化喂养方案：

1）根据出院时营养风险程度评估选择喂养方案（表 4-2）：喂养方案的选择既要考虑到早产儿营养风险程度的分类，又要根据随访中监测的早产儿生长速率和水平、摄入奶量等综合因素进行调整，使早产儿达到理想适宜的生长状态。

表 4-2 早产儿个体化喂养方案

分级	母乳喂养	部分母乳喂养	配方喂养
高危	足量强化母乳喂养（334 ~ 335kJ/100mL）至校正胎龄 38~40 周后，母乳强化调整为半量强化（305kJ/100mL）；鼓励部分直接哺乳、部分母乳 + 人乳强化剂的方式，为将来停止强化、直接哺乳做准备	①母乳量 ≥ 50%，则足量强化母乳 + 早产儿配方至校正胎龄 38~40 周，之后转换为半量强化母乳 + 早产儿过渡配方 ②母乳量 < 50%，或缺乏人乳强化剂时，鼓励直接哺乳 + 早产儿配方（补授法）至校正胎龄 38~40 周，之后转换为直接哺乳 + 早产儿过渡配方（补授法）	应用早产儿配方至校正胎龄 38~40 周后转换为早产儿过渡配方
	根据早产儿生长和血生化情况，一般需应用至校正 6 月龄左右；在医生指导下补充维生素 A、D 和铁剂		
中危	足量强化母乳喂养（334 ~ 335kJ/100mL）至校正胎龄 38~40 周后母乳强化调整为半量强化（305kJ/100mL）；鼓励部分直接哺乳、部分母乳 + 人乳强化剂的方式，为将来停止强化、直接哺乳做准备	①母乳量 ≥ 50%，则足量强化母乳 + 早产儿配方至校正胎龄 38~40 周转换为半量强化母乳 + 早产儿过渡配方 ②母乳量 < 50%，或缺乏人乳强化剂时，鼓励直接哺乳 + 早产儿配方（补授法）至校正胎龄 38~40 周，之后转换为直接哺乳 + 早产儿过渡配方（补授法）	早产儿配方至校正胎龄 38~40 周后转换为早产儿过渡配方
	根据早产儿生长和血生化情况，一般需应用至校正 3 月龄左右；在医生指导下补充维生素 A、D 和铁剂		
低危	直接哺乳，给予母亲饮食指导和泌乳支持；按需哺乳，最初喂养间隔 < 3h，包括夜间；特别注意补充维生素 A、D 和铁剂	直接哺乳 + 普通婴儿配方（补授法）促进泌乳量	采用普通婴儿配方
	如生长缓慢（ < 25 g/d）或血碱性磷酸酶升高、血磷降低，可适当应用人乳强化剂，直至生长满意及血生化正常	如生长缓慢（ < 25 g/d）或奶量摄入 < 150mL/（kg·d），可适当采用部分早产儿过渡配方，直至生长满意	如生长缓慢（ < 25 g/d）或奶量摄入 < 150mL/（kg·d），可适当采用部分早产儿过渡配方，直至生长满意

注：1 kcal=4.18 kJ

2）强化营养的时间和乳类转换：一般来说，中危、生长速率满意的早产儿需强化喂养至校正月龄 3 个月左右；而高危、并发症较多和有宫内外生长迟缓的早产儿则需强化的时间较长，可至校正月龄 6 个月左右，个别早产儿可至 1 岁。体格生长各项指标最好达到 P_{25} ~ P_{50}，小于胎龄儿 > P_{10}，再参考个体增长速率的情况，注意避免体重／身长＞P_{90}。达到追赶目标，则可逐渐终止强化喂养。

（3）半固体食物和固体食物引入：早产、低出生体重儿引入半固体食物的月龄有个体差异，与其发育成熟水平有关。一般为校正月龄4～6个月，胎龄小的早产儿发育成熟较差，引入时间相对延迟。引入半固体食物过早会影响摄入奶量，或导致消化不良；引入过晚会影响多种营养素的吸收或造成进食技能发育不良。

（4）其他营养素补充：为促进早产儿的理想生长，尚需补充其他重要营养素。

1）维生素：早产、低出生体重儿生后即应补充为维生素D 800～1000U/d，3月龄后改为400U/d，直至2岁。早产儿维生素A摄入量1332～3330U/（kg·d），出院后可按下限补充。

2）矿物质：早产儿生后2～4周需开始补充元素铁2mg/（kg·d），直至校正年龄1岁。钙推荐摄入量70～120mg/（kg·d），磷35～75mg/（kg·d）。所有矿物质推荐量包括配方奶、人乳强化剂、食物和铁钙磷制剂中的含量。

3）长链多不饱和脂肪酸（LC-PUFA）：对早产儿的推荐量：DHA 55～60mg/（kg·d），ARA35～45mg/（kg·d），直至胎龄40周。

3. 小于胎龄儿（small for gestational age SGA）的喂养特点

SGA按胎龄定义，包括早产SGA和足月SGA。

（1）根据胎龄制定喂养策略：SCA的喂养策略应主要根据胎龄而不是出生体重，要促进适度生长，尤其线性生长，以保证良好的神经系统结局，同时又要避免过度喂养，以降低远期代谢综合征的风险。早产SGA的喂养要考虑到不同胎龄的成熟度来选择其喂养方式，胎龄＜34周SGA早产儿属于高危或中危早产儿，出院后也需采用强化人乳或早产儿过渡配方喂养至体格生长适度均衡，尽可能使各项指标达＞P_{10}，尤其头围和身长的增长，以利于远期健康。另外，对出生体重相似的足月SGA和早产儿来说，其成熟度、生长轨迹和营养需求有很大差异。为避免短期过快的体重增长增加后期代谢综合征的风险，不推荐在足月SGA出院后常规使用早产儿配方或早产儿过渡配方促进生长。

（2）首选母乳吸养：要对SGA母亲进行泌乳支持和科学的喂养指导，尽可能母乳喂养至1岁以上。同时注意补充铁和其他重要微量元素。

（3）促进合理的追赶生长：多数SCA通过合理适宜的喂养可出现不同程度的追赶生长，在2～3年内达到正常水平。当SCA线性生长速率正常，即使未达到同月龄的追赶目标，也不宜延长强化喂养时间。

4. 出院后定期评估

早产儿出院后管理的重点包括喂养和生长代谢的评估（可参照附件随访表），监测频率为出院后 6 月龄以内每月 1 次，6～12 月龄每 2 个月 1 次。高危早产儿第一年应每月 1 次，尤其出院后 1～2 周内应进行首次评估。包括喂养评估、生长评估。

5. 转诊

对于有支气管肺发育不良、胃食管反流、短肠综合征、青紫型先天性心脏病、严重神经系统损伤等疾病状态的早产、低出生体重儿，常会有很多喂养困难和特殊问题。针对这些医学问题所导致的生长迟缓或营养不良应进行多学科会诊或转诊至专科进行诊治。

6. 家长教育

在早产儿出院后的医学管理中，家长教育是很重要的组成部分。

（1）出院前教育：出院前应对早产儿家长进行相关知识的宣教，学会喂养和护理方法。要指导家长学会观察早产儿的生命体征和异常情况，预防和紧急处理喂养过程中的不良事件。

（2）喂养指导：对住院时间较长的早产儿在出院前应尝试母婴间的接触和进行哺乳指导，鼓励袋鼠式护理，通过母婴的皮肤接触，促进母亲泌乳，使早产儿尽快学会正确的含接、吸吮及其与吞咽和呼吸的协调。鼓励家庭成员的支持，尽可能坚持母乳喂养至 1 岁以上。

（3）提高随访的依从性：应使家长了解随访的重要意义，增加依从性。

总之，早产、低出生体重儿出院后营养管理的目标是促进适宜的追赶生长；预防各种营养素的缺乏或过剩；保证神经系统的良好结局；有利于远期健康。

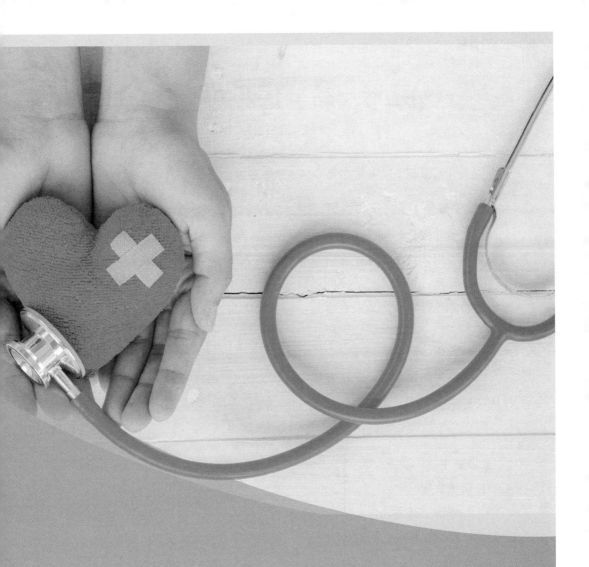

第五章
心血管系统疾病

第一节　新生儿先天性心脏病

先天性心脏病（以下简称先心病）是由于胚胎时期心血管发育异常所致畸形。

【病史采集】

（1）胎儿发育环境的因素：以子宫内病毒感染最为重要，其中又以风疹病毒感染最为突出，其次为椅萨奇病毒感染。

（2）早产：早产儿患心室间隔缺损和动脉导管未闭者较多，前者与心室间隔在出生前无足够时间完成发育有关，后者早产儿的血管收缩反应在出生后还不够强有关。

（3）高原环境。

（4）遗传因素：遗传学研究认为，多数的先心病是多个基因与环境因素相互作用所形成。

（5）其他因素：高龄母亲（35岁以上）产患法洛四联症婴儿的危险性较大。

【诊断】

1.临床表现

（1）症状：新生儿先心病的临床表现大都不典型，常因青紫、呼吸急促、喂养困难、难治性肺炎、反复心力衰竭、缺氧发作或发现心脏杂音来就诊。

（2）体征：

1）青紫：必须区分三种青紫的类型，即中央型、周围型及差异型，且要认识到新生儿青紫可见于许多疾病，诸如呼吸系统疾病（肺部换气不足）、血液疾病（异常血红蛋白增多）或中枢神经系统疾病（颅内出血）。复杂型先心多见吸氧难以缓解的中央型持续发绀。

2）呼吸类型：新生儿患心脏病者，呼吸可有减速、深沉、肋下凹陷、呻吟样呼吸甚至呼吸暂停等表现。气促多见于肺血增多、肺静脉梗阻、左心梗阻病变等先心病；过度呼吸见于右心室流出道梗阻性先心病或完全性大动脉转位。

3）心音：第二心音的性质有助于诊断，单一第二心音见于肺动脉闭锁，左心发育不良综合征、永存动脉干等。第二心间明显分裂可发生于完全性肺静脉异位引流。正常新生儿可闻及第三心音，但出现奔马律见于心力衰竭。

4）心脏杂音：出生1～2天的新生儿常有心脏杂音，如多次听诊新生儿期呈现心脏杂音往往提示有心脏疾病，但听不到杂音也不能否认先心病的存在。由于新生儿期心脏杂音不典型，不能单凭心脏杂音判断心脏病性质

5）脉搏及血压测定：新生儿的桡动脉、足背动脉及股动脉均可触及。四肢波动均弱者提示左心发育不良综合征、严重主动脉瓣狭窄或重症心肌炎。

6）肝脏肿大：往往是右心室负荷增加的表现，左右两叶对称分布为水平肝，常为心脾综合征的表现之一。

2. 辅助检查

（1）X线检查：胸部正位、左前斜/左侧位片为先心病基本检查方法。通过平片提供先心病的线索有：

1）心脏位置：正常位、右位及不定位心。

2）肺血管：肺纹理正常、肺血量增多或肺血量减少。

3）心脏大小及形态：心胸比例 >（0.58 ～ 0.60）应考虑心脏增大，判断左右心房、心室增大情况。

4）主动脉弓（左位或右位）。

5）胸廓骨性结构。

（2）心电图：心率、节律、电轴、右心室或左心室的电压有助于诊断。新生儿期生理性右心室肥大常和病理性右心室肥大相重叠。新生儿右心室肥大征象为：TV_1 直立（3d 后）；V_1 呈 qR 型，$RV_1 > 25mm$，$R/S > 6$；新生儿左心室肥大征象为：$SV_1 > 10mm$，$V1R/S < 1$，$RV_6 > 15mm$，$QV_6 > 3mm$。心电轴：新生儿额面心电轴普遍右偏，平均为 135°，+ 30° 以下为电轴左偏，+180° 以上为电轴右偏，大部分青紫型先心病呈电轴右偏，而电轴左偏者常提示三尖瓣闭锁、肺动脉闭锁、右心室发育不良，共同心房、单心室、大动脉换位伴主动脉缩窄等。

（3）超声心动图：二维及多普勒（彩色）超声心动图能够实时地显示心脏的结构、血流分布及进行心功能测定，为新生儿先心病的诊断提供了安全可靠、准确率高、重复性强的无创性诊断手段。新生儿时期超声图像清晰，常在剑突下、胸骨旁及胸骨上探查，危重病儿可在床旁进行探查。

（4）心导管检查及选择性心血管造影：多数新生儿先心病可以从临床表现和超声心动图检查明确诊断，可以省去心导管和心血管造影的检查。当需要进一步获得先心病血流动力学资料或大血管及其分支精确鉴别诊断有困难时，侵入性心导管检查结合选择性心血管造影才是不可缺少的手段。

（5）核素心血管造影术：应用高锝酸钠（pertechnetare sodium）$^{99m}Tc215\mu Ci/$

kg（1Ci=3.7×10^{10}Pq）快速注入周围静脉后用 γ 照相机置于心脏及右肺上部测量放射性，通过电子计算机处理，显示 ^{99m}Tc 在肺部的稀释曲线，可用来估侧心内的分流、静脉连接的解剖关系、梗阻时肺血流分布情况、心室功能及心肌缺血情况。

（6）血气及 pH 值改变类型：动脉血气可作为评估青紫的可靠方法，需在室温下经动脉化后于足跟部采毛细血管或动脉穿刺取血样。

（7）其他：电生理检查、数字减影心血管造影术、X 线、CT 及磁共振，均为有用的检查。

【治疗】

（1）休息：半卧位，控制室温及湿度，供氧，偶用镇静剂。

（2）饮食：低盐，预防误吸，控制液体量 [60～100mL/（kg·d）]。

（3）药物：纠正低血糖、贫血、酸中毒、控制感染及其有关因素，酌用利尿剂、洋地黄，偶可用机械呼吸、腹膜透析，减轻后负荷。扩血管药物，儿茶酚胺类药物，前列腺素制剂。

（4）药物控制动脉导管开放与闭合。

（5）介入性导管术：

1）房间隔球囊导管造瘘术：治疗完全性大动脉换位等先心病，促进心房水平左向分流，使缺氧得以改善，得以生存等待外科手术。

2）球囊瓣膜及血管成形术：治疗重症肺动脉瓣狭窄，主动脉缩窄等，以缓解发绀或心力衰竭。

（6）外科手术：危重型新生儿先心病需要急诊手术治疗，如严重肺动脉瓣口狭窄、完全性大动脉转位、完全性肺静脉异位引流等。动脉导管未闭伴心衰经内科治疗无改善者可作结扎术，左向右大分流的室间隔缺损、房间隔缺损、房室隔缺损等，在新生儿期先采取保守治疗，临床观察，待数月后才进行根治术。

第二节　房间隔缺损

房间隔缺损是左右心房之间的间隔发育不全，遗留缺损造成血液可相通的先天性畸形。房间隔缺损根据胚胎发育可分为继发孔型及原发孔型缺损两大类，前者居多数。

房间隔缺损是最常见的先天性心脏病，占先心病的 10% ～ 15%。继发孔型房间隔缺损由于正常左、右心房之间存在着压力阶差，左心房的氧合血经缺损分流至右心房，体循环血流量少，可引起患儿发育迟缓，体力活动受到一定限制，部分患者亦可无明显症状。原发孔型房间隔缺损又称部分心内膜垫缺损或房室管畸形。在胚胎发育过程中心内膜垫发育缺陷所致。

【诊断】

1. 临床表现

（1）生后初期左、右心室肌的厚度差别不大，左、右心室舒张期的充盈阻力差别不显著，分流量也不致过大，所以临床症状不明显。多数在成年后出现活动后气急，心悸、易疲劳、呼吸道反复感染，甚至右心衰竭。

（2）体检时在胸骨左缘第 2 ～ 3 肋间的肺动脉瓣区，喷射性杂音可能未出现或闻及很轻的性质较柔和的、吹风样收缩期杂音，第二心音分裂随年龄增大才明显。

2. 辅助检查

包括 X 线检查、心电图、超声心动图、右心导管检查。

【治疗】

1. 一般治疗

适当限制液体入量，如合并心衰，可予强心、利尿、血管活性药等。

2. 手术治疗

房间隔缺损的自动关闭亦有可能，有报道 1 岁内 50% 可以自行关闭。分流量大者均应择期手术修补。

（1）诊断明确后，应争取早日手术，以终止左向可分流，避免引起肺动脉高压和心内膜炎，手术年龄以 5 岁左右为宜。合并心内膜炎者必须在感染控制 3 ～ 6 个月后才考虑手术；合并心衰者先积极内科治疗控制心衰、病情稳定后再手术。病变进入晚期，肺动脉压力和阻力重度增高，平静时肺循环血流量与体循环血流量的比值小于 1.5，或有右向左分流时，应为手术禁忌。

（2）手术可在低温体外循环下行缺损直接缝合或补片修补术。手术安全效果良好，目前手术死亡率＜1%。

第三节　室间隔缺损

室间隔缺损（VSD）是最常见的先天性心脏畸形。单纯性室间隔缺损占和先心病中的 25% ～ 50%，在复合性畸形中约占 2/3。

【病史采集】

在胚胎发育过程中，胎儿心室间隔的形成发生障碍，若有大小各异的缺损称为室间隔缺损，占小儿先天性心脏病的首位。因左心室压力高于右心室，因此大量血液流向右心室，造成右心室负荷增加和肺血增多，常可超过正常体循环流量的 2 ～ 3 倍。

【诊断】

1.临床表现

（1）症状：缺损小者，可无症状。缺损大者可出现消瘦、体重不增、喂养困难、多汗，易患肺部感染，易导致心力衰竭及肺动脉高压。有时因扩张的肺动脉压迫喉返神经，引起声音嘶哑。

（2）体征：体检心界增大，心尖搏动弥散，胸骨左缘第 3、4 肋间可闻及Ⅲ～Ⅳ级粗糙的全收缩期杂音，向四周广泛传导，可于杂音最响部位触及收缩期震颤。干下型合并主动脉瓣关闭不全时，于第二主动脉瓣区听到高音调舒张期杂音。

2.辅助检查

（1）X 线检查：小型室间隔缺损心肺 X 线检查无明显改变，或只有轻度左心室增大或肺充血；大型室间隔缺损心外形中度以上增大，肺动脉段明显突出，肺血管影增粗，搏动强烈，左、右心室增大，左心房往往也增大，主动脉弓影较小。

（2）心电图：小型缺损心电图可正常或表现为轻度左心室肥大；大型缺损常为左、右心室合并肥大。

（3）超声心动图：左心房和左心室内径增宽，右心室内径也可增宽，室间隔活动正常，主动脉内径缩小。缺损大时，连续扫描可直接探到缺损处，但阴性不能否定缺损的存在。扇形切面显像在心脏长轴和四腔切面常可直接显示缺损。多普勒彩色血流显像可直接见到分流的位置、方向和区别分流的大小，还能确诊多个缺损的存在。

（4）心导管检查：右心室血氧含量较右心房为高，小型缺损增高不明显。大型缺损右心室和肺动脉压力往往有所增高。导管自右心室经缺损插入左心室的机会极少。伴有右向左分流的患者，动脉血氧饱和度降低。肺动脉阻力显著高于正常值。

【治疗】

1. 一般治疗

适当限制液体入量，如合并心衰，可予强心、利尿、血管活性药等。

2. 手术治疗

缺损小者，不一定需手术治疗。中型缺损临床上有症状者，宜于学龄前期在体外循环心内直视下作修补术。大型缺损在 6 月龄以内患儿发生内科难以控制的充血性心力衰竭，包括反复罹患肺炎和生长缓慢，应予手术治疗；6 个月至 2 岁的患儿，虽然心力衰竭能控制，但肺动脉压力持续增高、大于体循环动脉压的 1/2，或者 2 岁以后肺循环量与体循环量之比＞2：1，亦应及时手术修补缺损。

【并发症】

室间隔缺损易并发支气管炎、充血性心力衰竭、肺水肿及亚急性细菌性心内膜炎。膜部和肌部的室间隔缺损均有自然闭合的可能（占20% ～ 50%），一般发生于 5 岁以下，尤其是 1 岁以内。干下型室间隔缺损未见自然闭合者，容易发生主动脉瓣脱垂。

第四节　动脉导管未闭

动脉导管未闭（patent ductus arteriosus，PDA）是最常见的先心病之一。动脉导管位于肺动脉分叉与降主动脉起始处之间，将肺动脉与主动脉相连。足月儿大多在生后一天动脉导管功能性闭合，生后 1 岁左右解剖闭合。

【病史采集】

（1）早产儿由于动脉导管肌肉发育不全，管壁薄，对氧使导管收缩的作用反应差，再加上早产儿肺发育不成熟，易发生低氧血症和酸中毒，故 PDA 的发生率高达 18% ～ 80%。动脉导管开放后，由于在导管处存在左向右分流，肺血增多，回心血量增多，可导致肺水肿和心功能不全等。

（2）动脉导管在生后 7 ～ 10d 内可由于缺氧等原因而重新开放，询问有无缺氧病史。

【诊断】

1.临床表现

（1）分流量小者症状不明显，分流量大者可出现气促、呛咳、心率增快、多汗、喂养困难、体重不增、肝脏增大，易合并呼吸道感染和心力衰竭。严重者发生肺水肿、肺动脉高压或肺出血，早产儿可成为呼吸机依赖者。

（2）心前区心尖搏动明显，胸骨左缘 2～3 肋间可闻收缩期杂音，少数患儿为连续性杂音，也有约 10% 的患儿听不到杂音，脉压增宽，足背动脉可触及水冲脉等。

早产儿机体各种调节机制尚不完善，对脉压增宽，舒张期体循环血供减少的耐受较差，即使分流量不太大，也可导致坏死性小肠结肠炎、肾功能减低、心肌供血不足及颅内出血。故对于早产儿，如动脉导管粗大，应尽早关闭动脉导管。

2.辅助检查

（1）心电图：分流量大者出现左心室舒张期负荷过重图形，即左胸前导联见高的 R 波和深的 Q 波，T 波高耸直立，ST 段可有抬高。合并肺动脉高压者表现左、右心室肥大。

（2）胸片：心影增大，肺血增多，肺纹理增重，从肺门呈放射状（肺充血）分布，肺动脉段突出，主动脉结增宽。

（3）超声心动图：肺动脉分叉与降主动脉之间见异常通道分流，彩色多普勒可在导管处见到左向右分流，并可测量动脉导管的长度和宽度。

【治疗】

1.一般治疗

（1）限制液体：80～100mL/（kg·d），照蓝光或用辐射式暖台时可增至 100～120mL/（kg·d）。维持电解质和酸碱平衡。

（2）机械通气：应维持 PaO_2 60～90mmHg，pH＞7.25。

（3）强心药；合并心衰时使用，但由于早产儿功能不全，使地高辛半衰期延长，易致毒性反应，用时应减少剂量。早产儿地高辛化的用量可按 15～20μg/kg 计算。

（4）利尿剂：如液量过多、心力衰竭，可用呋塞米每次 0.5～1mg/kg，静脉给药，间隔 12～24h，用药 1～2 次。

2.药物关闭导管

早产儿或新生儿早期 PDA 可用药物关闭，布洛芬，口服或纳肛，首剂

10mg/kg，间隔 24h、48h 给予 2、3 剂，剂量 5mg/kg。注意其副作用（一过性尿少、胃肠道出血等）。吲哚美辛首剂 0.2mg/kg，静脉滴注，第 2、3 剂 0.1～0.2mg/kg，每 12h 一次、总剂量不大于 0.6mg/kg。或可用但有部分患儿用药无效，尤其有症状者，应及时考虑手术。

3. 手术治疗

多数动脉导管于 1 岁内可自然闭合，如管径细小、分流量少且无症状者、可观察、等待自然闭合；新生儿期，尤其早产儿，如动脉导管粗大、分流量大，见有心衰或呼吸窘迫综合征者应尽早手术或介入治疗。

4. 注意事项

动脉导管开放对某些复杂心血管畸形是有益的、如肺动脉闭锁、完全性大动球转位、三尖瓣闭锁、主动脉瓣闭锁、主动脉弓离断等需动脉导管开放进行分流，否则患儿可能因严重缺氧而迅速死亡。临床上可用前列腺素 E_1 或 E_2 保持动脉导管开放，维持患儿生命直到进行外科手术。前列腺素 E_1 5～10ng/（kg·min），从头部静脉给药，监测血氧饱和度 SaO_2 上升后可减至最小有效剂量，注意副作用。（见新生儿持续性肺动脉高压节）。

【并发症及处理】

（1）新生儿心力衰由于缺氧和血液分流致心脏负荷增大，引起心力衰竭。应予氧疗、镇静、限液、强心、利尿等（详见相关章节）。

（2）新生儿肺出血：缺氧和左向右分流致肺血增多等引起，给予综合治疗及正压通气。

（3）其他：由于缺氧及肺血增多、引起早产儿呼吸暂停、颅内出血、代谢性酸中毒以及呼吸机依赖等，于以纠正缺氧、支持治疗并及时行动脉导管结扎术。

【预防】

（1）预防孕期感染，做好孕期保健检查，避免早产。

（2）对于早产儿、尤其是出生 < 14d，应注意避免发生缺氧，及时纠正酸中毒、注意控制液体入量，避免血压波动、减少动脉导管重新开放的发生。

第五节　新生儿急性心力衰竭

新生儿急性心力衰竭是新生儿期多种病因导致的心肌收缩力减退，心排血量降低，静脉系统回流受阻，内脏淤血，体内水分滞留的一种临床危重状态。

【病史采集】

（1）循环系统：由于心肌收缩力减弱或传导功能紊乱或血流动力学紊乱等原因所致，如先天性心脏病、心肌炎、心肌病、严重心律失常。

（2）呼吸系统：肺透明膜病、肺出血、吸入综合征、肺炎等。

（3）中枢神经系统：重度窒息、颅内出血、缺氧缺血性脑病等。

（4）感染：败血症等重症感染，感染性休克。

（5）血液系统：重度贫血或红细胞增多症、高黏滞血症、重症溶血症等。

（6）其他：代谢紊乱、输液过快过多等。

【诊断】

1. 临床表现

（1）患儿反应弱，面色苍白，呼吸急促，烦躁不安，喂养困难，尿少，水肿，多汗，皮肤青紫发花，咳嗽，阵发性呼吸困难等。

（2）呼吸急促 > 60 次 / 分，浅表，肺底出现湿啰音。

（3）心动过速，安静时心率持续 > 150 ～ 160 次 / 分，合并心音减弱，或出现奔马律。

（4）心脏扩大（体检、X 线或超声证实）。

（5）肝脏肿大，肋下 ≥ 3cm，或进行性肿大，或用洋地黄后缩小。

（6）心衰晚期表现为心动缓慢、呼吸缓慢或暂停。

（7）新生儿心衰发展快，有时迅速转入衰竭状态。面色苍白，心率减慢，心音弱，心脏杂音常不能闻及，同时呼吸衰竭，此时应注意肝脏大小，胸片有无心影扩大，肺淤血或水肿等。

（8）新生儿心衰常可有以下特点：①常左右心同时衰竭。②可合并周围循环衰竭。③严重病例心率和呼吸可不增快。④肝脏肿大以腋前线较明显。

2. 辅助检查

（1）胸部 X 线：示心影增大，双肺呈肺淤血、水肿表现（原发肺部疾患者则还有原发病肺部表现）。

（2）腹部 B 超：示肝脏大。

（3）其他：针对原发病检查，如外周血象、血生化、心肌酶、心电图、心脏超声等。

3.诊断标准

提示心力衰竭：以下中的任何三条，①心脏增大（心胸比例＞0.6）；②心动过速（＞150 次 /min）；③呼吸急促（＞60 次 /min）；④湿肺。诊断心力衰竭：加以下任何一条①肝大（＞3cm）；②奔马律（非常强的建议）；③症状明显的肺水肿。重度心力衰竭：循环衰竭。

4.鉴别诊断

慢性心力衰竭：起病相对慢，主要表现为食欲差，喂奶时气促易疲乏，体重增长缓慢，可有呛奶、肝脏大、水肿等。慢性心力衰竭多发生在患有先天性心脏病但畸形相对较轻、血流动力学改变较轻、病情进展缓慢的患儿。

【治疗】

（1）积极治疗原发病。

（2）一般治疗：

1）监护生命体征，保持体温。

2）供氧：一般心衰均需供氧，但某些先天性心脏病，如大血管转位，主动脉缩窄等，动脉导管开放是维持生命所必需的，吸氧使血氧增高可促使动脉导管关闭，应慎重。

3）镇静：可减轻心脏负荷，降低氧耗，可给苯巴比妥、地西泮等。

4）纠正代谢紊乱：酸中毒、低血糖、电解质紊乱应及时处理。

5）限制液量：一般按 80 ～ 100mL/（kg·d），液体应均匀输入。心脏扩大及水肿明显时可将液量减为 40 ～ 80mL/（kg·d）。

6）喂养：应给予鼻饲喂奶，少量多次。

（3）强心：地高辛作用可靠，可口服或静注，用量见表 5-1。口服 1h 后血浓度达最高水平。静脉注射后 3 ～ 4h，口服后 6 ～ 8h 血地高辛浓度代表了心肌内浓度。

表 5-1　地高辛用法及剂量表

孕周	洋地黄化剂量 /μg/kg		维持量 /μg/kg		
	静注	口服	静注	口服	间隔 /h
≤ 29	15	20	4	5	24
30 ~ 36	20	25	5	6	24
≥ 37	30	40	4	5	12

1）饱和量法：首剂先给洋地黄化剂量的 1/3 ~ 1/2 静注，以后每隔 4 ~ 8h 再给 1/4 洋地黄化剂量，共 2 次。末次给药（洋地黄化）后 8 ~ 12h 开始给维持量。维持量为洋地黄化剂量的 1/4，分 2 次，每 12h 一次。可根据心衰控制的情况和地高辛血浓度调整用量。

2）全程维持量法：适用于轻症或较慢性的心衰病儿，每日用洋地黄化剂量的 1/4（即维持量）均分 2 次，每 12h 一次，经 5 ~ 7d 可达饱和量法的效果。

3）注意：在用地高辛期间应严密观察临床效果，监测地高辛血浓度，监测心电图，新生儿地高辛血浓度 > 4ng/mL，提示可能出现洋地黄中毒。另外还应注意水、电解质平衡以及患儿的肾功能，在水、电解质紊乱尤其是低钾、低镁、高钙、肾功能不良时均易引起洋地黄中毒。

（4）儿茶酚胺类药物：

1）多巴胺：中、小剂量时，主要作用于于 β 受体，在心脏呈正性肌力作用，还能扩张肠道、肾血管等，使周围血管阻力降低，改善末梢循环。用法 3 ~ 5μg/（kg·min），静注，不宜 > 10μg/（kg·min），因大剂量多巴胺主要作用于 α 受体，会使血管收缩，心率增快，不利于心衰纠正。

2）多巴酚丁胺：心脏正性肌力作用较强，对周围血管作用较弱。用法：5 ~ 10μg/（kg·min），静注。

3）肾上腺素：用于急性低心排血量型心力衰竭或心搏骤停。用法：0.05 ~ 0.1μg/（kg·min），持续静脉输入。心搏骤停时给予 1：10000 肾上腺素每次 0.1mL/kg，静注。

（5）血管扩张剂：主要是扩张周围血管，减轻心脏前后负荷，增加心排血量。药物种类较多，应用时应分析患儿病因、有效血容量、外周血管阻力、氧合状况、心功能状况等，必要时应与其他血管活性药联合使用。

1）酚妥拉明：扩张小动脉，减轻心脏后负荷，增加心排血量。用法：0.5 ~ 5.0μg/（kg·min），静注。

2）硝普钠：动、静脉均扩张，对心衰伴周围血管阻力明显增加者效果明显。用法：1 ~ 5μg/（kg·min），静注。

3）卡托普利：通过抑制血管紧张素转换酶活性，使小动、静脉均扩张，还可缓解水钠潴留，减轻心脏前、后负荷，对严重心衰疗效显著。用法：开始每次口服 0.1mg/kg，每 8～12h 一次，逐渐增加至 1mg/（kg·d）。

新生儿尤其是早产儿对本药很敏感，可使脑血流和肾血流减少，国外推荐更小剂量。起始每次 0.01～0.05mg/kg，每 8～12h 一次，以后根据反应及病情调整，监测血压、尿量、肾功能、电解质等。

（6）利尿剂：呋塞米每次 1mg/kg，静注，可每 8～12h 一次，注意水、电解质紊乱。

（7）磷酸二酯酶抑制剂：

米力农：兼有正性肌力作用和血管扩张作用，尤其适用于房室传导阻滞、心源性休克、慢性充血性心力衰竭。肝肾功能不全及严重性心律失常忌用。首剂：75μg/kg（胎龄大于 30 周，速度大于 1 小时）或 135μg/kg（胎龄小于 30 周，速度大于 3 h），维持量 0.5～1.0μg/kg·min。

【并发症及处理】

（1）休克：密切监测血压、心率等生命体征，以强心为主，调整液体复苏量和速度。

（2）多脏器功能障碍：注意监测各重要脏器功能状态，予以保护，尤其是脑、肾、凝血功能等，对症处理。

第六节　新生儿持续肺动脉高压

新生儿持续肺动脉高压（PPHN）是由多种病因引起的新生儿出生后肺循环压力和阻力持续增高，而发生心内水平（通过卵圆孔）和（或）动脉导管水平的右向左或双向分流，出现严重低氧血症，造成多器官系统由于缺氧和酸中毒引起的功能障碍，重者死亡。

【病史采集】

（1）原发性：肺小动脉肌层增厚，肺血管管腔狭窄，或肺血管床面积减少，发生原因不明，可能与慢性宫内缺氧或先天因素（如先天性膈疝等）有关。

（2）继发性：占大多数，任何宫内或出生后引起低氧、酸中毒的因素均可使肺小动脉痉挛，肺血管阻力增加，与其相关的疾病如：①宫内因素，如胎盘功能不全，过期产，羊水过少，孕母服用某些药物如阿司匹林、吲哚美辛等。②与围生期缺氧有关的严重窒息、羊水或胎粪吸入综合征、呼吸窘迫综合征（RDS）等。③新生儿期疾病，如先天性心脏病、细菌性肺炎、高黏滞血症、新生儿硬肿症等。

【诊断】

1. 临床表现

（1）多见于足月儿或过期产儿。生后24h之内发病，主要表现为全身青紫。

（2）在原发病的基础上，出现严重全身青紫，在烦燥哭闹或刺激时加重，呼吸困难与青紫不平行，该体征可初步与呼吸系统疾病引起的发绀相鉴别。心脏杂音可有可无，严重者出现心力衰竭和休克。

2. 辅助检查

（1）高氧实验：吸纯氧后10min青紫无改善，测定动脉导管后PaO_2（取左桡动脉或脐动脉血）<50mmHg，可初步排除呼吸系统疾病引起的青紫，但不能除外发绀型先心病。

（2）导管前后动脉PaO_2差：同时取导管前（颞动脉、右桡动脉）和导管后（左桡动脉、脐动脉）动脉血标本，若导管前后PaO_2差≥15mmHg；或左上肢和左、右下肢SaO_2差>10%，表明存在导管水平的右向左分流，但如果仅有卵圆孔水平分流，或PaO_2<30mmHg时，则差异不明显。

（3）胸部X线：心影正常或稍大，肺血不多，但注意还有肺部原发病的表现。

（4）心电图：多属正常新生儿范围，有时可出现心肌缺血表现。

（5）心脏超声检查：为本病最重要的诊断方法之一，可除外其他心脏病，还可评估肺动脉压力。

3. 鉴别诊断

先天性心脏病（青紫型）：心脏彩超有助于帮助诊断。

【治疗】

1. 治疗原则

（1）一般支持：给予最佳的环境温度和营养支持、避免应激刺激，必要时镇静和止痛。肌松剂可能会增加病死率，应尽可能避免使用。

（2）对确诊的PPHN的治疗原则：①保持最佳肺容量，用温和的通气。因人工呼吸机高通气使$PaCO_2$降低而减少脑灌注，应该避免。②维持正常心功能。

③纠正严重酸中毒，使 PPHN 急性期血 pH > 7.25，7.30 ～ 7.40 最佳，但应避免过度碱化血液。④肺血管扩张剂的应用。⑤ ECMO 的应用。

2. 具体治疗措施

（1）呼吸支持和维持最佳肺容量：被确诊 PPHN 的患儿一般均需要机械通气呼吸支持。

1）保持最佳肺容量：因肺过度充气或萎陷均可导致 PVR 增加，应选择合适的呼气末正压（PEEP）和平均气道压（MAP），使胸部 X 线片显示吸气相的肺下界在 8、9 后肋间；为避免气压伤和容量损伤，可选择相对低的气道峰压（PIP）和潮气量，目标 $PaCO_2$：一般保持在 40 ～ 50mmHg。

呼吸机初调值：吸入氧浓度（FiO_2）> 0.80 ～ 1.00，呼吸频率 50 ～ 70 次/min，PIP 15 ～ 25cmH_2O（1cmH_2O=0.098kPa），呼气末正压 3 ～ 4cmH_2O，吸气时间 0.3 ～ 0.4s。

2）应用高频通气：高频通气的目的是募集和复张更多的肺泡和减少肺损伤，而不是单纯为了降低 $PaCO_2$。对于有肺实质性疾病的 PPHN，如 RDS、MAS 等，可采用高频通气模式；在常频通气模式下，如 PIP > 25cmH_2O、潮气量 > 6mL/kg 才能维持 $PaCO_2$ < 60mmHg，也可改为高频通气。当患儿经 12 ～ 48h 趋于稳定后，可将导管后 SaO_2 维持在 > 0.90。

3）应用肺表面活性物质：对于有肺实质性疾病，如 RDS、MAS、肺炎等存在原发或继发性表面活性物质失活，其并发的 PPHN 在使用肺表面活性物质后可募集和复张更多的肺泡、改善氧合。

（2）目标氧合的保持：动脉导管开口前的 FiO_2：维持在 55 ～ 80mmHg，SaO_2 0.90 ～ 0.98。对于严重的 PPHN，尤其是先天性膈疝并发 PPHN，如血乳酸水平正常（< 3mmoL/L）和尿量 ≥ 1mL/（kg·h），动脉导管开口后的 SaO_2 在 0.80 左右是可以接受的。

（3）维持正常体循环压力：维持体循环压血压可减少 PPHN 时的右向左分流，推荐体循环收缩压 50 ～ 70mmHg，平均压 45 ～ 55mmHg。

（4）血管扩张剂降低肺动脉压：

1）iNO：初始剂量是 20ppm（NO 气体体积占总气体体积比例，× 10^{-6}）；如氧合稳定，可在 12 ～ 24h 后逐渐降为 5 ～ 6ppm 维持；一般 1 ～ 5d 不等。iNO 应用后氧合改善，PaO_2/FiO_2 较基础值增加 > 20mmHg 提示有效。

iNO 的撤离：当氧合改善，PaO_2：维持在 ≥ 60mmHg（SaO_2 ≥ 0.90）并持续

超过 60min，可首先将 FiO_2 降为 < 0.60。iNO 应逐渐撤离，可通过每 4 小时降低 5ppm；在已达 5ppm 时，每 2 ～ 4 小时降低 1ppm；为减少 iNO 停用后的反跳，可降至 1ppm 再撤离。

2）西地那非：常用口服 0.5 ～ 1.0mg/ 次，每 6h 1 次。

3）内皮素受体拮抗剂（波生坦）：口服应用剂量为每次 1 ～ 2mg/kg，每天 2 次。

4）吸入用前列环素：静脉应用前列腺素类药物因其选择性扩张肺血管效果差，影响 V/Q 匹配而限制了其临床价值，吸入治疗有其一定的肺血管选择性。常用伊诺前列素雾化吸入，1 ～ 2μg/kg，每 2 ～ 4h 1 次，吸入时间 10 ～ 15 min。

5）米力农：为磷酸二酯酶 -3 抑制剂，负荷量 50 ～ 75μg/kg，静脉滴注 30 ～ 60min，随即给予 0.50 ～ 0.75μg/（kg·min）维持；有体循环低血压时不用负荷量。

对于 < 30 周的早产儿，负荷量 135μg/kg 静脉滴注 3h，随即给以 0.2μg/（kg·min）维持。因是非选择性血管扩张剂，有体循环低血压可能；在负荷量前通过给予容量，如生理盐水 10mL/kg 可减少低血压不良反应。

（5）体外膜式人工氧合法（ECMO）：用于严重患儿的治疗，提高了 PPHN 患儿的抢救成功率。但其适应证受一定限制，且设备技术复杂并需要专业人员操作，费用昂贵，并发症较多，国内尚未推广使用。

【并发症及处理】

（1）脑缺氧、脑水肿：患儿烦躁不安或惊厥，应用镇静剂、脱水剂。

（2）代谢性酸中毒：在保证通气条件下，适当纠正。

（3）休克：监测血压，纠正缺氧，补充血容量，还可应用血管活性药物。

第七节　新生儿休克

新生儿休克是由多种病因引起的新生儿急性微循环功能不全的综合征。由于主要生命器官的微循环灌流量不足，导致组织细胞缺血、缺氧及代谢紊乱，最终引起多脏器功能障碍。由于临床表现不典型，易延误诊断，应引起重视，早期发现、早期治疗。

【病史采集】

1. 低血容量休克

由于失血和水、电解质丢失引起。

（1）失血：见于产前、产时和生后急性和亚急性失血。产前、前时出血包括胎儿-母亲、胎儿-胎儿（双胎）间输血、前置胎盘出血、胎盘早期剥离、难产及产伤引起的颅内出血、帽状腱膜下出血、巨大头颅血肿或实质性脏器损伤出血等。生后出血包括颅内出血、胃肠道出血、肺出血、医源性失血等。

（2）水、电解质丢失：呕吐、腹泻致液体丢失；发热、光疗时不显性失水增多；腹膜炎、坏死性肠炎致液体渗出至腹腔或肠腔；摄入不足等。

2. 感染性休克

也称败血症休克。为细菌释放内、外毒素进入血液循环致微循环障碍所致，也可由病毒和真菌感染引起。

3. 心源性休克

由于各种原因引起心脏泵功能衰竭，不能维持足够的心排血量满足机体的代谢需要所致。常见原因有：

（1）宫内或生后病毒感染引起的心肌炎、心肌病等。

（2）先天性心脏畸形致流入道或流出道阻塞、左向右分流致心脏排血量减少等。

（3）各种类型的心律失常。

（4）新生儿持续胎儿循环。

（5）新生儿低体温、硬肿症导致心功能障碍。

（6）低血糖、低血钙致代谢性心肌损害。

4. 神经源性休克

主要与窒息后缺氧缺血性心肌损害和无氧代谢致酸性代谢产物堆积、外周血管通透性增加、有效血容量减少等有关。

【诊断】

1. 临床表现

（1）症状：主要表现心排血量不足、氧供应不足、末梢循环不良、脏器灌注不良以及机体的代偿反应。

1）微循环障碍表现：①皮肤颜色苍白或发花。②肢端发凉，上肢达肘、下肢达膝，指端与肛门的温度差≥6℃。③皮肤毛细血管再充盈时间（CRT）延长，足跟部≥5s，前臂内侧≥3s。

2）心排血量减少所致症状：①血压下降，足月儿＜50mmHg，早产儿＜40mmHg，脉压减小。②股动脉搏动弱，甚至摸不到。

3）脏器灌注不良所致症状：①心音低钝，心率增快＞160次/分或心率减慢＜100次/分。②呼吸增快，安静时超过40次/分，出现三凹征，新生儿三凹征为：胸骨上、肋间隙和剑突下，有时肺部可听到啰音。③反应低下，嗜睡或昏睡，或先激惹后转为抑制，肌张力减弱。④低体温，皮肤硬肿。⑤尿量减少，连续8h尿量每小时＜1mL/kg，提示急性肾衰竭可能。

（2）体格检查：

新生儿休克严重程度的判断见表5-2。

表5-2　新生儿休克评分表

评分	四肢温度	股动脉搏动	血压（收缩压）	皮肤色泽	前臂内侧 CRT/s
0	正常	正常	＞60mmHg	正常	＜3
1	凉至肘膝以下，或肛-指温差6~8℃	弱	45~60mmHg	苍白	3~4
2	凉至肘膝以上，或肛-指温差≥9℃	未触及	＜45mmHg	花纹	＞4

注：5分为轻度休克；6~8分为中度休克；9~10分为重度休克。

（3）各种不同类型休克的特点：

1）低血容量性休克：有血容量丢失的病史，如呕吐、腹泻、失血等。可见皮肤苍白、脱水征、中心静脉压下降。失血引起者有贫血、血细胞比容下降。

2）感染性休克：有明确的严重感染原发病和有关化验指标，感染中毒症状明显，或高热、或体温不升、酸中毒明显、血乳酸明显升高、中心静脉压升高。

3）心源性休克：有心脏原发病，常有心功能不全的表现如心脏扩大、肝大、呼吸困难，心率快、奔马律等。心电图、超声心动图、X线等心脏检查常有异常发现。

4）窒息性休克：有严重窒息史，心率快、呼吸急促、心脏轻度扩大、心电图多有心肌缺血的ST-T改变，中心静脉压升高。

（4）多器官系统功能衰竭的表现：

1）肺功能不全：又称休克肺或急性呼吸窘迫综合征（ARDS），表现呼吸困难、发绀、严重的低氧血症及高碳酸血症。

2）脑功能衰竭：惊厥、昏迷、中枢性呼吸衰竭。

3）心功能不全：心率快、呼吸快、心脏扩大、肝大等心力衰竭的表现。

4）肾衰竭：少尿、无尿，血清肌酐、尿素氮升高，血钾升高。

5）肝功能衰竭：黄疸、肝大、肝功能异常、凝血功能障碍等。

6）胃肠功能衰竭：中毒性肠麻痹，胃肠道出血，出血性、坏死性小肠结肠炎（NEC）等。

2. 辅助检查

（1）血气分析：可出现严重代谢性酸中毒，常与休克呈正相关。

（2）胸片：观察有无原发肺疾患及继发休克肺。

（3）心电图：对心源性休克更重要，寻找原发病。

（4）超声心动图：用于检查有无器质性心脏病及心脏功能情况。

（5）DIC 检查：中度以上休克，血小板计数低于 $100 \times 10^9/L$ 者，应做 DIC 的相关检查。

（6）血电解质、血乳酸等检查：了解有无电解质紊乱。

（7）其他检查：血尿便常规、血细胞比容、CRP、血培养、肝肾功能等检查，进一步协助原发病和其他脏器损害的诊断。

3. 鉴别诊断

针对病因鉴别。

【治疗】

1. 病因治疗

针对病因，治疗原发病。

2. 一般治疗

严密监护、记录患儿的心率、血压、体温、呼吸频率、皮肤颜色、尿量等与休克有关的指标。注意保温、供氧，保持气道通畅，对症处理。

3. 补充血容量，纠正酸中毒

（1）失血引起的低血容量性休克应以输血为主（目前要求成分输血），可按 6mL（全血）/kg 或 3～4mL（浓缩红细胞）/kg，提高 Hb10g/L，计算所需输血量。

（2）失水引起的低血容量性休克用三段补液法：

1）第一阶段用等张液，生理盐水或 2∶1 液 10～20mL/kg，于 0.5～1h 内输入，如严重酸中毒可应用碱性液，计算方法 5%NaHCO$_3$ 毫升数 = 需提高的剩余碱（BE）× 体重 × 0.5 或 5%NaHCO$_3$ 2mmol/kg（3～4mL/kg）。给第一步晶体液后，若血压仍未回升。可给胶体液，如血浆 10mL/kg 或白蛋白 1g/kg，1～2h 内输入。

2）第二阶段用 1/2 张含钠液 30～40mL/kg，4～6h 内输入。

3）第三阶段为休克纠正后的维持输液，应根据患儿的血压、心率、尿量、电解质等调整输液方案，有尿注意补钾。扩容的有效指标是血压上升，心率平稳，皮肤灌注良好，每小时尿量 > 1mL/kg。

4. 血管活性药

血管活性药必须在扩充血容量，纠正酸中毒的基础上应用才有效。多巴胺、多巴酚丁胺 5 ～ 10μg/（kg·min），多用于心源性休克或低心排血量休克；异丙肾上腺素 0.1μg/（kg·min）；注意监测心率和血压。

5. 肝素

对疑有 DIC 的患儿可应用微小剂量，20 ～ 40U/kg，皮下注射，每 12h 一次，或 1U/（kg·h）静脉滴注；重度休克，已有明显微循环障碍及 DIC 征象者肝素剂量可增加至 0.25 ～ 0.5mg/kg，溶于 10% 葡萄糖液 10 ～ 20mL，30 ～ 60min 缓慢静注，4 ～ 6h 可重复 1 次，用 1 ～ 2 次后，有效则改为微小剂量。同时可补充凝血因子，如纤维蛋白原、凝血酶原复合物等。

6. 呼吸支持

应注意机械通气时所用压力以能使肺泡重新充分扩张而又不影响心排血量为宜（即通气压力不宜过高）。新生儿休克时给予机械通气的指征如下。

（1）出现呼吸困难、呼吸减慢或呼吸暂停等呼吸衰竭症状。

（2）血气分析中，休克患儿 $PaCO_2$ > 50mmHg，是呼吸支持的指征。注意休克患儿的 PaO_2 可无明显降低，因为其病理改变主要是组织器官严重缺氧，因此，呼吸衰竭时机械通气的血气指标不宜作为休克患儿是否机械通气的指征。

（3）肺水肿和肺出血。

（4）急性呼吸窘迫综合征（ARDS）。

7. 肾上腺皮质激素

休克早期补充外源性糖皮质激素可提高机体抗病能力，休克晚期疗效不明显，需要注意其副作用如感染加重、消化道出血。因此，除肾上腺皮质功能不全患儿外，不常规应用。地塞米松每次 0.1 ～ 0.2mg/kg，每天 1 ～ 2 次；氢化可的松每次 1 ～ 2mg/kg，每 6h 或 8h 一次；静脉输入，疗程 3d。

8. 不同病因引起休克的治疗

（1）心源性休克：

1）病因治疗：心肌炎引起者，积极控制炎症；先天性心脏病引起者，必要时手术治疗；严重心律失常引起者，控制心律失常。

2）限制液量：80 ～ 100mg/（kg·d）；应用血管活性药，加强心肌收缩力和维持血压。

3）继发于持续胎儿循环及肺动脉高压者可用硫酸镁等。

（2）感染性休克：①给有效抗生素控制感染。②积极扩容及纠正酸中毒。③选用血管活性药和肾上腺皮质激素。

（3）低血容量性休克：需立即扩容治疗，失血者应积极补充血量。

（4）窒息性休克：改善缺氧和酸中毒，必要时人工通气，应用血管活性药。

第八节　新生儿心律失常

新生儿心律失常（neonatal arrhythmia）可发生于宫内或生后，各种心律失常都可发生。新生儿心律失常起病隐匿，症状不典型，常被忽略，部分心律失常患儿就诊时已出现休克、心力衰竭、呼吸衰竭甚至惊厥，损害脏器功能。

【病史采集】

新生儿心脏传导系统发育未成熟是导致心律失常的病理生理学基础，部分是胎儿心律失常的延续。

1. 常见病因

各种器质性心脏病如先天性心脏病等，感染，窒息缺氧，水、电解质紊乱，心导管检查及心外科手术，药物及原因不明等。

2. 类型

（1）窦性心律失常：窦性心动过速、窦性心动过缓、窦性停搏、病态窦房结综合征。

（2）异位搏动及异位心律：期前收缩、室上性心动过速、心房颤动、心房扑动、室性心动过速、心室扑动及颤动。

（3）传导异常：窦房传导阻止、房室传导阻滞、束支传导阻滞、预激综合征。

3. 发病机制

（1）激动起源失常。

（2）激动传导失常：①传导阻滞。②折返；折返是室上性快速心律失常发生的常见机制。

（3）激动起源失常伴传导失常：此类的有并行心律、反复心律、异位心律合并传出阻滞等。

4. 新生儿心律失常的发病特点

（1）功能性及暂时性心律失常多见。

（2）传导系统紊乱发生率高。

（3）常可自行消失，预后较年长儿及成年人好。

（4）预后取决于引起心律失常的原发病。

【诊断】

1. 临床表现

本病的临床表现缺乏特异性，常见呕吐、发绀、气促、吐沫、拒乳、呼吸困难、面色苍白、烦躁、惊厥等，部分患儿可无特殊表现，仅在查体中发现。严重者可出现并发症，如心力衰竭、休克、晕厥及脑栓塞、猝死等。

2. 辅助检查

（1）心电图及 24h 动态心电图检查：

1）窦性心动过速：符合窦性心律特点，足月儿＞190 次 / 分，早产儿＞195 次 / 分。

2）窦性心动过缓：符合窦性心律特点，足月儿＜90 次 / 分，早产儿略低于足月儿。

3）窦性心律不齐：符合窦性心律特点，同一导联 P-P 间期不等，P-R 间期差＞0.12s。

4）窦性停搏：窦性心律中出现一个较长时间的间歇，期间无心电图波形，如患儿房室交界区功能正常，可出现逸搏及逸搏心律。

5）窦房阻滞：一度为传导延迟；二度为部分不能下传，类似房室传导阻滞，分为 I 型和 II 型；三度为完全不能下传，心搏停止。

6）窦房结功能不良：反复出现窦性心动过缓、P 波形态异常、窦性停搏、窦房阻滞、慢快综合征（即在过缓心律的基础上间断出现室上性的快速异位心律，如室上性心动过速，心房扑动、颤动等）等。确诊靠阿托品试验和食管心房调搏测窦房结功能。

7）房性期前收缩：P′波提前形态与窦性 P 波不同，P′－R 间期＞0.10s，期前出现的 P′波后可继以正常的 QRS 波或不继以 QRS 波（未下传）或继以轻度畸形的 QRS 波（室内差异传导），不完全性代偿间歇。

8）交界性期前收缩：QRS 提前出现形态与正常相同，QRS 前后无 P′波或有逆传 P′ 波（P′ -R 间期 < 0.10s，R-P′ 间期 < 0.20s），完全性代偿间歇。

9）室性期前收缩：提前出现的 QRS 波其前无 P′ 波，QRS 波宽大畸形，时限 > 0.10s，T 波与主波方向相反，完全性代偿间歇。

10）阵发性室上性心动过速：3 个或 3 个以上连续而快速的室上性（房性或交界性）期前收缩，R-R 间期规则，房性者可有 P′ 波，结性者无 P′ 波或有逆传的 P′，但因心率过速，P′ 波常不易辨认，故统称为阵发性室上性心动过速。QRS 形态多数正常，但可因室内差异传导而变形，发作时心跳过速可造成心肌供血不足致 ST 段降低、T 波低平或倒置。

11）阵发性室性心动过速：3 个以上连续的室性期前收缩 QRS 波宽大畸形，T 波与主波方向相反可见与 QRS 波无关的窦性 P 波，心室率 150 ～ 200 次分。

12）房室传导阻滞：①一度房室传导阻滞：表现 P-R 间期延长，正常新生儿 P-R 间期最高值为 0.12s，超过此值可考虑为一度房室传导阻滞。②二度房室传导阻滞：分为 I 型及 II 型，I 型为 P-R 间期逐渐延长，最后窦性激动完全受阻，QRS 脱落，以后又再下传周而复始；II 型为 P-R 间期恒定，QRS 成比例脱落。③三度房室传导阻滞：P 与 QRS 互不相关，心室率慢而规则，40 ～ 60 次分，QRS 波形状取决于次级节律点的位置，位置越低，QRS 越宽大畸形，预后越差。

（2）超声心动图检查：排除先天性心脏病、心肌炎以及监测心脏功能。

【治疗】

1. 治疗原则

首先要了解心律失常的性质及发生心律失常的原因，同一性质的心律失常可由不同病因引起，对血流动力学的影响因患儿具体情况而不同，而且病情发展的趋势个体差异大，绝不能单纯根据心律失常的心电图诊断进行治疗处理，应注意以下几点。

（1）明确心律失常的性质：不同性质的心律失常，治疗不同。偶发性期前收缩无需治疗，而阵发性室性心动过速、完全性房室传导阻滞等，可引起血流动力学改变，可发生心力衰竭或发展为心室颤，则需紧急处理。

（2）查明病因和诱因并及时纠正：在明确心律失常性质的同时，应通过病史、体检及其他有关实验室资料的分析，了解发生心律失常的病因及诱因。有些心律失常在临床上找不到明确的病因，心脏检查正常，此类心律失常预后较好，不一定用抗心律失常药物。

（3）了解心律失常对血流动力学的影响：同一类型的心律失常造成血流动力

学的影响因患儿基本情况而异，应监测血压，做心脏超声监测心功能。

（4）了解抗心律失常药：如药理作用、用法、剂量、药效出现时间、维持时间、适应证以及副作用，才能合理使用恰到好处。

（5）注意及时对症治疗：如给氧、纠正酸碱平衡、控制心力衰竭、抗感染等。

（6）严重心律失常：如完全性房室传导阻滞、室性心动过速、心室颤动等，病情重，变化快，应密切监测心电图变化，做好急救准备，如电击复律、心肺复苏及人工心脏起搏器等。

2. 心律失常治疗

（1）窦性心动过速：多见于健康儿，一般不需治疗，如为某些疾病引起者应治疗原发病。

（2）窦性心动过缓：针对原发病，严重者（心率＜70次/分）可给阿托品，每次 0.01～0.03mg/kg，静脉注射，可每 15min 重复一次，可用 2～3 次；异丙肾上腺素，静脉滴入，0.05～0.5μg/（kg·min），从最小剂量开始，缓慢增加剂量至有效量（最大剂量 2μg/（kg·min），提高心率。

（3）窦房结功能不良：应积极治疗原发病，同时给予药物营养心肌，如为维生素 C、辅酶 Q10、三磷酸腺苷等，对心率过缓的窦房阻滞、窦性停搏，可给阿托品、异丙肾上腺素提高心率，严重者应给予起搏器治疗。

（4）阵发性室上性心动过速：半数以上不伴器质性心脏病，多数预后较好。但发作时如不及时治疗，可发生心力衰竭而危及生命，为"需紧急治疗的良性心律失常"。因此，应积极治疗。

1）刺激迷走神经：新生儿常用潜水反射法，即用冰水浸湿的毛中或冰水袋（用薄的橡皮囊做成）敷盖于患儿整个面部 10～15s，给以突然的寒冷刺通过迷走神经反射而终止发作，一次无效，间隔 3～5min 可再试 1 次。

2）药物治疗：

①地高辛：是常用的药物，对合并心力衰竭者也有效。用快速饱和法：足月儿饱和剂量 0.03mg/kg，早产儿 0.02mg/kg：静脉给药，首次剂量为 1/2 饱和量，余量分 2 次，8h 内进入。②普罗帕酮（心律平）：是广谱高效抗心律失常药，静脉给药，每次 1～1.5mg/kg，加入 5%～10% 葡萄糖液 20mL 中缓慢静脉注射，如无效 20min 后可再重复 1 次。③普萘洛尔（心得安）为 β- 肾上腺素受体阻断剂，更适用于室上性心动过速伴有预激综合征或 QRS 波增宽者，每次 0.1mg/kg 加入 10% 葡萄糖液 20mL 中缓慢静脉注射。④三磷酸腺苷（ATP）快速静脉注射，每

次 3 ～ 5mg，5s 内快速推入。⑤胺碘酮：以上药物无效时或者难治性，可以考虑使用。静脉给药，负荷量 5mg/kg，加适量 5% 葡萄糖液于 30 ～ 60min 缓慢输入。维持量 12mg 加 5% 葡萄糖液至 20mL，按 5 ～ 15μg/（kg·min）输注，从小剂量开始。

以上药物静脉注射时必须同时心脏监护，一旦心率突然下降转为窦性心律，则应即刻停止推药，以防发生心搏骤停，刺激迷走神经可以与药物，尤其是洋地黄配合进行。对有严重传导阻滞的患儿以上药物要慎用。

3）电击复律：药物治疗无效者，也可采取电击复律，即用体外同步直流电击术，剂量为 5 ～ 15 瓦秒，在心电监护下进行。术前应停用洋地黄 1 ～ 2d。

用以上方法转律后，为预防复发，可用地高辛维持治疗 6 个月～ 1 年。

（5）阵发性室性心动过速：新生儿少见，是需要紧急处理的严重的心律失常，应积极治疗。首先为病因治疗，使用抗心律失常药物。

1）利多卡因，每次 1mg/kg 加入 10% 葡萄糖液 20mL 中，静脉缓慢推注，必要时 5 ～ 10min 后可再重复 1 次，转律后静脉点滴，维持按每分钟 0.02 ～ 0.05mg/kg。

2）苯妥英钠，尤其对洋地黄中毒引起者，每次 2 ～ 4mg/kg 溶于生理盐水 20mL 中缓慢推注，如无效多分钟后可重复 1 次。

3）普罗帕酮（心律平）或普萘洛尔（心得安）静脉注射。如药物治疗无效，可用电击转复。

（6）期前收缩：无原发病者，一般预后较好，常在 1 个月内消失。有原发病者应治疗原发病。无症状者，一般不需要治疗，但如频繁发生，有发展为心动过速倾向者，应给抗心律失常药物治疗。常用普罗帕酮，每次 5mg/kg，3 ～ 4 次/天，口服。

（7）房室传导阻滞：

1）针对原发病进行病因治疗。

2）如心率过慢或有症状者，药物治疗：①异丙基肾上腺素，0.1mg 加入 5% ～ 10% 葡萄糖液 50 ～ 100mL 中静脉点滴，根据心率调整滴数。②阿托品，每次 0.01 ～ 0.03mg/kg 肌内或静脉注射。③获得性三度房室传导阻滞，如由心肌炎引起，可加用皮质激素治疗；如异丙基肾上腺素、阿托品等无效者，可考虑经导管临时心脏起搏，待炎症消退，阻滞减轻或消失后可停用。

3）先天性三度房室传导阻滞，如无症状不需治疗，但如出现下列情况即应安装永久性心脏起搏器：①新生儿心室率过慢 < 50 次/分，尤其是出现心源性脑

缺血综合征者。②三度房室传导阻滞，QRS 时限延长，并出现心力衰竭者。

【预后及预防】

病因不同，心律失常类型不同预后不同。一般来说，心律失常随原发病的治愈、病因的排除，心律失常也多得到治愈。如有器质性心脏病，出现并发症者，病死率相对较高。

预防先天性心脏病；防治电解质紊乱和酸碱平衡；积极治疗原发病，如各种胃肠疾患、甲状腺功能减退症、尿毒症、神经系统因素、低温、麻醉与药物中毒等。

第九节　新生儿高血压

新生儿高血压定义，比较经典并获得普遍认同的是美国儿科学会 1987 年提出的观点：即把新生儿期 3 个不同时间测得的高于同年龄同性别收缩压 / 舒张压的第 95 百分位者称为新生儿高血压；把收缩压 / 舒张压在第 90 百分位以下者定义为正常血压；把介于第 90- 分位之间的血压称为临界高血压。目前国内外把新生儿高血压定义为足月儿大于 90/60mmHg，早产儿大于 80/50mmHg，虽然不够精确，但很实用。

【病史采集】

（1）肾血管性疾病是引起新生儿高血压的主要原因，脐动脉插管肾动脉血栓形成是 NICU 中高血压发生的首要病因。其发生与置管持续时间和置管位置无关，可能与置管操作时脐动脉血管内皮受损引发血栓形成有关。进而血栓引起肾脏局灶梗死和肾素释放增加。这类疾病引起的高血压程度较重。

（2）肾性高血压：先天性肾实质异常也是新生儿发生高血压的主要因素，另外肾盂输尿管连接部梗阻或由其他腹内肿块引起的尿路梗阻也可以引起高血压，其机制尚不清楚，可能与肾素 - 血管紧张素系统有关。

（3）肺性高血压：支气管肺发育异常的新生儿中可有 43% 发生高血压，与肺疾病的严重程度呈正相关。其发生可能为低氧血症有关。

（4）心血管性高血压：胸主动脉狭窄可起高血压，而且可以持续到外科修补术但早期修补有利于改善预后。

（5）内分泌性高血压：如先天性肾上腺增生症（包括 21- 羟化酶缺陷症，11β- 羟化酶缺陷症、17α- 羟化酶缺陷症，11β- 羟类固醇脱氢酶缺陷症）、醛固酮增多症、甲状腺功能亢进、库兴综合征及嗜铬细胞瘤等以伴发高血压，但均少见。

（6）医源性高血压：静点地塞米松和氨茶碱有升高血压的作用，此外大剂量使用肾素类药物、长期使用泮库溴按（抗迷走神经作用及儿茶酚胺释放作用）或滴眼药苯福林也可使血压升高。

（7）母亲原因：母亲孕期吸食可卡因或海洛因可影响胎儿肾发育，从而引起新生儿高血压。

（8）神经母细胞瘤、肾母细胞瘤、中胚叶肾瘤等均可见于新生儿期，出现高血压。其原因可能为肿瘤压迫肾血管或输尿管导致尿路梗阻，也可能为肾组织或肿瘤产生儿茶酚胺等血管活性物质有关。

（9）神经性原因：癫痫、颅内高压或疼痛引起发作性高血压。

【诊断】

1. 病史

（1）应着重注意围生期是否有相关的危险因素。

（2）监护过程中有无异常表现。

（3）是否接受过特殊的诊疗操作，如脐血管插管。

（4）是否用过影响血压的药物。

2. 临床表现

（1）症状：

1）轻症：常无症状或伴发一些非特异性表现，如呕吐、喂养困难、皮肤发花、皮肤斑纹、原因不明的呼吸急促、呼吸暂停、心率增快、窒息、嗜睡、易激惹、惊厥、生长迟缓等表现。

2）重症：可发生充血性心衰，临床表现除上述各种表现外，（可还有肺水肿、肝大、体重迅速增加、影像学提示心脏增大等）、心源性休克或颅内出血而直接威胁生命。

（2）体格检查：

1）应包括生长发育、血压测量、周围血管搏动、心肺及腹的检查。

2）若上肢血压大于下肢血压 20 mmHg 以上，股动脉搏动减弱甚至消失提示胸主动脉缩窄。

3）若在上腹部正中或略靠左侧的肋弓下收缩期或双期粗糙血管杂音提示各

种原致的肾动脉狭窄。

4）胁腹部肿块应注意排除肾盂输尿管连接部梗阻、神经母细胞瘤、肾母细胞瘤、中胚叶肾瘤。

3. 辅助检查

（1）进行尿常规和肾功能检测有助于确定是否存在肾实质疾患。

（2）有心脏杂音或有充血性心衰的婴儿可进行 X 线检查。

（3）肾脏及血管超声检查有助于发现潜在的高血压病因，如肾静脉血栓、主动脉血栓、肾动脉血栓，还可以识别先天性肾脏解剖异常、尿路梗阻、肾实质疾病、肾脏肿瘤等。

（4）对于极为严重的高血压患儿，有必要进行血管造影以明确有无肾动脉狭窄。

（5）头部影像学检查有助于发现颅内出血或脑水肿。

（6）此外还可进行血浆肾素活性以及皮质醇、醛固酮和甲状腺素水平的检测来除外相关的疾病。

【治疗】

美国儿科学会确定新生儿（生后 7d）收缩压的第 99 百分位为 110 mmHg，因此当这些新生儿收缩压持续高于 110mmHg，就完全可以凭经验开始治疗。

由于通常把血压超过同年龄正常值 30% 者认为是高血压急症，故当收缩压大于 130mmHg 应当立即进行处理。

（1）用于治疗新生儿轻度高血压的口服药物：

卡托普利：每次 0.01mg/kg，最大量 2mg/kg·d，每日 3 次（首选，无效可加利尿剂）

普奈洛尔：每次 0.5～1.0mg/kg·d，3 次/日，最大量 8～10mg/kg·d

肼苯达嗪：每次 0.25～1.0mg/kg，3 次/日

依拉地平：每次 0.05～0.15mg/kg，4 次/日

拉贝洛尔：每次 1mg/kg，2～3 次/天，最大量 10mg/kg·d

（2）用于治疗新生儿急重症高血压的静脉用药：

尼卡地平	0.5～4μg/kg·min	静脉持续滴注（推荐）
拉贝洛尔	每次 0.2～1.0mg/kg	静推
	0.25～3μg/kg·h	持续静滴
硝普钠	0.5～10μg/kg·min	持续静滴

新生儿期高血压的预后取决于其潜在病因,部分病因需经外科纠正,多数对药物敏感,远期预后良好。当然还有少数患儿可出现脑水肿、心衰等严重并发症。

第十节 心内膜弹力纤维增生症

心内弹力纤维增生症(endocardial fibroelastosis)是一种心内膜下弹力纤维及胶原纤维增生导致的疾病。多数于 1 岁以内发病。

【病史采集】

病因尚未明确。可能与感染、先天发育、遗传有关。心内膜下弹力纤维及胶原纤维增生是主要的病理学改变。

【诊断】

1.临床表现

主要表现为充血性心力衰竭。起病急骤,气促、呼吸困难等。多无明显发绀。心率增快,心音低钝,可出现心律失常。

2.辅助检查

(1)心电图:左心室肥大伴左胸前导联 T 波倒置为特征性表现。

(2)X 线检查:心脏增大,常呈球形。扩张型表现为左心房、心左室增大;缩窄型表现为右心室增大为主。

(3)超声心动图:左心房、左心室内径增大,室间隔和后壁运动减弱,射血分数下降,二尖瓣活动异常。

(4)心导管检查:左心房、左心室舒张末期压力增高。

(5)心血管造影:左心室扩张、肥厚,收缩期和舒张期容量改变很小,左心室造影剂排空延迟。缩窄型显示右心室扩张,左心室正常或变小,排空延迟,左心房压增高,肺动脉压增高。

(6)心内膜活检:心肌病理改变显示纤维弹性组织侵犯心内膜和心内膜下层。

3.鉴别诊断

(1)病毒性心肌炎:心电图改变多见心律失常、低电压,少见左心室肥大,而心内膜弹力纤维增生症多见左胸导 R 波增高。

（2）原发性扩张型心肌病：多见于 2 岁以上小儿，胸部 X 线及心脏彩超示心脏明显增大。

（3）心型糖原累积症：心电图常有 P-R 间期缩短，多数患儿有广泛性肌无力病史、特征性巨舌，骨骼肌活检可明确诊断。

（4）左冠状动脉异常起源于肺动脉：心电图常显示前壁心肌梗死，I 和 aVL、RV5.6 导联 ST 段上升或降低及 QS 波形。

（5）冠状动脉钙化：对洋地黄治疗不敏感，X 线检查可在身体不同部位显示动脉钙化影。

【治疗】

（1）早期治疗非常重要，本病对洋地黄治疗反应良好，一般用药至少 2 年。停药指征：症状消失 2 年以上，心胸比率 < 55%，心电图左心室面 T 波直立。

（2）对症治疗。

【预后】

如不治疗，多数患儿在 2 岁内死亡，对洋地黄反应良好，且能坚持治疗者，预后较好，有痊愈可能。

第十一节　新生儿心肌炎

新生儿心肌炎是在新生儿期由多种因素引起的心肌损害，导致不同程度的心肌功能障碍和全身症状的疾病，其中以病毒感染为多见。其病理变化以心肌血管周围炎性细胞浸润和心肌纤维细胞溶解和坏死为特征。临床表现不典型，较难早期发现，而易延误治疗，病死率高应引起重视。

【病史采集】

本病主要由感染引起，以病毒感染最为常见，到目前为止已经发现有 30 多种病毒可以引起心肌炎。其中最重要的是柯萨奇病毒、埃可病毒、巨细胞病毒、风疹病毒、水痘 - 带状疱疹病毒和腺病毒等引起该病。常见感染途径有肠道感染和胎盘感染。新生儿的粪便中常可检测到病原。

【诊断】

1. 临床表现

临床表现轻重不一，且变化多端。多数在生后一周内出现症状，如在生后 48h 内发病，则提示宫内感染所致。

起病形式多样，可呈暴发性经过，表现为急骤发展的烦躁不安，呼吸窘迫、发绀、皮肤苍白，酷似肺炎；也可先出现一些非特异性症状，如发热、嗜睡、呕吐、腹泻、黄疸，继而出现呼吸窘迫。

循环系统可有心排血量不足，甚至心源性休克，充血性心力衰竭，心脑综合征等表现。心脏体征有与体温不成正比的心动过速、心音低钝、奔马律、期前收缩。

2. 辅助检查

（1）血清心肌酶检查：可见 GOT（谷草转氨酶），LDH（乳酸脱氢酶）、CPK（肌酸激酶）等升高，尤其以 LDH 同工酶 LDH1 及 CPK 同工酶 CPK-MB 升高意义大。肌钙蛋白（TnI 或 TnT）增高。

（2）病毒学检查：确诊指标为患儿心内膜、心肌、心包（活检或病理）或心包穿刺液检查，发现以下之一者：①分离到病毒。②用病毒核酸探针查到病毒核酸。③特异性病原抗体阳性。

参考依据为：①自患儿粪便、咽拭子或血液分离到病毒，且恢复期血清同型抗体滴度较第一份血清升高或降低 4 倍以上。②病程早期患儿特异性 IgM 抗体阳性。③用核酸探针从患儿血肿查到病毒核酸。具有以上阳性结果之一者结合临床表现可考虑心肌炎系病毒引起。

（3）X 线检查：心脏可扩大呈球形，透视下心搏减弱。心力衰竭时可有肺淤血水肿。

（4）心电图：心电图主要表现Ⅰ、Ⅱ、aVFV5.V6 等导联 ST 段下降 T 波低平、倒置、双向严重者 ST 段抬高，呈单向曲线，并伴有深 Q 波，似成人心肌梗死的图形，说明有严重的心肌损害，可有各种心律失常的表现：期前收缩，室上性或室性心动过速，心房扑动、颤动，房室窦房束支传导阻滞等。

（5）超声心动图：可见心脏扩大搏动减弱及心功能减退等。

3. 诊断依据

由于新生儿心肌炎临床表现不典型，诊断有一定的困难。

（1）临床观察到心功能不全、心源性休克或心脑综合征；X 线或超声心动图显示心脏扩大；心电图异常表现。三者中具备 2 项，发病同时或发病前 1～3 周为病毒感染依据。

（2）同时具备病原学确诊依据之一者可临床诊断为病毒性心肌炎。具备病原学参考依据之一者可临床诊断为病毒性心肌炎。需除外其他性质的心脏病或心肌损害。

4. 鉴别诊断

应与新生儿肺炎、心内膜下弹力纤维增生症、糖尿病母亲所生婴儿的肥厚型心肌病、心型糖原累积病、新生儿先天性心脏病等疾病相鉴别。

【治疗】

1. 治疗原则

尚无特效治疗。治疗应包括吸氧、纠正心力衰竭和心源性休克、控制心律失常及支持疗法等综合措施。

2. 治疗方法

（1）充分休息：避免对患儿的过度体检和护理操作，尽可能减少刺激，保证休息。

（2）积极的保护心肌：可以使用大量的维生素 C，100 ～ 200mg/kg，缓慢静脉滴注，每天 1 ～ 2 次，重症者每 4 ～ 6h 一次，2 ～ 4 周为一个疗程。

（3）对症处理：迅速的对症处理，例如：纠正心力衰竭，纠正心源性休克，控制严重的心律失常（影响心排血量的心律失常）。

（4）静脉免疫球蛋白：有报道应用治疗心肌炎取得较好疗效。

（5）免疫抑制剂：对重症病毒性心肌炎可用免疫抑制剂治疗。

【预后】

大多数预后较好，少数转为慢性或留有后遗症，死亡率约 1.4%。心肌病变程度轻，治疗及时，有足够的休息，预后好；反之则预后差。

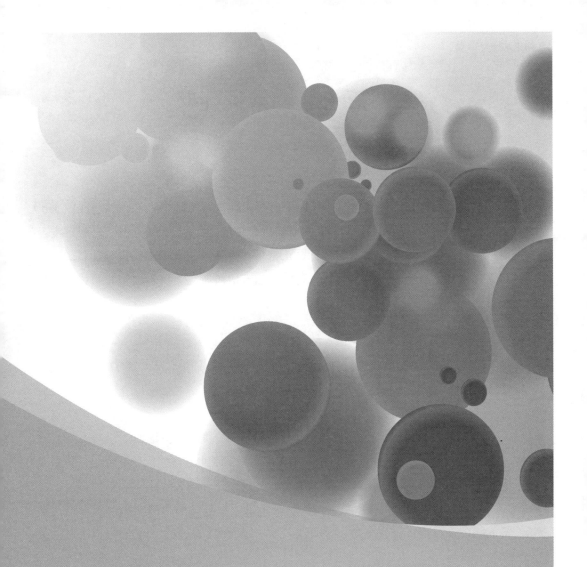

第六章
新生儿血液系统疾病

第一节　常见症状

一、贫血

贫血（anemia）是指单位体积周围血液中红细胞（红细胞）、血红蛋白（Hb）和血细胞比容（Hct）低于正常值，或其中一项明显低于正常。临床多以红细胞、血红蛋白作为衡量有无贫血的指标。正常情况下，新生儿的血红蛋白随日龄不同有生理性变化，一般认为生后第 1 周新生儿末梢血血红蛋白＜145g/L 可诊断为早期贫血。

【病因】

（1）红细胞生成减少：如先天性再生障碍性贫血，先天性 TORCH 感染、铁／叶酸缺乏及白血病。

（2）失血性贫血：

1）出生前失血：如胎 - 母输血、胎 - 胎输血、胎 - 胎盘输血。

2）出生时失血：如前置胎盘、胎盘畸形（如帆状胎盘）、脐带畸形（脐带血管瘤）等；产伤性颅内出血、帽状腱膜下出血、肝脾破裂等。

3）出生后出血：包括凝血因子缺乏、血小板减少引起的出血；脐带结扎不紧或脐带残端重新开放出血；应激性溃疡、先天性胃破裂引起的消化道出血，医源性失血等。

（3）红细胞破坏过多：

1）免疫性溶血：如 Rh 或 ABO 溶血病，药物性溶血性贫血等。

2）感染：如细菌性或 TORCH 感染。

3）维生素 E 对维持红细胞膜完整性很重要，缺乏时细胞易发生脂质过氧化，细胞膜受损、破裂。

4）红细胞膜缺陷：如遗传性球形红细胞增多症。

5）红细胞酶缺陷：G-6-PD 缺乏症。

6）血红蛋白病：海洋性贫血。

（4）早产儿贫血：早产儿出生后前几周均经历了 Hb 下降，且出生体重越低，贫血出现越早，程度越严重（生后 4 ～ 8 周 Hb 可降至最低水平 70 ～ 90g/L），持续时间也越长，故早产儿贫血又称"生理性贫血"。其病因为：①红细胞寿命较短。②体重增长较快，血液稀释。③医源性失血量相对较大。④先天性铁储备少、维生素 E 缺乏等。⑤血清红细胞生成素水平低下。其中血清 EPO 水平低下是早产儿贫血的最主要原因。

患儿临床上常出现组织缺氧的表现，如苍白、气急、烦躁不安、食欲下降、喂养困难和体重不增等，出现临床症状的早产儿贫血应称病理性贫血。

【诊断】

1. 病史

根据引起贫血的病史家中成员有无出血史、母婴血型不合史，母孕期有无感染、阴道流血、前置胎盘、胎盘早剥史，新生儿是否早产、胎龄，有无窒息、产伤、黄疸史，以及贫血出现的时间等。

2. 临床表现

根据贫血的症状和体征与病因、失血量及贫血速度有关。新生儿溶血症除苍白外，尚有黄疸、肝脾肿大，甚至核黄疸。急性、大量出血可伴有气急、心率增快、低血压，甚至休克。内出血除伴有黄疸外，同时可有出血脏器相应的症状，如颅内出血的神经系统表现，肝包膜下出血腹部可触及包块等。

3. 辅助检查

（1）血常规：确定有无贫血、程度及性质。

（2）网织红细胞计数：失血或溶血性贫血者网织红细胞计数常增加，减少者要考虑先天性再生障碍性贫血；早产儿贫血时网织红细胞计数减少。

（3）周围血涂片：球形红细胞增多症细胞形态为球形；低色素性贫血红细胞中心淡染区扩大。

（4）失血性贫血：如为急性失血，血细胞比容（Hct）和网织红细胞计数正常，24 小时血液稀释后 Hct 下降；如失血为慢性，血容量正常、Hct 下降、网织红细胞计数上升。

（5）溶血性贫血：Hct 下降、网织红细胞计数和胆红素均升高。

（6）红细胞生成减少性贫血：Hct 下降、网织红细胞计数减少，胆红素水平正常。

其他：如有黄疸可测胆红素、抗人球蛋白试验、抗体释放试验、游离抗体；G-6-PD 酶缺乏行 G-6-PD 酶活性检测；如怀疑有感染可做相应的病原检查。

【治疗】

（1）原发病治疗。

（2）输血治疗：应根据贫血程度及起病缓急来决定是否输血。

（3）输血指征：临床尚存争议，多数作者建议：①新生儿出生 < 24h，静脉血 < 130g/L。②急性失血 > 10% 血容量。③静脉采血 > 5% ～ 10% 血容量。④合并严重心、肺疾患，应维持 Hb > 130g/L。⑤出现气急、烦躁不安、呼吸困难、呼吸暂停、淡漠、心动过速或过缓、喂养困难等贫血症状等。对于无症状性轻度贫血，仅需补充铁剂。

（4）输血量计算：一般为每次 10 ～ 15mL/kg，输注 3mL/kg 浓缩红细胞或 6mL/kg 全血可提高血红蛋白 10g/L。

所需全血红细胞量（mL）= 体重（kg）× [预期达到的 Hb 浓度（g/L）- 实际 Hb 浓度（g/L）] × 0.6

（5）溶血性贫血输血：见新生儿溶血病。

【预防】

应注意产前检查，避免产时意外及损伤性失血，溶血病的产前诊断可减少同族免疫性溶血性贫血的发生。

二、出血点

出血直径小于 2mm 者称为出血点；出血直径 2 ～ 5mm 者为紫癜；直径大于 5mm 者为瘀斑；片状出血伴有明显隆起者为血肿。

【病因】

1. 血管壁功能失调

根据病因，可分为：①缺氧性。②感染中毒性。③营养性。④机械性。⑤遗传或先天性。⑥过敏性。

2. 血小板减少或者功能异常

（1）血小板减少：按照病因可分为：①免疫性。②感染性。③先天性或遗传性。④其他原因。

（2）血小板功能异常：如先天性血小板无力症、血小板因子的缺陷。

3. 凝血因子缺陷或抗凝作用增强

（1）先天性凝血障碍：血友病、维生素 K 依赖因子缺乏症等。

（2）后天性凝血障碍：如胆道闭锁或肝脏疾病所致的凝血酶原缺乏症，继发性低纤维蛋白原血症。

【诊断】

1. 病史

包括家族史、母亲患病史、母亲既往妊娠出血史、母及新生儿用药史。

2. 体格检查

患儿表情有无病容，出血是局限性还是弥散性，出血发生的时间及消退情况，这对于判断出血性疾病的类型十分重要。

3. 辅助检查

（1）最重要的 3 项检查：血小板计数、凝血酶原时间（PT）和部分凝血活酶时间。

（2）其他实验：血涂片观察、出血时间、凝血时间、纤维蛋白原及 FDP 测定、血浆鱼精蛋白副凝试验。

【治疗及预防】

（1）根据病因采取适当的防护措施。如新生儿出生后常规肌内注射维生素 K_1 1mg/kg；避免创伤，避免使用易致出、凝血异常的药物。病因治疗对获得性出血十分重要，如在治疗 DIC 时，应积极控制感染、纠正酸中毒及电解质紊乱等。

（2）止血药的应用：肝胆疾病患儿要用维生素 K；毛细血管因素所致出血，可选用维生素 C 等；血小板异常，可用酚磺乙胺及肾上腺皮质激素；DIC 高凝期用肝素，消耗期同时补充凝血因子和加用肝素，纤溶亢进期可在肝素基础上加用抗纤溶制剂如 6- 氨基己酸。

（3）补充治疗：血小板减少或凝血因子缺乏者，可输血小板、冷沉淀物、T-m，输新鲜血浆或新鲜全血，必要时进行换血治疗。

（4）其他：如穿刺部位压迫止血，局部冷敷，凝血酶、纤维蛋白原海绵局部敷贴止血。

第二节　新生儿溶血性贫血

溶血是指因各种因素导致的红细胞提前被破坏，如果红细胞破坏过多、过快超过骨髓造血代偿能力时产生贫血称溶血性贫血。

【病史采集】

（1）同族免疫性溶血性贫血，在我国最常见的是 ABO 血型不合，其次是 Rh 溶血病。

（2）红细胞先天性缺陷（酶、膜、血红蛋白）所致的溶血性贫血，以葡萄糖 -6-磷酸脱氢酶（G-6-PD）缺乏症常见。

（3）红细胞免疫性（获得性）溶血性贫血（感染、代谢紊乱、药物、维生素 E 缺乏），其中感染占多数。

【诊断】

1. 临床表现

（1）症状：①溶血的表现：黄疸。黄疸出现早，程度重，进展快。②贫血的表现：面色苍白、唇色淡，重者可胎死宫内，胎儿、胎盘水肿。

（2）体征：①皮肤苍白，同时有黄疸者皮肤呈苍黄。②肝脾大、水肿。

2. 辅助检查

（1）贫血诊断：血红蛋白下降，网织红细胞增高，外周血有核红细胞增多。

（2）胆红素增高以间接胆红素增高为主。

3. 病因诊断

根据病史、临床表现、家族史等针对性查溶血实验、G-6-PD 活性测定、血红蛋白电泳等检测。

【治疗】

（1）病因治疗：对于同族免疫性溶血可给予丙种球蛋白静滴阻断溶血进展。

（2）胎儿期可用宫内输血；急性溶血性贫血伴有黄疸患儿常需要换血治疗；急性溶血期后骨髓处于抑制期，可少量多次输血。血源选择必须根据病因而定。

（3）高胆红素血症治疗见新生儿溶血病。

【预防】

应注意产前检查，监测胎儿及羊水胆红素变化，母子 Rh 血型不合时通过给 Rh 阴性孕妇注射 Rh（D）IgG 可预防抗 D Rh 溶血。避免或慎用易导致溶血的药物，尽量避免围生损伤及窒息。

一、免疫性溶血性贫血

（一）自身免疫性溶血性贫血

（1）感染：除感染本身的特殊表现外，临床上表现为急性起病，皮肤、黏膜紫癜及出血点、苍白、黄疸、血红蛋白尿，血红蛋白、红细胞及血小板急速下降。有核红细胞及网织红细胞增多，白细胞增高。Coombs 试验阳性。治疗首选肾上腺皮质激素，同时针对病因治疗。

（2）新生儿狼疮综合征多见于患系统性红斑狼疮的妇女所生育的新生儿。临床特点为：①暂时性皮肤狼疮样皮疹。②血液方面的改变：溶血性贫血、白细胞减少和（或）血小板减少、肝脾大、Coombs 试验阳性。③先天性心脏传导阻滞。

（3）遗传代谢性疾病如半乳糖血症，可在生后数周内发生溶血性贫血。

（二）药物引起的溶血性贫血

特点是 Coombs 试验阳性。

二、红细胞先天性缺陷所致的溶血性贫血

（一）葡萄糖 –6– 磷酸脱氢酶缺乏症

红细胞葡萄糖 -6- 磷酸脱氢酶（G-6-PD）缺乏症是指 G-6-PD 活性降低或性质改变引起的红细胞溶血性贫血。其高发区为地中海沿岸国家、印度、东南亚等，我国华南地区为本病高发区之一。葡萄糖 -6- 磷酸脱氢酶缺乏症是由于红细胞膜的 G-6-PD 缺陷，导致红细胞戊糖磷酸途径中谷胱甘肽还原酶的辅酶——还原型烟酰胺腺嘌呤二核苷酸磷酸（NADPH）生成减少，使得维持红细胞膜稳定性的还原型谷胱甘肽生成减少而不能抵抗氧化损伤，最终导致红细胞破坏并溶血的一种遗传病。G-6-PD 基因位于 X 染色体上，该病系 X- 连锁遗传疾病。患者常因食用蚕豆而发病，俗称"蚕豆病"，部分重型患者可引起新生儿期重度高胆红素

血症，或在特定条件下（氧化应激、食物或药物）诱发非免疫性溶血，危及生命。本病重在预防。其高发区为地中海沿岸国家、印度、东南亚等，我国 G-6-PD 缺乏症的分布呈南高北低趋势，广东、广西、海南、云南、贵州等地区人群患病率高，随着人口流动，患病率较低的地区也呈现增高趋势。男性多于女性。

【诊断】

1. 临床表现

（1）有可疑或阳性家族史，高发地区或祖籍在高发地区的新生儿黄疸均应高度怀疑本病。

（2）诱因：感染、缺氧、病理生产或给新生儿哺乳的母亲服用氧化剂药物、新生儿穿戴含有樟脑丸气味的衣物等均可诱发溶血，但也有不少病例无任何诱因可查。

（3）症状及体征：发病时间多在生后 2 周内。新生儿期发病者主要表现为高胆红素血症，半数患儿有肝脾大，贫血则多为轻度或中度，重者可导致胆红素脑病。

2. 实验室检查

（1）筛查实验：

1）干血滤纸片的 G-6-PD 酶活性，该方法对于女性杂合子的诊断效率有限。女性杂合子患者有漏筛可能，对于筛查阳性新生儿应早期确诊并告知容易出现新生儿黄疸等注意事项。

2）高铁血红蛋白还原试验。

3）荧光斑点试验。

4）硝基蓝四氮唑还原试验。

（2）确诊实验：

1）红细胞 G-6-PD 酶活性检测，这是特异性的直接诊断方法。G-6-PD 缺乏症患者在急性溶血或在网织红细胞升高时检测 G-6-PD 酶活性，由于新生儿的红细胞比例较高可能会导致酶活性测定出现假阴性，故对于严重溶血或输血患儿，需 10 ～ 15d 后重新采集测定。根据 G-6-PD 酶活性水平以及 G-6-PD 缺乏症临床表现的有无及程度，WHO 将 G-6-PD 酶活性分 5 个亚型：①酶活性严重缺乏伴先天性非球形细胞溶血性贫血：酶活性接近 0，在无明显诱因下出现慢性溶血，药物、感染、特殊食物等可诱发急性溶血，常引起新生儿高胆红素血症。②酶活性严重缺乏：酶活性低于正常的 10%，药物、感染、特殊食物等可诱发急性溶血。③酶活性轻中度缺乏：酶活性为正常的 10% ～ 60%，临床症状轻重不一，药物可诱发急性溶血。④酶活性轻度降低至正常：酶活性为正常的 60% ～ 150%，一般无临床症状。⑤酶活性增高：酶活性可高于正常的 150%，临床无症状。G-6-PD 缺乏症患者的酶活性主要为 1 ～ 3 亚型。

2）基因诊断：G-6-PD 基因检测是 G-6-PD 缺乏症确诊的重要依据，尤其对于女性杂合子、临床疑似而生化诊断不明确或有家族史的患者。女性杂合子由于其 X 染色体可随机失活，导致部分女性可发病。

3. 鉴别诊断

（1）新生儿溶血病：此病黄疸出现早，可由母婴血型、Coombs 试验及抗体测定来证实。

（2）感染性溶血：有新生儿感染的临床表现，相关检查可明确。

（3）传染性肝炎：病情进展及黄疸消退均慢，可由胆红素的性质、肝炎抗原及抗体检查、肝功能测定及病史来鉴别。

【治疗】

本病为遗传性酶缺陷病，目前尚无根治方法。急性溶血者应注意去除诱因，在溶血期注意供给足够的水分、纠正电解质失衡。

（1）对诱因的治疗如控制感染、停止使用诱发溶血的药物。

（2）对症治疗主要针对高胆红素血症及贫血。对达到病理性黄疸的新生儿，应根据胆红素水平及个体情况，给予药物、蓝光或换血治疗，预防新生儿胆红素脑病的发生，其中蓝光治疗是最常用的安全有效的方法，能有效降低外周血胆红素浓度。当合并慢性溶血性贫血时，应根据贫血程度选择相应治疗，严重贫血可输入 G-6-PD 活性正常的红细胞或全血。

（3）骨髓移植可试用于纯合子病例。

【预防】

对 G-6-PD 缺乏的高危人群，新生儿出生后筛查 G-6-PD 缺乏有利于降低新生儿溶血及以后蚕豆病的发生。在高发地区应常规开展 G-6-PD 缺乏症的新生儿筛查。对于 G-6-PD 缺乏症患者及家属须及时给予健康教育，避免进食干鲜蚕豆及其制品，避免接触樟脑丸等日用品，尤其避免使用禁用、慎用氧化类药物（见表 6-1）。当出现急性溶血时，应立即停止接触和摄入可疑食物、药物，并按急性溶血性贫血的处理原则进行治疗。

表 6-1　G-6-PD 缺乏症禁用及慎用的部分药物

药物分类	禁用	慎用
抗疟药	伯氨喹，氯喹，扑疟喹，戊胺喹，阿迪平	奎宁，乙胺嘧啶
砜类	噻唑砜，氨苯砜	
磺胺类	磺胺甲噁唑，磺胺二甲嘧啶，磺胺吡啶，柳氮磺胺吡啶	磺胺嘧啶，磺胺甲嘧啶
解热镇痛药	乙酰苯肼，乙酰苯胺	氨基比林，安替比林，保泰松，对乙酰氨基酚，阿司匹林，非那西丁
其他	呋喃呾啶，呋喃唑酮，呋喃西林，呋喃妥英，黄连素，硝咪唑，硝酸异山梨醇，二巯基丙醇，亚甲蓝，三氢化砷，维生素 K_3、K_4	氯霉素，链霉素，异烟肼，环丙沙星，氧氟沙星，左氧氟沙星，诺氟沙星，萘啶酸，布林佐胺，多佐胺，甲氧苄氨嘧啶，普鲁卡因酰胺，奎尼丁，格列本脲，苯海拉明，氯苯那敏，秋水仙碱，左旋多巴，苯妥英钠，苯海索，丙磺舒，对氨基苯甲酸，维生素 C，维生素 K_1
中药	川黄连，珍珠粉，金银花，腊梅花，牛黄，茵栀黄（含金银花提取物），保婴丹	

注：禁用：常规剂量可导致溶血；慎用：大剂量或特殊情况可导致溶血。参考《中华人民共和国药典临床用药须知》2010 年版、化学药和生物制品卷（中国医药科技出版社）及意大利葡萄糖-6-磷酸脱氢酶缺乏症联盟网站（http://www.g6pd.org/）

遗传咨询，G-6-PD 缺乏症属 X—连锁不完全显性遗传病，G-6-PD 酶活性检测能够检出绝大多数男性半合子及女性纯合子的 G-6-PD 缺乏症，但女性杂合子，尤其是酶活性位于切值附近，需通过基因诊断来明确。虽然本病为遗传性疾病，但属可预防临床症状发作的疾病，一般不必要对胎儿进行产前诊断。

（二）遗传性球形红细胞增多症

【诊断】

1.临床表现

临床以贫血、黄疸、脾大为本病三大特征。发病年龄越小，症状越重。

2.辅助检查

血涂片常规检查是十分重要的诊断依据，典型的外周血涂片可见到明显的小球形红细胞增多，网织红细胞增多，红细胞脆性增加。白细胞计数正常或稍增高，在溶血危象时显著增高。Coombs 试验阴性。

3.鉴别诊断

应与自身免疫性溶血性贫血；新生儿 ABO 血型不合溶血病；红细胞酶缺陷

引起的溶血性贫血。

【治疗】

新生儿期主要是在发生溶血危象时治疗高胆红素血症及贫血。

第三节　新生儿失血性贫血

新生儿失血性贫血分产前（胎儿-胎盘出血、胎-母输血及胎-胎输血综合征）、产时（多由分娩时产科意外情况、胎盘及脐带异常所致）及生后（内出血、胃肠道疾患、出血性疾病）3个不同时期。

【诊断】

1. 临床表现

（1）症状：临床表现为面色苍白、唇色淡，便血、呕血、脐部渗血、头颅肿块等。重者可出现气促、淡漠、喂养困难。

（2）体征：面色苍白，口唇色淡。局部出血体征：皮肤出血点、瘀斑、头颅血肿、脐部渗血等。急性失血患儿心率增快、脉搏细数、血压下降、休克。而双胎间慢性输血则可导致供血儿贫血、生长落后。

2. 辅助检查

参见新生儿贫血。

3. 病因诊断

详细询问病史并查体，分析失血发生时间，针对性做凝血、母血抗碱血红蛋白含量检查，并可做腹部或头颅B超、CT检查了解出血位置，必要时查凝血因子活性、血小板抗体等检测。双胎输血则根据双胎出生体重差大于20%及血红蛋白差50g/L协助诊断。

4. 鉴别诊断

本病需要与下列疾病鉴别：①溶血性贫血：多伴有黄疸、水肿，血清胆红素增高。②红细胞生成减少性贫血：贫血同时网织红细胞减低，骨髓检查显示红系增生低下。

【治疗】

（1）病因治疗。

（2）输血治疗：应根据贫血程度及起病缓急来决定是否输血。

（3）铁剂的补充。

【预防】

应注意产前检查，避免产时意外及损伤性失血。

第四节　新生儿红细胞增多症

【病史采集】

（1）主动型由于宫内缺氧，胎儿血浆红细胞生成素增加，红细胞生成增加。

（2）被动型继发于红细胞的输注。

【诊断】

1. 临床表现

（1）症状为非特异性，与累及器官有关。

1）神经系统：淡漠、嗜睡、激惹、呼吸暂停甚至惊厥，肌张力低下、震颤、新生儿反射不完全。

2）心脏：心脏增大、心电图异常。

3）呼吸系统：气促、发绀、肺出血。

4）消化系统：食欲缺乏、腹胀、呕吐、便血等。

5）肾脏：尿量减少、血尿、氮质血症、急性肾衰竭。

6）血液：高胆红素血症、血小板减少，甚至弥散性血管内凝血。

7）代谢异常：低血糖。

（2）体征：皮肤发红，甚至紫红，尤其活动及哭闹后，为多血质貌。同时有不同脏器受累的体征。

2. 辅助检查

静脉血 Hct 大于 0.65，血红蛋白＞220g/L。监测血电解质、酸碱平衡及各脏器功能等，及时了解有无多脏器受累。

3. 鉴别诊断

（1）新生儿缺氧缺血性脑病：两者均发病早，可同时有多系统受累的表现，且可能同时存在。通过 Hct 检查两者不难区别。

（2）面先露：为分娩时先露部受压所致局部发绀，若无其他产科意外，患儿一般情况良好，无须特殊治疗。

【治疗】

（1）对症治疗监测血糖、电解质、酸碱平衡及各脏器功能等，了解有无多脏器受累，以便及时处理。

（2）换血治疗。

（3）对于静脉血 Hct 在 0.65 ～ 0.70 而无症状的患儿应密切观察，可给予白蛋白、0.9% 生理盐水或新鲜冷冻血浆 10 ～ 20mL/kg 静点扩充血容量，降低血液黏滞度。若考虑为被动型红细胞增多、血容量增多的患儿，可静脉放血 10%。

（4）静脉血 Hct＞0.70，无论有无症状，因其血黏滞度高易致组织缺血而产生后遗症，应给予部分静脉换血治疗。换血成分为白蛋白、0.9% 生理盐水或新鲜冷冻血浆，部位可用脐静脉或外周血管，换血量计算如下：

换血量 = 血容量 ×（实际 Hct- 预期 Hct）/ 实际 Hct

血容量 = 体重（kg）×（80 ～ 100mL/kg）

【并发症及处理】

常见的并发症有高胆红素血症、充血性心力衰竭、急性肾衰竭、坏死性小肠结肠炎等。处理详见相关部分。

【预防】

应注意产前检查，避免或减低各种围生缺氧因素，及时结扎脐带。

第五节　新生儿白血病

临床较少见，以急性粒细胞型多见，其次为淋巴细胞型和单核细胞型。

【诊断】

1.临床表现

（1）症状：可于出生后即有症状，起病急、进展快、预后差。因白血病细胞浸润广泛脏器，表现为各型浸润性结节、肝脾淋巴结肿大；其皮肤损害最为突出，甚至可为首发症状，呈结节性皮肤浸润，质地硬，可移动，表面皮肤常呈蓝色或灰色。发热、贫血、出血点、疲斑，重者可有颅内出血、消化道出血、肺出血，穿刺处出血不止，于生后 2 ～ 3 个月内死亡，多死于感染及失血。

（2）体征：各种皮肤浸润性结节、肝脾淋巴结肿大、苍白、出血倾向。部分患儿可合并其他畸形。

2. 辅助检查

（1）血常规：红系、血小板均减少，有核红细胞、白细胞及大量未成熟白细胞显著增多。

（2）骨髓涂片：幼稚白细胞为主。

（3）新生儿期白血病合并重症感染时，可使白血病暂时缓解，骨髓无异常，几个月后出现典型表现。

（4）骨髓病变可为局限性。

3. 鉴别诊断

（1）类白血病反应：发生多与感染、创伤、缺氧、糖皮质激素应用等诱因有关，脏器浸润轻、无出血、皮肤改变，末梢血 $WBC > 50 \times 10^9/L$，常是中性粒细胞增高，周围血中幼稚细胞较骨髓中多见，血小板无减少。

（2）新生儿溶血病：重症溶血病尤其是 Rh 溶血，血常规检查可见贫血，有核红细胞、细胞显著增多，且有肝脾大，应与白血病鉴别。溶血病发病于母子血型不合的患儿，贫血同时有明显的黄疸，且白细胞增多非持续性。

【治疗】

在早期缓解期用骨髓移植或脐血干细胞移植是一种可能得到完全缓解的方法。

【并发症及处理】

易合并出血及感染，应给予相应处理。

第六节　新生儿血小板减少

正常新生儿外周静脉血的血小板计数为（150 ～ 350）× 10^9/L；血小板计数为（100 ～ 150）× 10^9/L 者视为可疑异常，应进行动态观察；小于 100×10^9/L 者为血小板减少，应探明原因。

发生的原因有多种，可分为免疫性、感染性、先天性或遗传性等。其中免疫因素占 20% ～ 30%。

一、免疫性血小板减少性紫癜

免疫性血小板减少性紫癜是一组由体液免疫反应引起血小板减少性疾病。由于母亲血中存在抗血小板抗原的免疫性抗体 IgG 经胎盘进入胎儿体内，从而加速血小板的破坏。新生儿除血小板减少外，无肝脾大、溶血性贫血、胎儿生长受限或其他全身性疾病等异常情况。轻者可自愈,重者常消化道和(或)颅内出血死亡。

（一）同族免疫性血小板减少性紫癜

发病机制与 Rh 或 ABO 血型不合所致溶血病相似，即由于母、儿的血小板抗原性不合所致。新生儿出生时，血小板数常低于 30×10^9/L，故易发生出血，表现为皮肤、黏膜紫癜，甚至伴有严重的胃肠道和（或）颅内出血。

【诊断】

1. 临床表现

新生儿血小板减少及出血，而母亲血小板正常且无出血倾向是本病的特征之一。典型的临床表现为：健康产妇分娩的新生儿在无感染或 DIC 等情况下，于生后数分钟至数小时内可迅速出现广泛性瘀点和瘀斑。严重病例可同时有呕血、便血、尿血、脐带残端出血、针刺孔渗血、较大的头颅血肿或颅内出血（呼吸困难、发绀、抽搐和脑膜刺激症状等），常伴有较严重黄疸。出血不多者数天后好转，重症病例的病程 2 周～ 2 个月不等。

2. 辅助检查

动态监测新生儿外周血血小板参数可评估疾病的严重程度、病情变化和治疗效果，而测定父母、患儿血小板抗原和（或）抗体可为本病提供确诊依据。

（1）外周血象：新生儿血小板计数可见不同程度的降低（ $<100 \times 10^9$/L ）。母亲血小板计数正常。

（2）凝血系统：出血时间延长、血块收缩时间延长且不完全,而凝血时间正常。

（3）血小板抗原与抗体：母、儿血清 HPA-IgG 阳性可以确诊新生儿血小板减少性紫癜是由于同族免疫引起。

（4）骨髓象：巨核细胞数增加或正常，粒细胞系统一般无改变，出血严重者红细胞系统增生活跃。

（5）其他实验室检查：患儿血清 Coombs 试验阴性；出血严重者血清胆红素升高。

（6）影像学检查：严重者易发生脑室旁组织和脑室内出血，超声或 CT 等检查可早期发现相应的影像学表现。

【治疗】

因本病为自限性疾病，如血小板在 30×10^9/L 以上、出血不严重，可不作特殊治疗，但应予严密监护，每天检测血小板计数。一般血小板减少持续数天至 2 个月后自然恢复正常；如血小板 $< 30 \times 10^9$/L，为防止发生颅内出血，在未得到实验室证实之前即应开始治疗，措施如下。

（1）肾上腺皮质激素：应用泼尼松用量为 $1 \sim 2$mg/（kg·d），重症可先用 $2 \sim 3$mg/（kg·d），再逐渐减量，疗程约 1 个月。

（2）静脉注射免疫球蛋白输注：常用剂量为 0.4g/（kg·d）×5d，或 1g/（kg·d）×（$1 \sim 3$）天，也可用至血小板达（$50 \sim 100$）×10^9/L 时停药。

（3）血小板：输注当血小板 $< 30 \times 10^9$/L 时，应立即输注血小板，以防止发生颅内出血和肺出血等；当血小板计数在（$30 \sim 50$）×10^9/L 并有明显出血时，也应及时输注血小板；血小板计数在（$50 \sim 100$）×10^9/L 时，不必输注血小板。浓缩血小板每次输注量为 $0.1 \sim 0.2$U/kg，输注时间 $30 \sim 60$min；由于血小板半衰期仅 $1 \sim 2$d，故常需 $2 \sim 3$d 输注 1 次；每次输注血小板后复查血小板计数以观察疗效，直至稳定于 100×10^9/L 以上。若新生儿有发热、严重感染、DIC 等破坏血小板的因素存在时，应放宽血小板输注的指征并加倍剂量使用。

新鲜血输注输入与患儿血小板同型的新鲜全血，有利于病情恢复。

换血疗法仅在重症患儿应用。

【预防】

产前准确地预测高危儿并采取适当措施，在适当的时期选择适当的分娩方式可明显降低颅内出血的发生率。

（二）先天性被动免疫性血小板减少性紫癜

本病特点是抗体既破坏母亲的血小板，又破坏胎儿血小板。按病因的不同，可分为以下两类。

（1）与母亲特发性血小板减少性紫癜相关的新生儿血小板减少性紫癜：患有活动性特发性血小板减少性紫癜的妇女如果怀孕，其血中的抗血小板抗体可通过胎盘进入胎儿血液循环，破坏胎儿血小板。临床表现与同族免疫血小板减少性紫癜相似，只是母亲具有特发性血小板减少性紫癜的病史或正在患此病。本病血小板减少的持续时间比同族免疫血小板减少性紫癜要长，平均为 1 个月，个别延至 4～6 个月。

（2）与母亲系统性红斑狼疮（SLE）相关的血小板减少性紫癜：轻症先天性被动性血小板减少性紫癜患儿不需特殊治疗；如血小板低于 $30 \times 10^9/L$ 或出血较重，可应用肾上腺皮质激素。若血小板 $< 10 \times 10^9/L$ 或出血严重，危及生命，可考虑输注血小板、新鲜血或换血。病程 4～8 周，一般患病 1 周后出血征象明显减少。

二、感染性血小板减少性紫癜

由宫内和生后感染所致的新生儿血小板减少性紫癜不少见。宫内感染相关的血小板减少性紫癜常于出生后数小时皮肤出现广泛性蓝色瘀点、瘀斑，1 周左右消退，但血小板减少可延至数周才恢复正常。

引起新生儿血小板减少的生后感染则以细菌感染为主。败血症、化脓性脑膜炎等重症感染中，50%～70% 在感染初期即有血小板减少，有助于感染的早期诊断。

三、先天性或遗传性血小板减少性紫癜

包括先天性巨核细胞增生不良及遗传性血小板减少性紫癜等，临床少见。其中先天性巨核细胞增生不良引起的血小板减少可以是单纯的，也可以合并某些先天畸形如骨骼畸形、小头畸形、18-3 体综合征、心血管畸形等。

第七节　先天性凝血因子缺乏

根据病因分为两大类：先天性和后天获得性。

【诊断】

1.临床表现

一个在其他方面表现健康的足月新生儿，可发生自发性出血，也可表现为医

源性出血，如静脉取血、肌内注射后局部出现渗血或血肿。出血发生时间及程度不同，与凝血因子缺乏程度有关。发病越早，病情越重。可仅为轻度皮肤出血、脐部残端渗血、皮肤受压处及穿刺处出血，亦可有皮肤大片瘀斑、皮下及肌肉血肿、大量消化道出血、颅内出血。轻微的外伤便可造成大量出血。

2. 辅助检查

（1）血小板计数、出血时间、血块退缩时间正常。

（2）凝血时间延长，凝血酶原时间（PT）或部分凝血活酶时间（PTT）延长。

（3）检测血浆凝血因子：可进一步协诊。因子 VIII 和因子 V 在出生时和儿童早期的水平和成人相似，故新生儿期可明确诊断。

3. 鉴别诊断

（1）新生儿出血病：此病是由于维生素 K 缺乏，体内维生素 K 依赖因子的凝血活力低下所致的自限性出血性疾病，维生素 K 治疗有效。

（2）后天性凝血障碍：如胆管闭锁或肝脏疾病所致的凝血酶原缺乏症，除出血表现外，有黄疸、肝大、肝功能损害等原发病表现。

【治疗】

（1）补充治疗：例如对血友病患者输注新鲜冷沉淀物及凝血因子浓缩液。对于罕见因子缺乏者，须输注新鲜冷冻血浆。

（2）对症治疗：出血较重者，尤其是出现休克症状者应立即给予输血或血浆 10 ~ 20mL/kg，以提高血中的凝血因子水平、纠正低血压和贫血。消化道出血者应暂时禁食，肠道外补充营养；注意局部止血。

【并发症】

出血量多者可导致低血容量性休克，颅内出血严重者可导致死亡。

【预防】

根据此类疾病的遗传方式，应对患者的家族成员进行筛查，以确定可能的其他患者和基因携带者。对有家族史的孕妇在其妊娠早期可通过绒毛膜穿刺进行胎儿基因分析，在产前做出诊断，如确定为甲型血友病，可及时终止妊娠。

第八节　弥散性血管内凝血

弥散性血管内凝血（DIC）是一种由不同原因引起的，以全身性血管内凝血系统激活为特征的获得性综合征。新生儿DIC常见原因包括感染、缺氧酸中毒、硬肿症、重症溶血、产科因素等。

【诊断】

1.临床表现

新生儿DIC绝大多数为急性、全身性且多为严重型。

（1）出血：是最常见的症状，也是诊断DIC的主要依据之一。常见出血是皮肤瘀斑、脐残端及穿刺点渗血、消化道或泌尿道出血、肺出血。个别可见内脏出血及颅内出血。

（2）微循环障碍与休克。

（3）栓塞：广泛性微血管内血栓形成，产生栓塞，使受累器官缺血、缺氧而致功能障碍，甚至器质性坏死。临床上可出现肝、肾衰竭，呼吸窘迫、惊厥、昏迷、肺出血、消化道出血、皮肤瘀斑或坏死。

（4）溶血：急性溶血可见血红蛋白尿、黄疸、发热等。

2.实验室检查

（1）血小板计数 < 100×10^9/L 或呈进行性下降。

（2）血浆纤维蛋白原含量 < 1.5g/L 或呈进行性下降，或 > 4g/L。

（3）血浆 FDP > 20mg/L，或 D- 二聚体水平升高或阳性，或 3P 试验阳性。

（4）PT 缩短或延长 3s 以上，或 APTT 缩短或延长 10s 以上。

3.诊断标准

有 DIC 的临床表现，同时以上实验室检查指标中 3 项阳性可确诊 DIC。

4.鉴别诊断

（1）维生素 K_1 缺乏所致新生儿出血症：婴儿一般情况好，血小板计数、PT、PTT、纤维蛋白原正常，血中 FDP 正常，维生素 K_1 治疗很快显效。

（2）其他血液疾病：如血友病、先天性纤维蛋白原缺乏症，两者血小板、PT、FDP 正常。

【治疗】

DIC 防治中的首要问题是原发病的治疗，改善微循环有助于阻止 DIC 的发生、发展，输新鲜冷冻血浆、血小板、冷沉淀物等；抗凝治疗和换血疗法在必要时应用。目标是血小板计数达 50×10^9/L 以上，纤维蛋白原 >1g/L，PT 正常范围和 AT-III 活性 >40%。

（1）病因治疗：要及时确定引起 DIC 的病因并针对治疗。新生儿败血症最为多见，应选用有效抗生素，同时注意纠正酸中毒及电解质紊乱，维持足够的氧合，防治休克，注意保温。

（2）扩充血容量、改善微循环和纠正水、电解质紊乱。扩容推荐生理盐水 20mL/kg 于 30～60min 内快速输入，然后视病情重复输液，但总量不超过 60mL/kg。

（3）抗凝疗法：

1）肝素疗法：首剂 25U/kg 静推，维持量 12.5U/kg 静推，每 4～6h 给药 1 次。

2）补充凝血因子：患儿有出血表现或者需要侵入性治疗时可补充适量的凝血因子，但应在肝素化后进行。输注新鲜冷冻血浆常用剂量 10～15mL/kg。如血小板小于 30×10^9/L，有发生颅内出血的危险，或血小板在 50×10^9/L 但已有出血，均应尽快输血小板。

3）抗纤溶药物：常用对羧基苄胺和 6- 氨基己酸。

4）以上治疗效果不满意时，可进行换血治疗。

第九节　新生儿输血

1. 红细胞输注

（1）输注指征：

1）早产儿红细胞输注指征：见表 6-2。

表 6-2　早产儿红细胞输注阈值

出生后日龄	建议 Hb 阈值（g/L）		
	机械通气	吸氧 / 无创性正压通气	无需吸氧时
24h 内	< 120	< 120	< 100
1～7d	< 120	< 100	< 100
8～14d	< 100	< 95	< 75*
15d 以上	< 100	< 85	< 75*

* 临床医师可根据病情将红细胞输注阈值提高至 Hb85g/L。

2）对于足月新生儿及 4 个月以下婴儿，符合下列情况之一可考虑输血（表 6-3）。

表 6-3　4 个月内婴儿红细胞输注指征

（1）新生儿出生 24h 内静脉血 Hb < 130g/L

（2）急性失血量 ≥ 10% 总血容量

（3）医源性失血累计 ≥ 5% ~ 10% 总血容量

（4）血细胞比容 < 0.20 伴网织红细胞计数低及贫血症状 @

（5）血细胞比容 < 0.30 伴以下情况任何一项的新生儿：

　1）面罩吸氧的氧浓度 < 35%

　2）鼻导管吸氧

　3）持续正压通气和（或）间歇指令通气，或机械通气，平均气道压力 < 6cmH₂O

　4）伴严重的呼吸暂停或心动过缓 #

　5）伴严重的心动过速或呼吸急促 *

　6）伴体重增加缓慢 &

（6）血细胞比容 < 0.35 伴以下情况任何一项的新生儿

　1）面罩吸氧的氧浓度 > 35%

　2）持续正压通气或间歇指令通气，平均气道压 ≥ 6 ~ 8cmH₂O

（7）血细胞比容 < 0.45 伴以下情况任何一项的新生儿

　1）体外膜肺氧合支持

　2）紫绀型先天性心脏病

　　@：气促、呼吸困难、反复呼吸暂停、心动过速或过缓、进食差。当考虑上述症状是由贫血引起，且这些症状通过输血可能缓解，才予输血治疗。

　　#：当用治疗量甲基黄嘌呤治疗时，在 12h 内发生 6 次以上或 24h 内发生 2 次以上的突发事件，需要氧气袋或面罩通气。

　　*：持续 24h 心率＞180 次 / 分，呼吸频率＞80 次 / 分。

　　&：当给予热卡≥100kcal/kg·d，观察 4d，每天体重增加＜10g。

（2）输注剂量与用法：

1）新生儿的常用剂量是 10 ~ 15mL/kg，预期 Hb 增量为 20 ~ 30g/L；新生儿和体重不足 20kg 的患儿输注按下式计算输注红细胞量：

红细胞量（mL）= 患儿体重（kg）×（期望 Hb[g/L]—患儿 Hb[g/L]）× 0.5

2）对于早产儿、低出生体重儿及 4 个月以下新生儿，应当注意减少因医源性失血引起的贫血，尽可能输注来自同一献血者血液成分单位的分袋血。

3）宜输注辐照血患者：①出生时体重＜1200g 的早产儿。②患儿伴：确诊或疑患细胞免疫缺陷；化疗或放疗相关的强烈免疫抑制。③曾输注过：近亲血液成分；HLA 相容或交叉配血的血小板；粒细胞。

2. 血小板输注

（1）输注指征见表 6-4。

表 6-4 新生儿和儿童患者的血小板输注指南

（1）伴有血小板减少症
1）血小板计数 < 10×10^9/L 并伴有血小板生成障碍
2）血小板计数 < 30×10^9/L 并伴有血小板生成障碍的新生儿
3）血小板计数 < 50×10^9/L 稳定期早产儿：
a. 伴活动性出血，或
b. 侵入性操作前，伴血小板生成障碍
4）血小板计数 < 100×10^9/L 患病早产儿
a. 伴活动性出血，或
b. 伴 DIC 的患者施行侵入性操作前
（2）不伴有血小板减少症
1）与血小板功能缺陷有关的活动性出血
2）接受心肺转流术的患者出现的不能解释的大量出血
3）接受 ECMO 治疗的患者，并伴有：
a. 血小板计数 < 100×10^9/L，或
b. 较高的血小板计数和出血症状

DIC：弥散性血管内凝血，ECMO：体外膜肺氧合。

（2）输注剂量与用法：

1）血小板输注剂量应当根据血小板降低程度和出血程度注意个体化原则，选用单采血小板或新鲜全血制备的浓缩血小板。

2）通常 <15kg 的患儿输注剂量为 10 ～ 20mL/kg，以患儿能够耐受的最快的速度输注，一般≤2h 输注完毕。

3. 新鲜冰冻血浆（FFP）

（1）输注指征：

1）支持治疗：弥散性血管内凝血（DIC）。

2）替代治疗：当某些因子缺乏时，如抗凝血酶、蛋白 C 和蛋白 S、凝血因子 II、V、VII、IX、X、XI，仅在无基因重组制品或相应凝血因子浓缩制剂可用时才输注 FFP；血浆置换。

3）紧急情况下如侵入性操作前发生活动性出血时用于纠正抗凝剂（华法林）的作用。

4）维生素 K 依赖性凝血因子缺乏（低凝血酶原血症）：除补充维生素 K 外，如有出血症状就可输注。

（2）输注剂量与用法：FFP 的常用剂量是 10 ～ 15mL/kg，无明显的凝血因子消耗时，预计可增加 15% ～ 20% 的凝血因子活性。婴幼儿输注 FFP 须 ABO

血型相容，且不含具有临床意义的不规则抗体。

4. 新生儿溶血病的输血治疗

（1）红细胞输注：少量输注红细胞用于纠正新生儿溶血病所致的贫血、医源性失血以及其他原因所致的贫血。另外，在换血前患儿较危重时，可先少量输注浓缩红细胞以纠正血红蛋白浓度和血细胞比容，然后再行换血，血液选择原则同换血。

（2）血浆输注：严重的高胆红素血症或低白蛋白血症患儿可输注 5% 白蛋白，必要时亦可输注 FFP，每次 10 ～ 20mL/kg，每日 1 ～ 2 次。

（3）换血治疗：

1）换血指征：

a. 出生胎龄 ≥ 35 周以上的晚期早产儿和足月儿可参照表 2 的换血参考标准，出生体重＜2500g 的早产儿换血标准可参考表 3。在准备换血的同时先给予患儿强光疗 4 ～ 6h，若血清总胆红素（TSB）水平未下降甚至持续上升，或对于免疫性溶血患儿在光疗后 TSB 下降幅度未达到 34 ～ 50μmol/L 立即给予换血。

b. 严重溶血，出生时脐血胆红素＞76μmol/L，Hb＜110g/L，伴有水肿、肝脾大和心力衰竭。

c. 已有急性胆红素脑病的临床表现者无论胆红素水平是否达到换血标准，或 TSB 在准备换血期间已明显下降，都应当换血。

d. 在上述标准的基础上，还可以将 TSB 与白蛋白的比值（B/A）作为换血决策的参考，如胎龄≥38 周的新生儿 B/A 达 8.0，胎龄≥38 周伴溶血或胎龄 35 ～ 37 周的新生儿 B/A 达 7.2，胎龄 35 ～ 38 周伴溶血的新生儿 B/A 值达 6.8，可作为考虑换血的附加依据。

表 6-5　胎龄多 35 周以上的晚期早产儿和足月儿生后不同时间换血血清总胆红素参考标准
（mg/dl，1mg/dl=17.1μmol/L）

	＜24h	24 ～ 48h	48 ～ 72h	72 ～ 96h	96 ～ 120h	＞120h
高危组	12	15	17	18.5	19	19
中危组	14	16.5	19	21	22.5	22.5
低危组	16	19	22	24	25	25

注：高危组为 35 ～ 37+6 周 + 高危因素；中危组为≥38 周 + 高危因素，或 35 ～ 37+6 周且一般情况好；低危组为 38 周且一般情况好。

表6-6　出生体重<2500g 的早产儿出生后不同时间换血血清总胆红素参考标准

（ mg/dl，1mg/dl=17.1ˆmol/L ）

出生体重 g	< 24h	24 ~ 48h	48 ~ 72h	72 ~ 96h	96 ~ 120h	> 120h
< 1000	8	10	12	12	15	15
1000 ~ 1249	10	12	15	15	18	18
1250 ~ 1999	10	12	15	15	18	18
2000 ~ 2299	12	15	18	20	20	20
2300 ~ 2499	12	18	20	22	23	23

2）换血量：采取双倍血容量换血（160mL/kg）。

3）血液成分选择：新生儿换血宜选择库存时间短（尽可能选择 7d 内的新鲜红细胞）、去除白细胞的红细胞，必要时应当增加洗涤、辐照处理。如该新生儿曾行宫内输血，则新生儿换血时推荐采用辐照血。

a. ABO 溶血病时，通常选用 O 型红细胞及 AB 型血浆等份混悬液，亦可根据贫血程度调整红细胞与血浆配比，红细胞：血浆比例可以为 2：1 或 3：1。

b. Rh 溶血病时，选用 ABO 血型同新生儿，Rh 血型同患儿母亲的血液成分。

第十节　中性粒细胞减少症

生后 2 周至 1 岁绝对值低于 1×10^9/L，即可诊断为中性粒细胞减少症，如小于 0.5×10^9/L 称为中性粒细胞缺乏症。

【病史采集】

临床上主要根据先天性还是后天获得性来分类。

（1）获得性中性粒细胞减少症：病因是多方面的，主要包括如下几种。

1）感染：是最常见的原因，也是最常见的获得性粒细胞减少的原因，如病毒感染（TORCH 综合征），其他如严重细菌感染：败血症、化脓性脑膜炎等，特别是革兰阴性菌感染时；中性粒细胞减少表示疾病处于严重状态，杆状核数目增加或杆状核与分叶核比例超过 0.3，胞质中空泡及中毒颗粒增加应高度怀疑细菌感染。

2）免疫性粒细胞减少：如新生儿同族免疫性粒细胞减少。

3）胎胎输血综合征或溶血性疾病时。

4）母疾病或妊娠期服用一些药物或新生儿本身用药，母患特发性中性粒细胞减少症、高血压、系统性红斑狼疮等；母亲患高血压或子痫的新生儿常有暂时性的粒细胞减少，通常在72h内缓解；药物如抗甲状腺药物、氯霉素、抗疟药等。

5）围生期的一些情况如新生儿窒息、颅内出血。

6）骨髓再生功能异常：如白血病、肿瘤及再生障碍性贫血。

（2）先天性中性粒细胞减少包括一组疾病，如严重的新生儿遗传性粒细胞缺乏症、骨髓粒细胞无效增生综合征等；也见于某些代谢性疾病，如糖原累积病Ⅰ型和某些原发性免疫缺陷病。

【血液学特点】

外周血中性粒细胞减少，单核细胞，嗜酸粒细胞增多；骨髓中粒细胞增生，停滞在中幼粒阶段，后期粒细胞极度减少。

【临床表现】

最常见化脓性感染，如皮肤脓肿、脐炎、口炎、肛周炎、中耳炎、肺炎及败血症；可在生后不久即出现细菌性感染，迁延不愈，尤其是白细胞减少并有中性粒细胞减少比单纯白细胞减少更严重，多在婴儿期死亡。内源性细菌是最常见的致病菌，医源性病原菌定植也常见。最常见的是金黄色葡萄球菌和革兰阴性菌，感染的发生率一般与粒细胞减少的程度成正比。婴儿遗传性粒细胞减少症是先天性粒细胞减少症中较多见的一种，属常染色体隐性遗传。临床上以严重中性粒细胞减少、中性粒细胞绝对计数（ANC）$< 0.5 \times 10^9/L$ 及从婴儿早期伴有全身严重细菌感染为特征，组织病理学特征为髓系细胞分化早期出现成熟障碍。$6\% \sim 58\%$ 的早产儿在生后一周可出现粒细胞减少（$< 1.5 \times 10^9/L$），多与败血症、母亲高血压、严重的窒息和脑室周围出血有关，即使在稳定生长过程中的极低出生体重儿尤其是贫血的早产儿也可出现粒细胞减少。

【治疗】

严重的先天性粒细胞减少尚无根治方法，多死于感染。预防和治疗感染是最主要的措施；保持皮肤的清洁可减少反复感染；避免应用破坏粒细胞或抑制骨髓增生的药物。出现感染时及早应用抗生素，输新鲜血或白细胞，也可静脉滴注IVIG。慢性粒细胞减少可规律地预防应用抗生素。目前治疗的进展是应用rhGM-CSF、rhG-CSF及骨髓或干细胞移植等治疗。重组人粒细胞集落刺激因子（惠尔血）的用量一般为 $5 \sim 20\mu g/(kg \cdot d)$ 静滴或皮下注射，疗程不定，根据白细胞的反应调整剂量，目标维持中性粒细胞在（1.0～1.5）×10^9/L以上，最终以最小的剂量达到改善症状和预防感染的目的。部分患儿（10%）对G-CSF治疗没反应，可考虑骨髓干细胞移植。获得性粒细胞减少主要治疗原发病，感染时抗感染及支持治疗。

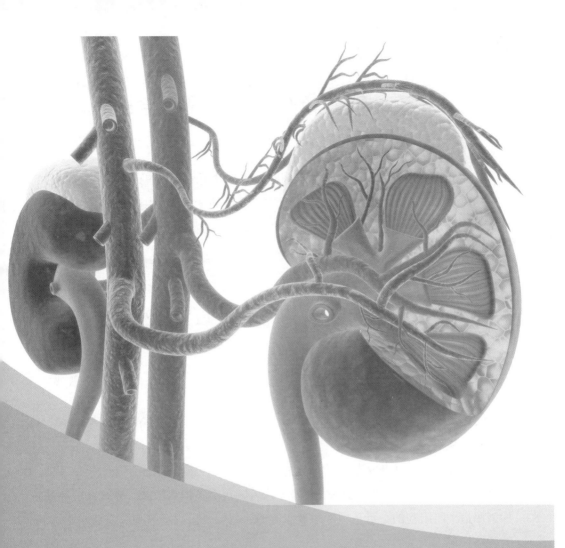

第七章
泌尿系统疾病

第一节　新生儿泌尿系感染

新生儿泌尿系感染是指因某种细菌感染引起的菌尿或尿中白细胞或脓细胞增多。包括肾盂肾炎、膀胱炎及尿道炎。由于感染病变难以局限在尿路某一位置，临床上无法定位，统称为泌尿系感染。新生儿易血行感染，以男婴发病较高，与婴儿期女婴发病较多不同。

【病史采集】

（1）新生儿期泌尿系感染多为血行感染，同时有全身或局部感染，症状极不一致，以全身症状为主，且缺乏特异性。

（2）感染途径有以下几种：①血行感染：为新生儿期泌尿系感染的最常见途径。②上行感染。③淋巴感染。④直接感染。

【诊断】

1. 临床表现

无特异性，主要表现为不规则发热或体温不升，吃奶差甚至拒乳，面色苍白，萎靡或不安，呕吐、腹泻、腹胀、体重不增等。可有黄疸或惊厥。体征无特异性，如因尿道梗阻引起的，可于腹部触及胀大的膀胱或肾盂积水的肿块或输尿管积水的肿块。

2. 辅助检查

（1）尿常规检查：沉渣尿检，白细胞 > 10 个 /HP；非离心尿标本，白细胞 > 5 个 /HP，即应考虑为泌尿系感染。如有成堆白细胞则更可确诊。

（2）尿培养及菌落计数：是确诊的重要依据，菌落计数 > 10^5/mL 示感染，$10^4 \sim 10^5$/mL 为可疑，< 10^4/mL 多系污染。在新生儿期应做耻骨上膀胱穿刺术采取尿标本避免外阴污染。

（3）尿液直接涂片查找细菌 若每个视野均能找到 1 个细菌，则示尿中细菌在 10^5/mL 以上，对诊断有一定意义。

如病情久治不愈或反复发作时，应做腹部平片、腹部超声、泌尿系造影等，了解有无泌尿系畸形。血常规、血培养检查，了解同时是否有败血症。

3. 鉴别诊断

与不伴泌尿系感染的其他感染性疾病如败血症等鉴别，尿液检查可助分析。

【治疗】

（1）一般治疗：注意外阴部和龟头清洁，同时保证足够的入量及营养，保证电解质和酸碱平衡。

（2）抗生素治疗：因新生儿泌尿系感染以大肠埃希菌或其他革兰阴性杆菌占大多数，故多选哌拉西林或第三代头孢类药物。若培养阳性，则根据尿液培养药敏结果选用有效抗生素。用药疗程一般为 2～4 周，或根据尿液检查及培养结果决定疗程。

【预防】

积极控制感染性疾病，及早发现并治疗泌尿系畸形可减少泌尿系感染的发生。

第二节　新生儿急性肾衰竭

新生儿急性肾衰竭（AFR）是指新生儿由于不同病因，在短时间内肾脏生理功能急剧下降甚至丧失，表现为少尿或无尿、体液代谢紊乱、酸碱失衡以及血浆中经肾排出的代谢产物（尿素、肌酐）浓度升高的一种临床危重综合征。

【病史采集】

新生儿各种出生前、出生时及出生后的致病因素，均可引起 AFR. 按肾损伤及部位的不同，可将病因分为三大类：

（1）肾前性：肾血流灌注不足引起。

（2）肾性：肾前性 AFR 如不及时处理，可引起肾实质损伤，发生肾性急性肾衰竭，主要病因：缺氧缺血性肾病、血管病变、肾毒性物质、各种肾疾病等。

（3）肾后性：主要为尿路梗阻引起，见于各种先天泌尿系畸形，如后尿道瓣膜、尿道狭窄。

【诊断】

1. 临床表现

常缺乏典型的临床表现，临床分为少尿型及非少尿型，以少尿型多见。根据病理生理改变和病情经过，少尿型急性肾衰竭临床表现为三期：少尿或无尿期、多尿期和恢复期。

（1）少尿或无尿期：

1）少尿或无尿：新生儿尿量<25mL/d 或 1mL/（kg·h）为少尿，尿量<15mL/d 或 0.5mL/（kg·h）为无尿。此外，生后 48h 不排尿者也应考虑有 AFR。新生儿 AFR 少尿期持续时间长短不一，持续 3d 以上者病情危重。

2）电解质紊乱：高钾血症（血钾>5.5mmol/L）、低钠血症（血钠<130mmol/L）及高磷、低钙、高镁血症。

3）代谢性酸中毒。

4）氮质血症。

5）水潴留：可致全身水肿、心力衰竭，甚至肺水肿、脑水肿，是死亡的重要原因。

（2）多尿期：随着肾小球和一部分肾小管功能恢复，尿量增多，一般情况逐渐恢复。

（3）恢复期：一般情况好转，尿量逐渐恢复正常，尿毒症表现和升华异常改变逐渐消失。

2. 辅助检查

（1）血清肌酐（Scr）及尿素氮（BUN）测定 Scr≥88μmol/L，BUN≥7.5mmol/L，或 Scr 每天增加 Scr≥44μmol/L，BUN≥3.75mmol/L。

（2）生化及血气：电解质紊乱及酸中毒。

（3）肾脏超声检查：可精确描述肾脏大小、形态、积水、钙化等。结合 CT 及 MRI 检查有助于肾后性梗阻的诊断。

（4）肾小球滤过率（GFR）的计算：临床上可应用 Schwartz 公式计算新生儿 GFR：GFR[ml/（min.1.73m^2）]=0.55×L/Pcr[L 为身长（cm），Pcr 为血浆肌酐（mg/dl）]。

3. 诊断标准

1 期：Scr≥0.3mg/dL 或为基础的 150～199%，尿量>0.5<1mL/（kg·h）。2 期：Scr 为基础的 200～299%，尿量 0.1～0.5 mL/（kg·h）。3 期：Scr 为基础的 300% 或需要透析，尿量<0.1 mL/（kg·h）。（血清肌酐基础值为病儿血清肌酐最低值）

【治疗】

新生儿 AFR 的治疗重点包括去除病因，保持水及电解质平衡，供应充足热量，减少肾脏负担等。

1. 早期防治

重点为去除病因和对症治疗。对高危儿密切监测血压、电解质、记出入量。纠正低氧血症、休克、低体温及防治感染等，肾前性 AFR 应补足容量及改善灌注。

2. 少尿或无尿期治疗

（1）控制液量：全天入量 = 不显性失水 + 前日尿量 + 胃肠道失水量 + 引流量 – 内生水。足月儿不显性失水为 30mL/（kg·d），早产儿或 VLBW 儿可高达 50 ～ 70 mL/（kg·d），每日称量体重，以体重不增或减少 0.5% ～ 1% 为宜。

（2）纠正电解质紊乱：

1）高钾血症：停止一切外源钾的摄入，阳离子交换树脂口服或灌肠降低血钾，5% 碳酸氢钠液可碱化血液促进钾转移至细胞内，也可用葡萄糖和胰岛素输入促进钾进入细胞内，葡萄糖酸钙液静注拮抗钾对心肌的毒性。

2）低钠血症：以稀释性低钠多见，轻度者（血钠 120 ～ 125mmol/L）限制入量多可纠正。血钠 < 120mmol/L 且有症状时可适当补充 3%NaCl，1.2mL/kg 可提高血钠 1mmol/L。

3）低钙血症：可给予 10% 葡萄糖酸钙液 1mL/kg 静脉滴入，可同时给予适量维生素 D_2、D_3 或 25- 羟基骨化醇或 1, 25- 双羟胆骨化醇以促进钙的吸收。

（3）纠正代谢性酸中毒：pH < 7.2 或血清碳酸氢盐 < 15mmol/L 时，应给予碳酸氢钠。5% 碳酸氢钠液 1mL/kg 可提高血碳酸氢盐 1mmol/L，可先按提高 2 ～ 3 mmol/L 给予。

（4）供给营养：充足的营养可减少组织蛋白的分解和酮体的形成，而合适的热量摄入及外源性必需氨基酸的供给可促进蛋白质合成和新细胞成长，并从细胞外液摄取钾、磷。AFR 时应提供 167kJ（40kcal）/（kg·d）以上热量，主要以糖和脂肪形式给予。脂肪乳剂可加至 2g/（kg·d）。氨基酸量一般为 1 ～ 1.5g/（kg·d）。少尿期一般不给钾、钠、氯。应注意维生素 D、B 复合物，维生素 C 及叶酸的供给。

（5）若上述治疗仍无效，伴有严重的心力衰竭、肺水肿、严重的代谢性酸中毒及高钾血症、持续加重的氮质血症者，可给予腹膜透析或血液透析。

3. 多尿期治疗

多尿期的前 3 ～ 4d 仍按少尿期的原则处理，大量利尿者应注意脱水、低钠或低钾血症。

【预防】

对高危儿密切监测血压、电解质、记出入量。及时纠正可能引起肾功能损害的因素如缺氧、低血压、低体温。

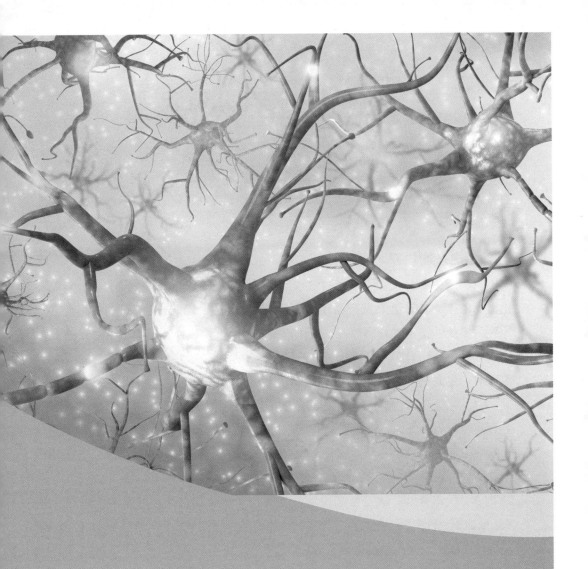

第八章
神经系统疾病

第一节　新生儿惊厥

新生儿惊厥是新生儿期常见的症状。可由多种原因引起，表现亦多种多样，有些预后良好，而有些则病情凶险，还可能影响新生儿脑的发育，产生神经系统后遗症。

【病史采集】

（1）围生期并发症：窒息缺氧或产伤，引起缺氧缺血性脑病（HIE）或颅内出血（ICH）。HIE 主要见于足月儿，惊厥常发生在生后第一天，可表现为微小型惊厥、多灶性甚至强直型惊厥。ICH 包括蛛网膜下隙出血、硬膜下出血和脑实质出血，多与产伤有关，已较少见。值得注意的是，早产儿窒息缺氧后常发生脑室内出血，出血量多者常在 1 ～ 2d 内病情恶化死亡。

（2）感染：宫内感染、围生期感染或生后感染，引起脑炎、脑膜炎、败血症等。病原可以是细菌，病毒等，注意新生儿化脓性脑膜炎症状常不典型，易漏诊，诊断败血症和惊厥患儿应做脑脊液检查，及时诊断。宫内感染患儿常有全身多脏器功能损害表现。

（3）代谢紊乱：这些疾病惊厥常表现为局灶性和多灶性阵挛型惊厥。原因有：低血糖、低血钙、低血镁、低血钠或高血钠、胆红素脑病、维生素 B_6 依赖症、遗传代谢缺陷（先天性酶缺陷）等。

（4）药物相关性惊厥：包括药物中毒和撤药综合征。

（5）其他：先天脑发育不全、染色体病、基因缺陷病等，如良性家族性惊厥、色素失禁症、神经纤维瘤等。

【诊断】

1.临床表现

（1）症状：

1）病史：母孕期病史及用药史、家族遗传史、围生期窒息史、患儿的喂养情况、黄疸情况、有无感染等。

2）惊厥表现（惊厥类型）：

①微小型：最常见，26% ～ 50% 的新生儿惊厥表现为微小惊厥，可由多种病因引起，可与其他发作类型同时存在，可损伤脑组织。表现为呼吸暂停、眼强

直性偏斜、反复眨眼、吸吮、咀嚼、单一肢体的固定姿势、上一肢游泳及踏车样运动等。

②强直型：四肢强直性伸展，有时上肢屈曲、下肢伸展伴头后仰，常伴呼吸暂停和双眼上翻、意识模糊。是疾病严重的征象，表示有器质性病变而不是代谢紊乱引起的。常见于胆红素脑病、严重中枢神经系统病变，如晚期化脓性脑膜炎、重度颅内出血或早产儿较大量脑室内出血等，预后不好。

③多灶性阵挛型：由一个肢体移向另一个肢体或身体一侧移向另一侧的游走性、阵挛性抽动。常伴意识障碍，可影响呼吸引起青紫，常见于 HIE、ICH、中枢神经系统感染等，亦反映神经系统损害较重。

④局灶性阵挛型：身体某个部位局限性阵挛，常起自一个肢体或一侧面部，然后扩大到身体同侧的其他部位，通常意识清醒或轻度障碍，无定位意义，多见于代谢异常，有时为蛛网膜下隙出血或脑挫伤引起。大多预后较好。

⑤全身性肌阵挛型：表现为肢体反复屈曲性痉挛，有时躯干也有同样痉挛。此型在新生儿少见，表示有弥漫性脑损害，预后不良。脑电图（EEG）显示暴发抑制类型和逐渐演变成高峰节律紊乱。

（2）体征：

1）认真检查胎盘、脐带有无畸形、感染、老化等。

2）体格检查：除观察了解惊厥表现、神经系统体征外，还要注意有无其他部位的畸形，皮肤的改变如皮疹、黄疸、色素沉着或脱失，其他感染灶，眼睛和眼底等。

2. 辅助检查

（1）生化检查：血糖、血生化、肝肾功能、血气分析，必要时做氨基酸、有机酸、血氨等测定。

（2）宫内感染检查：TORCH 的血清抗体测定或病毒分离。

（3）脑脊液检查。

（4）影像学检查：X 线片、头颅 CT、头颅 B 超。

（5）脑电图：对病因诊断意义不大，但对于评估预后有一定价值。目前采用床边脑电多图像监护仪进行动态监护，可同时录下异常放电和惊厥动作，减少漏诊。

（6）眼底检查。

（7）维生素 B_6 100mg 静脉输入，对于原因不明、临床惊厥持续难止者，可

用维生素 B_6 试验性治疗并协助诊断。

3. 鉴别诊断

（1）颤抖（抖动、震颤）：大幅度、高频率、有节律的活动，特别是一打开包被的时候，肢体束缚被解除，皮肤受到寒冷刺激而出现，有时见踝部、膝部和下颌抖动，有时见于 HIE，低血钙、低血糖患儿，正常新生儿亦可见。与惊厥鉴别：发生时无眼球凝视、斜视等；在弯曲抖动的肢体时，发作立即停止；可因声音、皮肤刺激或牵拉某一关节而诱发，而惊厥是自发的；不伴有 EEG 的异常。

（2）早产儿原发呼吸暂停：呼吸暂停＞20s，伴心率下降、青紫，无眼球活动改变，刺激后缓解，用呼吸兴奋药有效。

（3）周期性呼吸：呼吸暂停＜10s，无心率下降、青紫等，暂停后，出现一次深长呼吸，有周期性变化。

（4）活动睡眠期：新生儿 50% 的睡眠时间为活动睡眠，可表现呼吸不规整，眼球转动，有肌肉活动，如张口、笑、咂嘴、睁眼等，而在清醒时消失，注意与微小惊厥鉴别。

【治疗】

1. 一般治疗

保暖，保持呼吸道通畅，吸氧，维持水、电解质及酸碱平衡，监护生命体征。

2. 病因治疗

尽量去除或缓解引起惊厥的原发病因。

（1）HIE、ICH：维持内环境稳定，限制液量，降低颅内压，控制惊厥发作。

（2）低血糖：维持血糖在正常高值（5.0mmol/L），以保证神经细胞代谢所需能源，及时监测血糖，调整静脉输入葡萄糖浓度，一般输糖速度 $6 \sim 8mg/(kg \cdot min)$，必要时可 $8 \sim 10mg/(kg \cdot min)$。根据病情可尽早开奶，保证热卡摄入，必要时与静脉营养。

（3）低血钙：10% 葡萄糖酸钙液 2mL/kg+10% 葡萄糖等量稀释，静推 1mL/min，$6 \sim 8h$ 1 次。病情缓解后减 1/2 量，血钙正常 3d 后改口服。在推钙过程中要做心电监护。

（4）低血镁：约一半低血钙同时可存在低血镁，给 25% $\sim$ 50% 硫酸镁液 $0.2 \sim 0.4mL/kg$，静脉输入。给药过程中检测呼吸和血压。

3. 抗惊厥药物治疗

（1）苯巴比妥：首选药，负荷量 $15 \sim 20mg/kg$，静注，可分 2 次给。如仍不止惊，可每隔 5 ～ 10min 再给 5mg/kg，总量可达 30mg/kg。惊厥停止后 12 ～ 24h 给维持量 5mg/（kg·d），分 2 次静注，间隔 12h，2 ～ 3d 后改口服，有效血浓度为 20 ～ 30μg/mL。负荷量≥20mg/kg 时，应监护呼吸和循环。

（2）苯妥英钠：作用快、效果好。负荷量 10 ～ 20mg/kg，缓慢静注，负荷量可分两次静注，间隔 20 ～ 30min。12h 后可给维持量 3 ～ 4mg/（kg·d），分 2 次静注或口服。有效血浓度 15 ～ 20μg/mL，应监测血浓度，且不宜长期使用。

（3）地西泮：为惊厥持续状态首选药，效果好，每次 0.3 ～ 0.5mg/kg，缓慢静注，可 15 ～ 20min 后重复。一日可用 3 ～ 4 次。注意对呼吸和心血管系统有抑制作用，尤其是已用过其他止惊镇静药之后，此时应给予适当的呼吸和循环支持。

（4）氯硝西泮：安全有效，每次 0.05mg/kg，缓慢静注（2 ～ 5min），20min 后可重复一次。半衰期较长，平均 9h，每日可用 2 ～ 3 次。

（5）水合氯醛：每次 50mg/kg，口服或加等量生理盐水后灌肠。起效快，效果肯定，持续时间可达 4 ～ 8h。

4. 脱水剂

反复长时间惊厥常并发脑水肿，必要时可给 20% 甘露醇每次 0.25 ～ 0.50g/kg，每日 2 ～ 4 次呋塞米；每次 0.5 ～ 1mg/kg，每日 1 ～ 2 次。

第二节　新生儿脑卒中

新生儿脑卒中（neonatal stroke）又称新生儿脑梗死（neonatal cerebral infarction），是指生后 28d 内新生儿的脑血管一个或多个分支因各种原因发生梗死，导致脑组织相应供血区域的缺血性损伤。新生儿脑卒中分为出血性和缺血性两类，临床以缺血性卒中多见。由于新生儿脑卒中在出生时多无特异临床症状，往往于生后数月才出现运动或认知功能障碍，因此，早期诊断比较困难，治疗往往滞后。虽然 97% 新生儿脑卒中患儿可以存活，但 57% 遗留有运动或认知功能障碍，严重影响了患儿的生存质量。

【病史采集】

新生儿脑卒中的发病率为 1/4000 并呈增加趋势。新生儿脑卒中的病因繁多，包括新生儿产前、产时及产后等请多因素，如产伤、窒息、心脏及血管异常、缺血缺氧、血液凝固性异常、遗传代谢性疾病、感染性疾病等。

【诊断】

1. 临床表现

惊厥是新生儿脑卒中早期最常见的症状，生后 12h 已经开始出现惊厥，多为病灶对侧躯体局部抽搐，有时也会存在不同程度的意识障碍、肌张力和原始反射异常等非特异性症状和体征。惊厥常发生于大脑前、中、后动脉主干血管供血区大面积严重梗死的病例；而当梗死区病变并不十分严重或仅为脑血管分支供血区发生梗死时，不一定表现出惊厥。

2. 辅助检查

神经影像学检查是新生儿脑卒中的重要辅助诊断手段，包括传统的头颅超声、头颅 CT、头颅磁共振成像（MRI）等。

（1）头颅 B 超检查：可进行早期床旁检查，具有无创、方便、经济的特点，常作为首选的筛查方法。病变早期在超声中表现为梗死部位强回声反射，病变晚期梗死部位脑组织逐渐坏死液化，呈现低回声或无回声。

（2）头颅 CT：能证实新生儿动脉缺血性梗死的数目、体积、血管分布区域以及病灶区域是否存在出血。早期典型 CT 表现为局灶性低密度影，脑结构界限模糊，可对发病后 24h 内的病变进行早期初步诊断，晚期则可出现典型的楔形病灶。但由于 CT 放射污染大，目前不作为新生儿脑卒中影像学诊断的首选方法。

（3）MRI 检查：日前新生儿脑卒中影像学诊断的"金标准"，可以了解具体脑损伤部位、范围及其周围脑水肿情况。

其他检查包括血常规、心电图、EEG、血沉、凝血因子 V、Ⅷ、Ⅻ、纤维蛋白溶酶原等。

3. 鉴别诊断

由于新生儿脑卒中临床症状和体征缺乏特异性，在临床上与缺氧缺血性脑病、中枢神经系统感染、先天性遗传代谢病等不易鉴别，单纯依临床表现做出诊断极易造成漏诊及误诊。因此，对于具有高危发病因素的新生儿，生后早期应常规进行头颅超声筛查，并且借助其他影像学检查手段，方可对新生儿脑卒中做出早期诊断。

4. 评估

新生儿脑卒中常发生在类似健康的足月新生儿，早期症状轻微或无症状，临床诊断比较困难。因此，对高危新生儿应早期进行脑卒中的评估，有利于早期诊断。评估内容见表 8-1。

表 8-1　新生儿脑卒中评估内容

病史
母亲疾病史（药物滥用）
妊娠期疾病（自然流产，先兆子痫，胎儿生长受限，多胎妊娠，胎盘疾病）
产伤，围生期窒息
家族史（早期心血管疾病等）
影像学
常规 MRI 和 DWI、MRA；如不能完成 MR，应做 CT 检查
如不能完成 CT，应做超声检查
脑电图（EEG）
实验室检查
血常规
PT/PTT、抗凝血酶Ⅲ、凝血因子、凝血酶原 20210A 突变
蛋白 C、蛋白 S
纤维蛋白溶酶原（PAI 突变）
同型半胱氨酸（MTHFR 突变）
抗磷脂抗体
脂蛋白 A
尿检查
有机酸和氨基酸
其他
胎盘病理学
与母亲凝血功能障碍相关的检查

5.诊断流程

脑卒中的诊断流程：①了解患儿是否有头颈外伤史、感染史、不明原因发热等。②了解母亲药物使用情况，家族中有无发育迟滞、凝血功能乱。③仔细询问与早期心血管疾病、血栓形成疾病相关的家族史。④体格检查应特别注意生命体征、意识状态等改变。⑤影像学检查包括 MRI 和 MRA 或 CT。

【治疗】

目前，对新生儿脑卒中以支持和对症治疗为主。

1.急性期治疗

（1）急性期以支持和对症治疗为主：惊厥是新生儿脑卒中早期常见的症状，频繁惊厥可加重脑损伤，早期积极有效地控制惊厥是减轻脑损伤的重要治疗措施。因此，应早期给予抗惊厥药物（如苯巴比妥）控制惊厥、降低颅内压可通过限制液体入量、应用呋塞米或甘露醇脱水等措施减轻脑水肿。

（2）颅内血肿引流：脑实质内血肿导致严重颅内高压时，应及时实施手术进行引流。另外，如患儿脑室内出血导致进行性脑水肿加重，对其实施脑室引流，有利于新生儿脑卒中的康复。

（3）抗凝治疗：对于新生儿动脉缺血性和脑静脉窦血栓性脑卒中，目前尚无

很好的治疗措施。抗凝治疗的应用尚缺乏安全性和有效性评价，目前不主张常规使用

（4）补充治疗：血小板明显减少所致颅内出血时，应及时补充血小板；凝血因子缺乏，应及时采用补充疗法；虽然维生素 K 缺乏是一个世界范围的问题，但维生素 K 在新生儿脑卒中治疗中并不作为常规使用。

2.慢性期治疗

慢性期主要提倡尽早进行康复治疗。促进肢体功能的恢复，改善感觉障碍，预防和纠正不良的习惯性运动。

【预防】

由于新生儿脑卒中复发少见，不提倡长期预防性使用低分子肝素等药物，但是对于具有血栓形成高危因素（如复杂性先天性心脏病）的新生儿，再次发生动静脉栓塞的风险高，应对其采取预防性治疗措施。同时，应积极预防和纠正脑卒中患儿的脱水和贫血，以避免静脉窦血栓形成和脑卒中复发。

第三节　新生儿缺氧缺血性脑病

新生儿缺氧缺血性脑病（HIE）是指在围生期窒息而导致脑的缺氧缺血性损害。临床出现一系列脑病表现。本症不仅严重威胁新生儿的生命，并且是新生儿期后病残儿中最常见的病因之一。

【病史采集】

缺氧是新生儿缺氧缺血性脑病的主要病因，缺氧缺血性损伤可发生在围生期各个阶段。生前、出生时、生后均可发生。缺氧后可引起脑血流动力学改变、脑细胞能量代谢障碍、自由基损伤、细胞内钙超载、兴奋性氨基酸堆积导致的"兴奋毒"作用及神经细胞凋亡，多种发病机制交互作用，逐渐导致不可逆的脑损伤。

【诊断】

1.临床表现

（1）轻度：生后 24h 内症状最明显，以后逐渐减轻。无意识障碍。其特点为过度兴奋状态，如易激惹、对刺激反应过强。肌张力正常或增加，拥抱反射活跃、脑神经检查正常，前囟不紧张，无惊厥发生，脑电图正常。很少留有神经系统后

遗症。

（2）中度：患儿有意识障碍，如嗜睡或意识迟钝，出现惊厥、拥抱反射减弱、肌张力减退、呼吸暂停，前囟可饱满，脑电图检查可异常。

（3）重度：生后即处于浅昏迷或昏迷状态，深呼吸不规则或呈间歇性，生后12h 之内开始惊厥，浅反射及新生儿反射均消失，肌张力低下，瞳孔对光反射消失，前囟膨隆，脑电图呈现暴发抑制波形，死亡率高，幸存者多留有神经系统后遗症。

2. 诊断标准

诊断标准为中华医学会儿科学分会新生儿学组 2004 年 11 月修订。

（1）临床表现：是诊断 HIE 的主要依据，同时具备以下 4 条者可确诊，第 4 条暂时不能确定者可作为拟诊病例。

1）有明确的可导致胎儿宫内窘迫的异常产科病史，以及严重的胎儿宫内窘迫表现［胎心＜100 次 / 分，持续 5 分钟以上，和（或）羊水Ⅲ度污染］或者在分娩过程中有明显窒息史。

2）出生时有重度窒息：指 Apgar 评分 1min≤3 分，并延续至 5min 时仍≤5 分；和（或）出生时脐动脉血气 pH≤7.00。

3）出生后不久出现神经系统症状，并持续至 24h 以上，如意识改变（过度兴奋、嗜睡、昏迷），肌张力改变（增高或减弱），原始反射异常（吸吮、拥抱反射减弱或消失），病重时可有惊厥，脑干症状（呼吸节律改变、瞳孔改变、对光反应迟钝或消失和前囟张力增高）。

4）排除电解质紊乱、颅内出血和产伤等原因引起的抽搐，以及宫内感染、遗传代谢性疾病和其他先天性疾病所引起的脑损伤。

（2）辅助检查：可协助临床了解 HIE 时脑功能和结构的变化及明确 HIE 的神经病理类型，有助于对病情的判断，作为估计预后的参考。

1）脑电图：在生后 1 周内检查。表现为脑电活动延迟（落后于实际胎龄）、异常放电、缺乏变异、背景活动异常（以低电压和暴发抑制为主）等。有条件时，可在出生早期进行振幅整合脑电图（aEEG）连续监测，与常规脑电图相比，具有经济、简便、有效和可连续监测等优点。

2）B 超：可在 HIE 病程早期（72h 内）开始检查。有助于了解脑水肿、脑室内出血、基底核、丘脑损伤和脑动脉梗死等 HIE 的病变类型。脑水肿时可见脑实质不同程度的回声增强、结构模糊、脑室变窄或消失，严重时脑动脉搏动减弱；基底核和丘脑损伤时显示为双侧对称性强回声；脑梗死早期表现为相应动脉供血区呈强回声，数周后梗死部位可出现脑萎缩及低回声囊腔。B超具有可床旁动态检查、无放射线损害、费用低廉等优点。但需有经验者操作。

3）CT：待患儿生命体征稳定后检查，一般以生后第 4 ～ 7d 为宜。脑水肿时，可见脑实质呈弥漫性低密度影伴脑室变窄；基底核和丘脑损伤时呈双侧对称性高密度影；脑梗死表现为相应供血区呈低密度影。有病变者 3 ～ 4 周后应复查。要排除与新生儿脑发育过程有关的正常低密度现象。CT 图像清晰、价格适中，但不能做床旁检查，且有一定的放射线。

4）MRI：MRI-DWI 检查的最佳时机是生后 2 ～ 4d。当然不同区域损伤的变化并不完全一致，严重 HIE 在生后 24h 内丘脑和基底节即可有明显异常。建议首次常规 T1WI 和 T2WI 检查可选择在损伤后的 2 ～ 8d。研究表明晚期的 T2WI 改变对 HIE 预后评价意义更大。新生儿缺氧缺血性脑病 MRI 诊断与分类包括以下方面（参见表 8-2）。

①丘脑基底节 + 内囊后肢受累：急性完全性窒息通常使丘脑最先受累，特别是丘脑腹外侧核；基底节最易受累核团为壳核，通常苍白球很少受累。HIE 急性期 T1WI 表现为高信号，T2WI 为低信号，DWI 为高信号；慢性期表现为萎缩或坏死：T2WI 表现为高信号，而 T1WI 信号正常或降低，DWI 正常信号或低信号。

②分水岭与广泛皮层白质性损伤：分水岭受累区域的血流供应处于血管的边界区或终末区，依据受累程度表现为单一梗死、前部或后部分水岭白质异常、前部或后部分水岭区皮质和白质异常、前后白质均受累和广泛性皮质受累。受累区域 T1WI 表现为低信号，T2WI 为高信号，DWI 为高信号。广泛严重的皮质与皮质下白质受累，T1WI/T2WI 灰白质分辨不清，DWI 为广泛高信号。

③局灶-多灶性微小性白质损伤：白质损伤主要分布在脑室周围及半卵圆中心区白质，病变特征为点状，数量不等，有时呈线状或成簇存在。早期 T1WI 为高信号，T2WI 为低信号或等信号，DWI 为高信号。SWI 多数不表现信号的缺失（低信号），提示改变的主要原因是胶质细胞增生。多灶性损伤病灶周围的白质可表现明显的 T2WI 高信号。

④广泛全脑性损伤：广泛全脑性损存在深部灰质和皮质广泛受累，也可累及广泛的白质，受累区域表现为严重脑水肿（脑肿胀）、灰白质分辨不清、MRI 长 T1 和 T2 信号（T1WI 低信号，T2WI 高信号）、DWI 广泛高信号。由于检查时机不同，受累区域可有不同表现，早期主要为灰质区域受累，逐渐累及广泛白质。脑干损伤的 HIE 患儿死亡风险极高。

表 8-2　改良 Barkovich 的 HIE MRI 影像学评分

项目	影像学表现	评分
分水岭		
正常		0
轻度	单个或局灶性白质损伤 前或后部白质损伤（包括脑室周围白质损伤）	1 2
中度	前或后部分水岭区皮质及白质损伤	3
重度	前后分水岭区信号异常（包括灰白质分界不清） 更广泛异常（包括灰白质不能分辨）	4 5
基底节 / 丘脑		
正常		0
轻度	局灶、轻度信号异常，通常在丘脑腹外侧核和（或）壳核后部	1
中度	丘脑、豆状核信号异常 丘脑、豆状核、罗兰氏区信号异常	2 3
重度	更广泛受累	4
内囊后肢		
正常		0
模糊	信号强度减弱或不对称	1
异常	T1 和（或）T2 的信号缺失、反转或异常	2
脑干 / 间脑		
正常		0
中度	失去解剖细节，前后脑桥区分明显，局部信号异常，轻度不对称	1
重度	广泛信号异常，非正常髓鞘化，信号显著不对称，萎缩	2

注：★提示过去评分是以受累区域的 T1WI/T2WI 改变为依据；改良评分以 DWI 改变为依据，HIE 急性期表现为高信号．而慢性期严重损伤表现为低信号。

（3）临床分度：HIE 的神经症状在出生后是变化的，症状可逐渐加重，一般于 72h 达高峰，随后逐渐好转，严重者病情可恶化。临床应对出生 3d 内的新生儿神经症状进行仔细地动态观察，并给予分度。HIE 的临床分度见表 8-3。

表 8-3　HIE 临床分度

项　　目	轻　　度	中　　度	重　　度
意识	兴奋和抑制交替	嗜睡	昏迷
肌张力	正常或稍增高	减低	松软或间歇性伸肌张力增高
原始反射			
吸吮反射	正常	减弱	消失
拥抱反射	活跃	减弱	消失
惊厥	可有肌阵挛	常有	有，可呈持续状态
中枢性呼吸衰歇	无	有	明显
瞳孔改变	正常或扩大	常缩小	不对称或扩大，对光反射迟钝
EEG	正常	低电压，可有痫样放电	暴发抑制，等电线
病程及预后	症状在 72h 内消失，预后好	症状在 14d 内消失，可能有后遗症	症状可持续数周。病死率高存活者多有后遗症

3. 辅助检查

（1）颅脑超声检查：检查时可发现患儿脑室变窄或消失（提示有脑水肿）。

（2）头颅 CT 检查：可分为四级：①正常：脑实质所有区域密度正常。②斑点状：区域性局部密度减低，分布在两个脑叶。③弥漫状：两个以上区域密度减低。④全部大脑半球普遍密度减低，灰白质差别消失，侧脑室变窄。

（3）脑电图。

（4）磁共振扫描。

（5）经颅多普勒超声测定新生儿前脑动脉血流阻抗指数。

（6）脑脊液检查。

（7）血生化、血气分析检查。

4. 鉴别诊断

需与新生儿颅内出血、新生儿中枢神经系统感染、先天性遗传代谢病等鉴别。

【治疗】

1. 疾病极期综合治疗

（1）三项支持疗法：

1）维持良好的通气、换气功能，使血气和 pH 值保持在正常范围，可酌情应用 5% 碳酸氢钠液纠正酸中毒，24h 之内使血气达到正常范围。

2）维持各脏器血液灌流，使心率和血压保持在正常范围，根据病情应用多巴胺 2 ～ 5μg/（kg·min），如效果不佳，可加用多巴酚丁胺 2 ～ 5μg/（kg·min）及营养心肌药物，ATP，细胞色素 C 等。

3）维持血糖在 4.2 ～ 5.6mmol/L 为宜，以保证神经细胞代谢所需能源，及时监测血糖。避免高血糖，因其高渗透作用可能导致脑出血和血乳酸堆积等不良结局。

（2）三项对症处理：

1）控制惊厥：首选苯巴比妥，负荷量为 20mg/kg，12h 后给维持量 5mg/（kg·d），根据临床及脑电图结果增加其他止惊药物并决定疗程，如苯妥英钠、10% 水合氯醛、地西泮类药物因呼吸抑制明显，应用时需密切观察呼吸情况。

2）降颅压：如有颅压高表现，可及时应用甘露醇 0.25 ～ 0.50g/kg 静脉推注，酌情 6 ～ 12h 一次，必要时加呋塞米 0.5 ～ 1mg/kg，争取 2 ～ 3d 内使颅压明显下降。

3）清除脑干症状：当重度 HIE 临床出现呼吸节律异常、瞳孔改变，可应用纳洛酮，剂量 0.05 ～ 0.10mg/kg，静脉注射，连用 2 ～ 3d 或用至症状消失。

2. 新生儿期后的治疗及早期干预

（1）对脑损伤小儿的智能发育，要有计划地进行早期干预。

（2）对有脑瘫早期表现的小儿及时开始康复训练，在 3 ～ 4 个月内尽早接受治疗。

（3）对有明显神经系统症状或影像检查、脑电图检查仍表现出明显的脑结构、脑发育异常者，6 个月内继续应用促进脑细胞代谢、脑发育的药物 4 ～ 6 个疗程。

【预后】

（1）确切了解缺氧的严重程度。

（2）动态临床观察。

（3）临床及辅助检查的变化。

第四节　新生儿颅内出血

新生儿颅内出血是新生儿期常见的严重疾患，死亡率高，严重者常有神经系统后遗症，主要出血类型为硬膜下出血、蛛网膜下隙出血、基底节出血。病因可分为缺氧性及产伤性。

一、早产儿脑室周围 – 脑室内出血

【诊断】

1. 病史

妊娠分娩史、成熟程度、缺氧复苏史等。

2. 临床表现

早产儿脑室周围 - 脑室内出血的早期临床常见特征是呼吸窘迫，依出血程度不同在临床上表现为三种类型。

（1）急剧恶化型：较少见，发生在严重出血的小儿。在数分钟至数小时内病情急剧进展，出现意识障碍、呼吸暂停、眼球固定、肌张力严重低下或周身强直性惊厥、难以纠正的酸中毒，可在短时间内死亡。

（2）持续进展型：症状在数小时至数天内继续进展。先表现为大脑皮质兴奋性增高，如烦躁不安、易激惹、惊厥等，继而出现皮质抑制症状，如神志异常、四肢肌张力低下、呼吸异常，可存活或进一步恶化甚至死亡。

（3）临床无表现型：此型最为常见，多在早产儿生后常规头颅 B 超筛查中发现。

3. 辅助检查

主要为影像学检查，如颅脑 B 超、CT、MRI，用以了解出血部位、程度、范围。

（1）影像学检查根据出血发生发展的过程及血液在脑室内填充的量而判断出血程度。

1）Ⅰ度：单纯室管膜下发生基质出血或伴极少量脑室内出血，旁矢状面探查出血占脑室面积 10% 以下。

2）Ⅱ度：出血进入脑室，所占脑室面积为 10% ～ 50%。

3）Ⅲ度：脑室内出血伴脑室扩大，所占脑室面积 > 50%。

4）Ⅳ度：同时伴脑室旁局限或广泛的脑实质出血。

（2）在脑室周围 - 脑室内出血诊断的同时，不应忽视对颅内常见并发症的诊断，脑室周围白质病变、脑室旁梗死、梗阻性脑积水。

4. 鉴别诊断

需与新生儿缺氧缺血性脑病、新生儿中枢神经系统感染、先天性遗传代谢病等鉴别。

【治疗】

目前尚无特异性治疗方法，主要为对症治疗，防止继续出血及保护脑细胞。

（1）加强护理：保暖、保持安静。减少干扰，避免剧烈哭闹，保证液量及热卡供给。

（2）对症治疗：可应用维生素 K_1、输新鲜血等，应用镇静剂控制惊厥，可选用抗生素预防感染及应用保护脑细胞的药物等。

（3）其他：反复腰穿放脑脊液可降低颅压、维持脑的血流灌注，并可去除血及蛋白，以减少粘连，防止脑积水，但此法尚存争议。

（4）外科手术：对于脑积水尚无满意的治疗方法，必要时考虑进行外科分流术。

二、硬膜下出血

【诊断】

1. 病史

妊娠分娩史、成熟程度、缺氧复苏史等。

2. 临床表现

（1）严重后颅凹出血：可压迫脑干，短时间内危及生命。神经系统症状在生后立即出现，可有中枢性呼吸衰竭。

（2）后颅凹血肿：根据血肿大小及进展速度不同，临床可有不同表现。神经系统出现症状时间不等，生后数小时至3、4d内可无症状；神经系统症状程度不同，与颅压增高程度有关；血肿逐渐增大，压迫脑干可危及生命。

（3）大脑镰撕裂：常伴随下矢状窦的损伤，使双侧脑半球受累，出现临床神经系统症状。

（4）上矢状窦损伤：此处的硬膜下出血依程度不同可分为3种类型：①出血量少，临床症状轻微。②生后第2～3d左右出现局限性脑损伤表现。③新生儿期无异常表现，但由于慢性硬膜下渗出，至6个月左右发展为头围增大。

3. 辅助检查

影像学检查，如颅脑B超、CT、MRI，用以了解出血部位、程度、范围。当在大脑半球的硬膜下出血时，也可通过硬膜下穿刺做更直接的诊断，也可用颅骨透照来筛查。

【治疗】

早期以对症维持生命体征为原则，对硬膜下积液者可做冠状缝硬膜下穿刺抽出积液，以减轻颅内压。若10d以后液量无显著减少，则需考虑进行开放引流或硬膜下腔分流术。

三、原发性蛛网膜下隙出血

【诊断】

1. 病史

妊娠分娩史、成熟程度、缺氧复苏史等。

2. 临床表现

一般分为 3 种类型：

（1）出血量很少，仅有极轻的或无临床征象，如易激惹、肌张力低下，多于一周内恢复，此种类型最为常见。

（2）由于出血而致惊厥，常始于生后第 2 天，间歇性发作，发作期间表现正常。

（3）大量蛛网膜下隙出血并急剧进展，血液存留于脑间隙及后颅凹，可危及生命。

3. 辅助检查

影像学检查，如颅脑 B 超、CT、MRI，用以了解出血部位、程度、范围。

【治疗】

基本同其他类型颅内出血。

四、小脑出血

【诊断】

1. 病史

妊娠分娩史、成熟程度、缺氧复苏史等。

2. 临床表现

由于病因及出血量不同，症状可出现于生后第 1 天至 2～3 周不等，严重者可有脑干受压表现，出现严重呼吸功能障碍，短时间内死亡。早产儿较足月儿预后凶险程度更高。

【治疗】

积极对症治疗，对严重病例适时地行外科手术治疗除去积血是挽救生命的唯一途径。

五、足月儿脑室内出血

【诊断】

1. 病史

妊娠分娩史、成熟程度、缺氧复苏史等。

2. 临床表现

出现时间及程度均不同，与缺氧性脑损伤的神经系统症状体征也难以截然分开。

【治疗】

同早产儿脑室内出血。

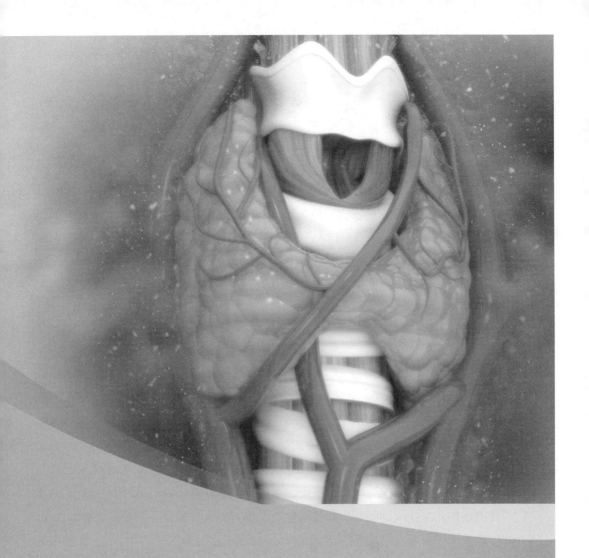

第九章
营养代谢和内分泌疾病

第一节　先天性甲状腺功能减退症

【病史采集】

（1）病因：①原发性甲状腺功能减退：甲状腺不发育或发育不全，甲状腺激素合成障碍，甲状腺或靶器官反应低下，暂时性甲状腺功能障碍。②继发性甲状腺功能减退：TRH 缺乏、TSH 缺乏等。

（2）流行病学：我国发病率为 0.291‰，地域特点是中国北部和南部地区的发病率低于东部、中部及西部地区。

（3）高危因素：早产儿、孕妇长期摄入致甲状腺肿的药物、孕妇患自身免疫性甲状腺病、缺碘地区。

【诊断】

1. 临床表现

多数先天性甲减患儿出生时无特异性临床症状或症状轻微，如母孕期胎动减少、过期产分娩、大于胎龄儿（常为巨大儿）、嗜睡、活动少、体温低、少汗、反应迟钝、动作慢、少哭、喂养困难；肌张力低、肠蠕动慢、呼吸困难；生理性黄疸持续时间长；随年龄增长，体重、运动及神经发育落后明显等。对所有 TSH 升高的新生儿应仔细询问病史和体格检查，排查先天性畸形（主要是心脏相关）。并注意识别任何潜在的畸形综合征或神经发育障碍。

2. 辅助检查

（1）甲状腺功能检查：为确诊的主要方法。目前多采用滤纸血斑法，生后 $2 \sim 3d$ 采取足跟血检测 TSH 浓度作为初筛，若结果大于 $15 \sim 20mU/L$（须根据所筛查实验室阳性切割值决定）时，可疑甲低；再检测血清 T_4、TSH 以确诊，如 T_4 仍低，TSH 仍高，即可确诊。如 T_4 低，TSH 正常，应同时测 T_4、三碘甲腺原氨酸树脂摄取率（RT3U）以及计算游离甲状腺素指数（FT_4I）。甲低时 T_4、RT_3U 及 FT_4I 均低；而 TBG 缺乏症则 T_4 低，RT_3U 增高，FT_4I 正常。如 T_4 及 TSH 均低，为继发性甲低，再进行 TRH 刺激试验。血清 TSH 不升高为垂体性甲低（2 级），血清 TSH 升高为下丘脑性甲低（3 级）。周围组织对甲状腺不反应所致的甲低时，T_4 及 T_3 增高，TSH 正常。

（2）TRH 刺激试验：若血清 T_4、TSH 均低，应进一步做 TRH 刺激试验，以鉴别下丘脑或垂体性甲低。TRH 刺激后不出现 TSH 峰值，应考虑垂体病变，如

TSH 峰值过高或出现时间延长，则提示下丘脑病变。

（3）影像学检查：①膝关节 X 线检查：明确股骨骺和胫骨骺是否存在来评估宫内甲减的严重程度（新生儿膝关节正位片显示股骨远端骨化中心出现延迟，提示可能存在宫内甲减）。②甲状腺放射性核素扫描和显像：碘 -123 或锝 -99m 由于放射性低常用于新生儿甲状腺核素显像。若核素扫描提示甲状腺增大需除外甲状腺激素合成障碍，结合过氯酸盐排泄试验明确甲状腺碘的氧化和有机化缺陷。③甲状腺超声可评估甲状腺发育情况，有助于提高诊断准确性。需要注意的是不要因为影像学检查而推迟开始治疗的时间。

（4）先天性甲减严重程度的评估：①临床表现。②实验室检查：主要根据 FT_4 水平来评估严重程度：FT_4 水平在 10 ～ 15pmol/L 为轻度；FT_4 水平在 5 ～ 10pmol/L 为中度；$FT_4 < 5pmol/L$ 为重度。③膝关节 X 线检查。④先天性甲减的病因。

【治疗】

（1）TSH≥40mU/L，同时采静脉血复查甲状腺功能，可不必等静脉血结果即可尽快起始治疗。

（2）TSH < 40mU/L，同时采静脉血复查甲状腺功能，若静脉 FT_4 水平低于该年龄正常水平，则应立即启动治疗方案。

（3）TSH > 20mU/L，即使 FT_4 正常，也应启动治疗。

（4）TSH 水平在 6 ～ 20mU/L，对于出生超过 21d 的婴儿，其 FT_4 在该年龄正常范围中，建议：完善检查，包括影像学检查，尽量明确诊断；与患儿家属沟通并征得同意后，立即启动补充甲状腺素和复查甲状腺功能，若拒绝治疗，需两周后复查甲状腺功能。

（5）TSH 大于 10mU/L，而 FT_4 正常的高 TSH 血症，复查后 TSH 仍然增高者应予治疗，起始治疗剂量可酌情减量，4 周后根据 TSH 水平调整。

（6）对于 TSH 始终维持在 6 ～ 10mU/L 的婴儿的处理方案目前仍存在争议，在出生头几个月内 TSH 可有生理性升高。对这种情况的婴儿，需密切随访甲状腺功能。

（7）左甲状腺素（LT_4）推荐作为先天性甲减治疗的首选药物。对于出生不超过 2 周或者经二次常规筛查明确诊断先天性甲减的新生儿，应尽快启动 LT_4 治疗。初始治疗剂量 10 ～ 15μg/（kg·d）。新生儿合并有严重疾病，总甲状腺素（TT_4）或 FT_4 浓度低，应给予最高初始剂量的 LT_4。若患儿存在潜在的心功能不全风险，

建议给予 LT_4 目标剂量的 50% 治疗，2 周后根据 FT_4 水平增加剂量。LT_4 应每日口服，建议每天在同一时间服药，剂量根据 FT_4 和 TSH 水平调整。如果需要静脉用药，用药剂量不超过口服用药剂量的 80%。

【随访】

1. 随访内容

LT_4 治疗过程中需定期检测血清或血浆 FT_4 或 TT_4.TSH，采血时间应距最后一次服药 4 h 后。TSH 应维持在相关年龄段的参考范围内（避免 TSH < 0.05mU/L），FT_4（TT_4）应维持在相关年龄段的平均值至正常上限范围之内（在参考值的 50% 的上限范围）。在治疗过程中，单纯的 FT_4 升高不作为 LT_4 减量的依据。

2. 随访时间

在初始治疗后的 1～2 周予第一次随访检查，而后每 2 周评估检查，直到 TSH 维持在正常范围。然后每 1～3 个月随访 1 次，直到 1 周岁。1～3 岁的儿童，应每 2～4 个月进行临床和实验室检查的随访。超过 3 岁的儿童，应每 3～12 个月定期随访，直到生长期结束。

第二节　先天性甲状旁腺功能减退症

【病史采集】

病因：甲状旁腺发育不全、肝豆状核变性、家族性自身免疫性多纤体疾病、甲状旁腺素分泌合成障碍、母患甲状旁腺功能亢进。

【诊断】

1. 临床表现

（1）神经、肌肉兴奋性增高：

1）常见症状有惊跳、手足搐搦、惊厥、肢体麻术等。当血钙 < 1.75～2.0mmol/L（7～8mg/dl）、血磷升高 > 2.26mmol/L（7mg/dl）即可诊断。手足肌肉呈强直性收缩，拇指内收，两下肢伸直足内翻，可为小发作，也可呈全身抽动，似癫痫样发作。

2）新生儿表现为易激惹、肌肉震颤、惊厥发作或发绀发作。

3）低血钙时可致自主神经兴奋，引起平滑肌痉挛。喉、支气管痉挛使体内缺氧，继发癫痫；肠痉挛引起腹痛反应，膀胱痉挛致尿失禁；血管痉挛引起肢体雷诺现象。

4）少数慢性病例可出现锥体外束表现如肌张力增高、舞蹈症或小脑共济失调等，考虑可能与脑基底节钙化有关。

（2）外胚层组织器官改变：病程长者皮肤粗糙脱屑、色素沉着，毛发稀少脱落，头发、眉毛等可见斑秃或全秃；指趾甲萎缩变形，脆薄表面横沟，常合并白色念珠菌感染；牙齿萌出晚，牙钙化不全，牙釉发育不良，釉质脱落。

（3）白内障：较为多见，多为双侧，严重者可致失明。

（4）低血钙致其他脏器症状精神症状：如烦躁不安，情绪不稳定，或智力发育延迟。手足搐搦常引起过度换气及肾上腺分泌过多，而致相应症状，也可有低血压，甚至心衰。心电图检查可发现 Q-T 间期延长。

（5）潜伏性抽搐的体征：有时血钙低但临床无抽搐症状。

（6）转移性钙化：钙化多对称分布于脑基底节（苍白球壳核和尾状核），少数患者可出现颅内压增高与视盘水肿。

2. 辅助检查

（1）钙检测：血清钙可低至 1.25 ～ 1.75mmol/L（5 ～ 7mg/dl），24h 尿钙排泄量减少，常在 20 ～ 30mg 以下。

（2）血生化检测：血清磷常高达 2.26 ～ 3.88mmol/L（7 ～ 12mg/dl），碱性磷酸酶正常或减低。1，25（OH）2D 减低。

（3）血清免疫反应性 PTH 测定减低。

（4）心电图检查：可见心动过速，Q-T 间期延长，ST 段延长，伴异常 T 波。

（5）头颅 X 线或头颅 CT 检查：头颅 X 线摄片约有 20% 显示基底节钙化，少数患儿尚有松果体及脉络丛钙化；CT 扫描较之 X 线片更敏感，能更早及更多地发现颅内钙化灶。

（6）骨 X 线片检查长骨可见骨密度增高，手骨片可见到掌骨骨密度增加。

（7）脑电图：惊厥发作时可有弥漫慢波或棘 - 慢综合波，亦可有顶枕区单个尖波，血钙升高后恢复正常。可见广泛性慢波，长期可造成脑电图不可逆病变。应与癫痫、低血镁鉴别。

（8）尿液检查：24h 尿钙减少，24h 尿磷减少。

（9）其他：脑脊液检查、PTH 兴奋试验、钙负荷试验、肾小管磷重吸收实验、磷廓清率等。

【治疗】

治疗目标：尽可能应用小剂量 D 使血清钙维持在 2.13 ～ 2.25mmol/L。

（1）低血钙抽搐发作期：

1）应用 10% 葡萄糖酸钙溶液每次 2mL/kg 加入等量的 5% 葡萄糖溶液中慢速静脉输入，2 ～ 3 次 / 天。监测血钙和心电图，直到临床症状缓解或血钙上升到 1.75mmol/L（7mg/dl）。口服元素钙 1 ～ 3g/d。

2）保持呼吸道通畅，抽搐时可给镇静药苯巴比妥钠或水合氯醛止惊。

3）急性期维生素 D 治疗：骨化三醇（罗盖全）0.25μg/d 口服，以 0.03 ～ 0.08μg（kg·d）维持。其治疗量与中毒量间的安全范围较小，大量连续应用可发生中毒。也可使用维生素 D_3 或阿法骨化醇。

（2）维持治疗期：

1）钙制剂口服。

2）维生素 D 口服。

3）镁的补充：当血镁浓度低于 0.6mmol/L（1.5mg/dl）时，补充硫酸镁。治疗过程中监测血钙、血磷、碱性磷酸酶、24h 尿钙 / 尿肌酐比，防止高钙尿症的发生。

第三节　先天性肾上腺皮质增生症

【病史采集】

（1）流行病学：新生儿先天性肾上腺皮质增生症发病率为 1/16000 ～ 20000，男女比例为 2 ：1。

（2）高危因素：家族史中有过本病患者。

【诊断】

1.临床表现

（1）21- 羟化酶缺乏症（21-OHD）为最常见类型，占本病的 90% ～ 95%，通常分为如下 3 种类型。

1）单纯男性化型：系 21- 羟化酶不完全缺乏所致，偶发生低血糖，女性胎儿不同程度的外生殖器男性化，阴蒂增大，或伴有尿道褶（小阴唇）及阴唇阴囊隆起（大阴唇）由后向前不同程度的融合，似男性尿道下裂及隐睾的阴囊。阴道和尿道多为一个开口。偶尔尿道褶完全融合而开口于增大的阴蒂顶端，似正常男性隐睾的外生殖器，内生殖器仍为女性型。男性胎儿在出生时外生殖器正常或阴茎较大。未经治疗的患儿男性化继续进展。男孩在生后 6 个月内逐渐出现假性性早熟症状，阴茎、阴囊及前列腺增大，但睾丸不相应增大，亦无精子形成。男女患儿均可出现男性第二性征，如出现腋毛、阴毛、胡须、痤疮和喉结，声音低沉等。女孩呈现男性体型。身高及骨龄均明显超过同龄儿。由于长骨骨骺融合过早，生长较早停止，至青年和成人时体格却较矮。患儿皮肤及黏膜色素增加，乳晕及外生殖器皮肤发黑，其他类型 CAH 亦同。

2）失盐型：为 21- 羟化酶完全缺乏所致。男性化更为严重，肾远曲小管再吸收钠减少，失钠增加，排钾及氢离子减少。常在生后 6 ～ 14d 出现症状，精神萎靡、嗜睡、厌食、呕吐、体重不增或下降、低钠血症、高钾血症脱水和代谢性酸中毒。

3）不典型型：亦称迟发型、隐匿型或轻型，是由于 21- 羟化酶轻微缺乏所引起。出生后无明显症状，至儿童期或青春期出现男性化症状，女性可有多毛、痤疮、月经失调和不孕症等（迟发型）。亦有一直无症状者。

（2）11B- 羟化酶缺乏症（11B-OHD）：占 CAH 的 5% ～ 8%。临床可分为典型与非典型型。典型者雄激素合成过多导致女性外生殖器男性化（假两性畸形）和男性假性性早熟，可无肾上腺皮质功能减退症状，可有高钠、低钾、碱中毒、水钠潴留和高血压等。非典型患者发病晚，症状轻，可出现失盐症状，无性征异常。

（3）3B- 羟类固醇脱氢酶缺乏症（3B-HSD）：本型较罕见，常在 1 周至 3 个月出现严重的肾上腺皮质功能减退和失盐症状，新生儿期即可发生失盐、脱水表现，病情较重。男性胎儿外生殖器男性化不完全，可有尿道下裂，分叉阴囊和隐睾（男性假两性畸形）。女性胎儿外生殖器可正常或轻度男性化，阴蒂增大，出现不同程度的阴唇融合。轻型患者出生后外生殖器正常，无失盐。女性患者常在青春期后出现多毛，轻度男性化，月经失调等。

（4）17a- 羟化酶缺乏症（17a-OHD）：本型较罕见，可有低钾血症、代谢性碱中毒、高钠血症和高血压。可无或仅有轻度肾上腺皮质功能减退症状。女性胎儿外生殖器正常，而青春期由于卵巢不能合成雌激素，可发生性幼稚症和雌激素缺乏症状。男性胎儿外生殖器男性化不完全（男性假两性畸形）或完全呈女性型，但其内生殖器仍为男性型。

（5）胆固醇侧链裂解酶缺乏症：又称先天性类脂质性肾上腺皮质增生症，罕见，肾上腺皮质所有激素的合成均有障碍，为最严重类型。在生后数日或数周出现严重的失盐和低血糖等肾上腺皮质功能减退症状。女性胎儿内外生殖器正常，在青春期可发生性幼稚症和雌激素缺乏。男性胎儿外生殖器完全是女性型，内生殖器仍为男性型。

2. 辅助检查

（1）确定性别：①颊黏膜上皮细胞涂片检查性染色质（X 及 Y 小体）和周围血液培养检查染色体核型。②必要时向尿生殖窦注入造影剂以判定是否存在子宫。

（2）实验室检查：①一般检查：血清 Na、K^+、Cl^-、血气及血糖测定，失盐型可有低钠、高钾血症。②检查血浆肾素血管紧张素原（PRA）、醛固酮（AI-do）、17-OHP、DHEA、脱氧皮质酮（DOC）及睾酮（T），其中 17-OHP 是 21OHD 较可靠的诊断指标。③测定尿液 17- 羟类固醇（17-OHCS）、17- 酮类固醇（17-KS）和孕三醇，其中 17-KS 是反映肾上腺皮质分泌雄激素的重要指标，对本病的诊断优于 17-OHCS。④血皮质醇和 ACTH 测定：典型失盐型 CAH 病例，皮质醇水平降低，单纯男性化型可在正常范围或稍低于正常。ACTH 不同程度升高，部分患儿尤其非典型者可正常。

（3）基因诊断：采用直接 PCR、寡核苷酸杂交、限制性内切酶片段长度多态性和基因序列分析可发现相关基因突变或缺失。

（4）新生儿筛查：采用干血滴纸片法，生后 2 ～ 5d 采集足跟血，检测 17-OHP 浓度。正常新生儿出生后 17-OHP 水平较高，12 ～ 24h 后降至正常，此外，低出生体重儿 17-OHP 水平也会上升，应注意鉴别。

（5）产前诊断：① 21- 羟化酶缺乏：在孕 9 ～ 11 周取绒毛膜活检进行胎儿细胞 DNA 分析，孕 16 ～ 20 周抽取羊水检测孕三醇、17-OHP 等。因大部分非典型型 21-OHD 患儿生后 17-OHP 水平无明显升高，故基因检测是此型患儿唯一的早期诊断方法。② 11B- 羟化酶缺乏：主要测定羊水 DOC 或取绒毛膜进行相关基因分析。

【治疗】

1. 糖皮质激素治疗

（1）治疗原则：新生儿筛查确诊后应立即治疗，需终身治疗。尽可能以最低糖皮质激素剂量抑制雄激素、维持正常的生长，避免医源性库欣综合征。

（2）药物及剂量：选用接近生理需要的氢化可的松片剂，正常新生儿生理性皮质醇分泌量 7 ～ 9mg/（$m^2 \cdot d$），新生儿经典型（尤其失盐型）患儿开始氢化可的松剂量可偏大 [25 ～ 50mg/（$m^2 \cdot d$）]，以尽快控制代谢紊乱，并监测电解质及血压，数日至 1 周后待临床症状好转、电解质正常后则尽快减少氢化可的松剂量至维持量，婴儿期维持量 8 ～ 12mg/（$m^2 \cdot d$），甚至更低的剂量 [6 ～ 8mg/（$m^2 \cdot d$）]。婴儿期后根据临床及检测指标调节剂量。一般每日氢化可的松总量平均分 3 次（每 8h）口服，或可根据患者疗效，适当调整早上或睡前剂量。

（3）应激状态处理：在发热超过 38.5℃、肠胃炎伴脱水、全麻手术、严重外伤等应激情况下，为预防肾上腺皮质功能危象发生，需要增加氢化可的松剂量为原剂量的 2 ～ 3 倍，如服药后出现呕吐，则在呕吐后 30min 补服药物，如不能口服可采用肌注。危重情况下也可增加氢化可的松剂量至 50 ～ 100mg/（$m^2 \cdot d$）。对需要手术患者，可根据手术的大小调整静脉用药的时间和剂量。通常在术前 1 ～ 3d 静脉滴注氢化可的松 50mg/（$m^2 \cdot d$），分 2 次，手术日可增加至 100mg/（$m^2 \cdot d$），术后 1 ～ 2d 可减至 50mg/（$m^2 \cdot d$），之后根据患儿情况快速减少剂量，并改为口服，术后数日至 1 周内减量至原维持剂量。

2. 盐皮质激素治疗

典型（失盐型及单纯男性化型）CAH，尤其在新生儿期及婴儿早期，均需要同时给予盐皮质激素，以改善失盐状态。盐皮质激素也可用于非经典型（轻度）患者，有助于减少氢化可的松的剂量。临床上选用 9a-氟氢化可的松 0.1 ～ 0.2mg/d，分 2 次口服，通常治疗数日后电解质水平趋于正常维持量为 0.05 ～ 0.1mg/d。应激状态下通常不需要加量。

3. 补充氯化钠

失盐型患儿在婴儿期对失盐耐受性差，另需每日补充氯化钠 1 ～ 2g。

4. 急性肾上腺皮质功能危象处理

（1）纠正脱水及电解质紊乱：失盐型患儿多为轻、中度脱水，严重脱水可在头 2 h 内静滴 5% 葡萄糖生理盐水 20mL/kg 扩容，以后根据脱水纠正情况适当补液纠正。对低血钠、高血钾患儿可先给予静脉补钠，补钠量（mmol/L）按（135-测得值）× 0.6 × 体重计算，头 8 ～ 12h 给予总量的一半，余半量放入维持量中补给；尽快给予口服 9a-氟氢化可的松，电解质正常后可停止静脉补钠。如血钾严重增高，给予 10% 葡萄糖液及胰岛素（4 ～ 5g 葡萄糖加 1U 正规胰岛素）静脉滴注，或口服树脂降低血钾浓度。

（2）糖皮质激素：静脉输注大剂量的氢化可的松 50 ～ 100mg/（$m^2 \cdot d$），分 2 次，电解质及血气恢复正常后，可改口服氢化可的松，2 周左右减量至维持量。

5. 外生殖器矫形治疗

对阴蒂肥大明显的女性患者，在代谢紊乱控制后，应尽早在出生 3 ～ 12 个月时，由一定手术经验的泌尿外科医师实行阴蒂整形手术。对阴蒂轻度肥大、随着年龄增大外阴发育正常而外观未显异常者，可无需手术。

第四节　新生儿低血糖

【病史采集】

高危因素：其母有糖尿病史、妊娠高血压疾病史。患儿系红细胞增多症、母婴血型不合溶血病、窒息、感染、新生儿硬肿症、RDS、早产儿、小于胎龄儿及开奶晚、摄入不足等。

【诊断】

1. 临床表现

患儿出现反应差、阵发性发绀、震颤、眼球不正常转动、惊厥、呼吸暂停、嗜睡、拒食、多汗、苍白等。

2. 辅助检查

（1）血糖测定：血糖低于 2.2mmol/L。

（2）高胰岛素血症：反复的低血糖发作，多为严重的低血糖且无酮症，绝对或相对的持续高胰岛素血症，如低血糖时空腹血胰岛素＞10U/L；血糖 0.6 ～ 0.8mol/L 时，血胰岛素＞5U/L；血胰岛素（单位 U/L）/ 血糖（单位 mg/dI）比值＞0.3；注射胰高血糖素 1mg（静脉或肌注）后 0.5h，血胰岛素＞80U/L 等，都提示高胰岛素血症。

（3）其他检查：对于诊断不明者根据需要查血象、血红蛋白、血钙、血镁、尿常规与酮体，必要时做脑脊液、X 线胸片、心电图或超声心动图等。

【治疗】

（1）对可能发生低血糖者应从生后 1h 即开始喂奶（或鼻饲），24h 内每 2h 喂 1 次。如血糖低于需要处理的界限值 2.6mmol/L，患儿无症状，应静脉点滴葡萄糖液 6 ～ 8mg/（kg·min），每小时 1 次监测微量血糖，直至血糖正常后逐渐减少至停止输注葡萄糖。如血糖低于界限值，患儿有症状，应立即静脉注入 10% 葡萄糖液 2mL/kg，速度为 1mL/min。随后继续滴入 10% 葡萄糖液 6 ～ 8mg/（kg·min）。如经上述处理低血糖不缓解，则逐渐增加输注葡萄糖量至 10 ～ 12mg/（kg·min）。治疗期间每小时 1 次监测微量血糖，每 2 ～ 4h 检测静脉血糖，如症状消失，血糖正常 12 ～ 24h，逐渐减少至停止输注葡萄糖，并及时喂奶。

（2）如用上述方法补充葡萄糖仍不能维持血糖水平，可加用氢化可的松 5 ～ 10mg/（kg·d）静脉滴注，至症状消失、血糖恢复后 24 ～ 48h 停止，激素疗法可持续数日至 1 周。

（3）持续性低血糖可用胰高血糖素 0.1 ～ 0.3mg/kg 肌注，必要时 6h 后重复应用。同时进一步检查除外高胰岛素血症，必要时应用二氮嗪和生长抑素。

（4）应积极治疗各种原发病。如半乳糖血症患儿应完全停止乳类食品，代以不含乳糖食品；亮氨酸过敏婴儿，应限制蛋白质；糖原累积症患儿应昼夜喂奶；先天性果糖不耐受症应限制蔗糖及水果汁等摄入。

（5）治疗期间还需保持一定环境温度以降低热能消耗，并监测血糖变化。

（6）高胰岛素血症的治疗：尽快通过静脉输注葡萄糖维持血糖正常，当喂养开始后可逐渐降低葡萄糖输注速率，并监测血糖。当患儿需要葡萄糖输注速率 ＞ 10mg/（kg·min）才能维持血糖正常时可以开始药物治疗。常用药物有二氮嗪（5 ～ 20mg/kg·d 分 3 次，口服）、氯噻嗪（7 ～ 10mg/kg·d 分 2 次，口服）、尼莫地平（0.25 ～ 2.5mg/kg·d 分 3 次，口服）、高血糖素（1 ～ 20μg/kg·h，皮下或静注）、奥曲肽（5 ～ 25μg/kg·d，持续静滴 6 ～ 8h 或皮下注射）。绝大多数患儿都可通过上述内科治疗使病情稳定，如果内科治疗失败则可能需要外科手术部分胰腺切除。

第五节　新生儿高血糖

【病史采集】

病因：新生儿血糖调节功能不成熟，应激状态如窒息、感染等，医源性高血糖，新生儿暂时性糖尿病，新生儿糖尿病等。

【诊断】

1. 临床表现

患儿血糖显著增高或持续时间长者可发生高渗血症、高渗性利尿，出现脱水、烦渴、多尿、颅内出血等。

2. 辅助检查

全血血糖 > 7mmol/L。

【治疗】

（1）医源性高血糖症应根据病情暂时停用或减少葡萄糖入量，严格控制输液速度，并监测血糖、尿糖。肠道外营养应从葡萄糖的基础量开始，逐步增加。32～34 周胎龄的早产儿应每天增加基础量的 1%，较大早产儿和足月儿每天增加基础量的 2.5%。胃肠道外营养应同时加用氨基酸溶液和脂肪乳，以减少葡萄糖用量。

（2）重症高血糖症伴有明显脱水表现应及时补充电解质溶液，以迅速纠正血浆电解质紊乱状况，并降低血糖浓度和减少糖尿。

（3）当葡萄糖浓度已经降低至 5%，葡萄糖输注速度降低至 4mg/（kg·min）时，空腹血糖浓度 > 14mmol/L、尿糖阳性或高血糖持续不见好转时可试用胰岛素，用法如下：①间歇胰岛素输注：0.05～0.1U/kg，每 4～6h 1 次，必要时通过输液泵输注（15min）。②持续胰岛素滴注：滴注速率 0.01～0.2U/（kg·h），通常开始剂量 0.05U/（kg·h），新生儿对胰岛素输注极为敏感应每 30min 监测一次血糖，以调节胰岛素的滴注速度直至稳定；如果血糖水平仍然 > 10mmol/L，增加滴注速率 0.01U/（kg·h）；如果发生低血糖，停止胰岛素滴注，并静脉供给 10% 葡萄糖液 2mL/kg，1 次。③皮下注射胰岛素现已很少应用（新生儿糖尿病除外）。④胰岛素滴注期间，每 6h 监测血钾水平。

（4）持续高血糖，尿酮体阳性，应作血气监测及时纠正酮症酸中毒。

（5）同时去除病因，治疗原发病如停用激素、纠正缺氧、恢复体温控制感染、抗休克等。

第六节　新生儿高钠血症

【病史采集】

（1）单纯水摄入不足：水摄入不足、不显性失水增多等。

（2）混合性失水失钠：肾脏及肾外丢失。

（3）钠潴留：钠摄入过多、肾脏排泄异常。

【诊断】

1. 临床表现

患儿出现烦渴、少尿、黏膜和皮肤干燥、发热、烦躁、嗜睡、昏睡、昏迷、震颤、肌张力增高颈强直、尖叫、惊厥。

2. 辅助检查

血清钠 > 150mmol/L。

【治疗】

积极治疗原发病，去除病因，恢复血清钠至正常。

（1）单纯失水性高钠血症增加进水量使血清钠及体液渗透压恢复正常。

所需水量（L）=[（患者血清钠 -140）mmol/L × 0.7 × 体重（kg）]*/140mmol/L

* 为过剩钠量（mmol）

先给计算量的 1/2，根据治疗后反应决定是否继续补充和补充剂量。纠正高钠血症（高渗）的速度不可过快，否则可发生脑水肿和惊厥。一般血清钠的降低不可超过 1mmol/（L·h）或 10mmol/（L·d）（下同）。约需 2d 完全纠正。此外尚需补充生理需要的水量。

（2）混合失水失钠性高钠血症：纠正高钠血症所需水量同上，尚需纠正脱水和补充正常及异常损失所需溶液量。可根据患者的需要分别计算，共同给予。

（3）钠潴留性高钠血症治疗：在于移除过多的钠，暂时禁盐。肾功能正常的轻症患者可将过多的钠较快排出，必要时可应用袢利尿剂如呋塞米，加速钠的排出，同时适当增加水摄入量。肾灌注不良、肾功能障碍者，可进行腹膜透析。

第七节　新生儿低钠血症

【病史采集】

（1）钠缺乏：摄入不足或丢失增多，只补充水或低盐溶液。

（2）水潴留：水摄入过多或排泄障碍。

（3）体内钠重新分布。

（4）假性低钠血症：如高血糖、高血脂症、高蛋白血症等。

【诊断】

1. 临床表现

患儿出现皮肤弹性减低、心跳增快、四肢厥冷、血压降低重者发生休克、呼吸暂停、嗜睡、昏睡、昏迷、惊厥等。

2. 辅助检查

血清钠 < 130mmol/L。

【治疗】

要是积极治疗原发病，去除病因，恢复血清钠。纠正低钠症的速度决定于临床表现，治疗的目的首先是解除严重低钠血症的危害，使血清钠恢复到 120mmol/L 以上，而不是在短时间内使之完全恢复正常。

（1）失钠性低钠血症补充钠盐使血清钠及现存体液渗透压恢复正常。

所需钠量（mmol/L）=（140 - 患者血清钠）mmol/L × 0.7 × 体重（kg）= 体液总量

先给计算量的 1/2，根据治疗后的反应，决定是否继续补充及补充剂量。一般在 24 ～ 48h 补足。若同时存在脱水和异常损失（如腹泻等），可将纠正脱水和补充正常及异常损失所需溶液分别计算共同给予。中度脱水伴循环障碍和重度脱水者需首先扩容，最初 8 ～ 12h 滴速稍快 [8 ～ 10mL/（kg·h）]，使脱水基本纠正，血清钠恢复到 >125mmol/L。纠正酸中毒和补充钾（肾上腺皮质功能低下除外），与低渗性脱水的治疗相同。

若发生明显的症状性低钠血症需紧急治疗，应用 3% NaCl 液静脉滴注，使血清钠较快恢复到 125mmol/L[提高速度 1mmol/（L·h）]。

所需 3% NaCl（mL）=（125 - 患者血清钠）mmol/L × 0.7 × 体重（kg）/0.5

3% NaCl（1mL）=0.5mmol。

除上述紧急处理外，肾上腺皮质功能不全的患者尚需给予皮质醇和盐皮质激素，单纯性醛固酮合成不足者补充盐皮质激素，按各疾病处理。早产儿和各种原因所致失盐增加者需增加盐输入量，以保持钠平衡。停用利尿剂。

（2）稀释性低钠血症清除体内过多的水，使血清钠和体液渗透压及容量恢复正常。

限制水摄入量，使之少于生理需要量（不显性失水量及尿量），适当限制钠摄入量。对有水、钠潴留的低钠血症可应用袢利尿剂如呋塞米等，以加速水和钠的排出。对明显的症状性低钠血症给予 3%NaCl 提高血清钠到 125mmol/L，同时应用利尿剂。效果不佳者，尤其在心力衰竭和肾衰竭肾脏排水障碍者，必要时进行腹膜透析治疗。积极治疗引起 SIADH 的原发病。SIADH 多为暂时性的现象，随着原发病的好转而缓解。当血清钠恢复正常后，可试行增加进水量，如果血清钠下降，尿渗透压仍高，表示 SIADH 仍然存在，尚需限制进水量。若血清钠仍正常，排尿量增多，尿渗透压下降，水负荷能充分排出，则 SIADH 已消除。

第八节　新生儿高钾血症

【病史采集】

（1）钾摄入过多：由于机体存在对摄入钾的适应机制，摄入钾稍多不致发生高钾血症。若肾功能障碍或钾从 ECF 移入 ICF 障碍，或短时间给予大量钾或静注大量青霉素钾盐，则易发生高钾血症。

（2）肾排钾障碍（钾潴留）：①肾衰竭。②血容量减少：脱水及休克等。③肾上腺皮质功能不全。④先天性肾上腺皮质增生症。⑤潴钾利尿剂。

（3）钾从细胞内释放或移出：①大量溶血。②缺氧。③酸中毒。④休克。⑤组织分解代谢亢进。⑥严重组织损伤。⑦洋地黄中毒。⑧胰岛素缺乏。⑨去极化型肌松弛剂琥珀酰胆碱的应用。

【诊断】

1. 临床表现

主要是神经肌肉和心脏症状。神经肌肉兴奋性降低，精神萎靡，嗜睡，躯干和四肢肌肉无力，腱反射减弱或消失，严重者呈弛缓性瘫痪。常从下肢开始呈上升型，但脑神经支配的肌肉和呼吸肌常不受累。高钾可致乙酰胆碱释放，引起恶心、呕吐、腹痛。心脏收缩无力，心音减弱，早期血压偏高，晚期降低。

2. 辅助检查

（1）血清钾 > 5.5mmol/L。

（2）心电图：早期改变为 T 波高尖，底部较窄，呈帐篷样，振幅亦可正常。正常婴儿 V1-3 导联和左心室肥厚的 T 波常倒置，高钾时可变为 T 波直立。重度高钾（7.5 ～ 10mmol/L）时除 T 波改变外, P 波低平增宽, P-R 延长, S-T 下降（偶

可抬高)。以后 P 波消失, R 波变低, S 波增深。血钾 > 10mmol/L 时 QRS 明显增宽, S 波与 T 波直接相连呈正弦样波形。由于室内传导缓慢、单向阻滞和有效不应期缩短, 可发生室速、室扑或室颤, 最后心室静止。在心室静止前常有缓慢的心室逸搏心律。心室静止或室颤可反复发作, 出现阿斯综合征, 可引起猝死。

【治疗】

1. 轻症治疗

血清钾 6 ～ 6.5mmol/L, 心电图正常时, 停用含钾药物, 减少或暂停授乳。给予阳离子交换树脂保留灌肠或用排钾利尿剂等, 促进钾的排出。

2. 紧急治疗

血清钾 > 6.5mmol/L, 需迅速采取以下措施:

(1) 拮抗高钾对心脏的毒性作用: 10% 葡萄糖酸钙液 0.5 ～ 1mL/kg 缓慢静注, 几分钟内显效, 但维持时间较短 (约 5min), 只起暂时作用。如心电图无改善, 可在 5min 后重复应用。

(2) 使钾由细胞外液移入细胞内液: 20% 葡萄糖液 10mL/kg (2g/kg) 加胰岛素 0.5U 于 30min 内静脉滴注。在 30 ～ 60min 内生效, 维持数小时, 必要时重复使用。应用高张葡萄糖可刺激胰岛素分泌, 停注后可能发生低血糖, 可用 5% 或 10% 葡萄糖溶液静脉滴注维持, 逐渐减量至停用。5% 碳酸氢钠液 3 ～ 5mL/kg (2 ～ 3mmol/kg), 缓慢静脉滴注。可使钾由 ECT 移入 ICF 而降低血清钾。在 30 ～ 60min 内生效, 维持数小时, 必要时重复使用。

(3) 促进钾排出: 阳离子交换树脂: 常用聚磺苯乙烯, 为 Na^+/K^+ 交换树脂, 0.5 ～ 1.5g/kg 加 20% 山梨醇 10mL, 保留灌肠 (30 ～ 60min), 每 4 ～ 6h 1 次。每 g 可结合钾 0.5 ～ 1mmol, 释放钠 1 ～ 2mmol, 钠应计算到钠平衡量内, 尤其在肾衰竭少尿或心力衰竭患者, 以免引起水、钠潴留和肺水肿。排钾利尿剂: 静脉注射呋塞米可促进肾排钾, 对心力衰竭和水肿者还可促进排除液体, 但肾衰竭或醛固酮减低的患者反应不佳。腹膜透析或血液透析: 需迅速降低血清钾而应用上述治疗措施无效时应用, 例如在肾衰竭及分解代谢亢进的患者。腹膜透析简便易行, 效果良好, 紧急情况下可用血液透析, 效果更快。

第九节　新生儿低钾血症

钾摄入不足、钾丢失过多、钾在细胞内外分布异常等。

【诊断】

1.临床表现

主要是神经肌肉、心脏、肾脏和消化系统症状。神经肌肉兴奋性减低，精神萎靡，反应低下，躯干和四肢肌肉无力，常从下肢开始，呈上升型。腱反射减弱或消失，严重者出现弛缓性瘫痪。呼吸肌受累则呼吸变浅。平滑肌受累出现腹胀、便秘、肠鸣音减弱，重症可致肠麻痹。心率增快，心脏收缩无力，心音低钝，常出现心律失常，重症血压可降低。慢性缺钾（大多超过 1 个月）可使肾小管上皮细胞空泡变性，对 ADH 反应低下，浓缩功能降低，尿量增多。

2.辅助检查

（1）血清钾＜3.5mmol/L。

（2）心电图：心电图 T 波增宽、低平或倒置，出现 U 波，在同一导联中 U 波＞T 波，两波相连呈驼峰样，可融合成为一个宽大的假性 T 波。Q-T（实为 Q-U）延长，ST 下降。后期 P 波可增高似肺型 P 波。心律失常包括房性或室性期前收缩、室上性或室性心动过速、心室扑动（室扑）或室颤阿斯综合征等，可致猝死。亦可引起心动过缓和房室传导阻滞。

（3）尿检查：缺钾时肾小管泌 H^+ 和再吸收 HCO_3^- 增加，氯的再吸收降低，可发生低钾低氯性碱中毒伴有反常性酸性尿。

（4）血糖：低钾时胰岛素分泌受抑制，糖原合成障碍，对糖的耐受降低，易发生高血糖症。

【治疗】

（1）首先是治疗原发病，尽量去除病因，防止钾的继续丢失。

（2）尽早恢复喂奶，因为乳内含有较丰富的钾。

（3）钾剂治疗与否决定于低钾是由于钾分布异常还是缺钾。单纯碱中毒所致钾分布异常，主要是纠正碱中毒；缺钾则需补钾。新生儿可静滴氯化钾，每日 3mmol/kg，另加生理所需钾量，一般为 4 ～ 5mmol/kg。静滴氯化钾溶液的浓度和速度按其所需的补钾量和补液量而定，每日补液量较多者（腹泻脱水）浓度宜稍低（0.2%），滴速可稍快，8～10mL/（kg·h）。补液量少者浓度可稍高，一般不超过0.3%，滴速减慢，＜5mL/（kg·h）。所补充的钾须经过ECF进入ICF，而细胞内外钾平衡需15h以上，给钾量过大过快有发生高钾血症的危险。治疗期间需监测血钾及心电图，随时调整。严重脱水时，肾功能障碍影响钾的排出，必须先扩容以改善血循环和肾功能，有尿后再给钾。由于细胞内钾的恢复较慢，须持续给钾4～6d。严重缺钾或有经肾或肾外大量失钾者治疗时间更长。

第十节　新生儿低钙血症

【病史采集】

早发性新生儿低钙血症、晚发性新生儿低钙血症、先天性甲状旁腺功能低下等。

【诊断】

1.临床表现

主要是神经、肌肉的兴奋性增高，表现惊跳、手足搐搦、震颤、惊厥等。新生儿抽搐发作时常伴有不同程度的呼吸改变、心率增快和发绀，或因胃肠平滑肌痉挛引起严重呕吐、便血等胃肠症状。最严重的表现是喉痉挛和呼吸暂停。早产儿可在生后较早出现血钙降低，其降低程度一般与胎龄成反比，但常缺乏体征，与早产儿易伴血浆蛋白低下和酸中毒、血游离钙与总钙水平比值相对较高有关。发作间期一般情况良好，但肌张力稍高，腱反射增强，踝阵挛可阳性。生后早期发病者血钙低，血磷正常或升高，可伴低血糖；晚期发病者血钙低，血磷高。

2.辅助检查：

（1）血钙＜1.8mmol/L或游离钙＜0.9mmol/L。

（2）心电图：心电图示QT时间延长（足月儿＞0.19s，早产儿＞0.20s）。

【治疗】

（1）对无症状高危儿的低钙血症应给予支持疗法，每日可给元素钙24～35mg/（kg·d）静脉缓慢滴注，滴注速度应由输液泵来控制。

（2）出现惊厥或其他明显神经肌肉兴奋症状时，可用10%葡萄糖酸钙每次

2mL/kg，以 5% 葡萄糖液稀释 1 倍缓慢静注（1mL/min）。必要时可间隔 6 ～ 8h 重复给药，最大剂量为元素钙 50 ～ 60mg/（kg·d）。在注入钙的过程中，注意心率保持在 80 次 / 分钟以上，否则应暂停。若症状在短时期内不能缓解，应同时给予镇静剂。惊厥停止后改为口服钙维持，可用乳酸钙或葡萄糖酸钙，剂量为元素钙 20 ～ 40mg/（kg·d）。

（3）对较长期或晚期低钙血症口服钙盐 2 ～ 4 周，维持血钙在 2 ～ 2.3mmol/L。应强调母乳喂养或用钙磷比例适当的配方奶。

（4）有甲状旁腺功能不全时，须长期口服钙剂治疗，同时用维生素 D（10000 ～ 25000U/d），或二氢速变固醇 0.05 ～ 0.1mg/d。低钙血症同时伴有低镁血症，单纯给钙惊厥不易得到控制，甚至反使血镁更低。此时，应用镁盐治疗不仅可使血镁浓度上升，而且可使血钙也恢复正常。

第十一节　新生儿低镁血症

【病史采集】

慢性先天性低镁血症、新生儿暂时性低镁血症等。

【诊断】

1.临床表现

无特异性，以神经肌肉的兴奋性增高为主，包括烦躁、惊跳抽搐等。惊厥每日可达 1 ～ 10 次，每次持续数秒或数分钟自行缓解。新生儿可仅表现为眼角、面肌小抽动，四肢强直及两眼凝视，有的可表现为阵发性屏气或呼吸停止。严重低镁血症可出现心律紊乱。低镁血症与低钙血症在临床表现上难以区分，且 2/3 低镁血症伴发低钙血症，因此在低钙血症患儿经钙剂治疗无效时应考虑有低镁血症的可能。

2.辅助检查

（1）血清镁：低于 0.6mmol/L 时诊断可成立，但血镁并不能完全反映体内镁的情况，测 24h 尿镁比血镁更能反映实际情况，尿镁排出低。或做镁负荷试验，如只保留镁 40% 可出现症状。

（2）心电图：主要表现为 T 波平坦、倒置及 ST 段下降，无特异性。QT 间期正常，可与低钙血症鉴别。

【治疗】

（1）临床出现抽搐时可立即肌注 25% 硫酸镁 0.2 ～ 0.4mL/kg（肌肉注射过浅可致局部坏死，不适应早产儿），或静注 2.5% 硫酸镁液 2 ～ 4mL/kg，以每分钟不超过 1mL 的速度缓慢注入。每 8 ～ 12h 重复 1 次。治疗过程中如出现肌张力低下、深腱反射消失或呼吸抑制等血镁过高的表现，立即静脉注射 10% 葡萄糖酸钙液 2mL/kg。一般注射 1 ～ 4 次惊厥即止。

（2）惊厥控制后可将上述剂量加入 10% 葡萄糖液中静脉滴注或改口服 10% 硫酸镁液每次 1 ～ 2ml/kg，每日 2 ～ 3 次。总疗程多数病例 7 ～ 10d 为宜。肠吸收不良时，口服剂量须加大，如 10% 硫酸镁液 5mL/（kg·d）。

（3）在伴有低钙的低镁血症，用钙剂及维生素 D 治疗多数无益，甚而可使血镁更低，此时应强调单独用镁治疗。

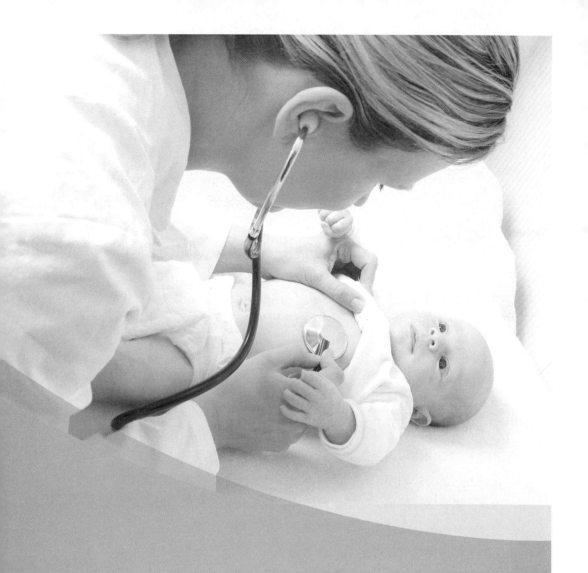

第十章
新生儿先天遗传代谢性疾病

第一节　诊断流程

先天性代谢病（IEM）是指由于各种原因造成特定基因表达异常而导致特定酶、受体或其他功能蛋白的作用异常，引起机体细胞和器官中生化反应的异常，反应底物或部分中间产物在体内大量蓄积，引起一系列的临床症状。包括氨基酸、有机酸、脂肪酸和糖代谢异常及溶酶体贮积病、脂类代谢、核酸代谢、色素代谢异常等。多属常染色体隐性遗传病。

（特定基因表达异常→特定酶、受体或功能蛋白作用异常→生化反应异常→代谢前产物堆积、异常中间或旁代谢产物增多、终末产物缺乏→临床症状）

【病史采集】

1.分类

（1）根据代谢物和部位不同分类：

1）糖代谢障碍：如糖原累积病、半乳糖血症、果糖不耐受等。

2）脂类代谢障碍：如戈谢病、尼曼 - 皮克病等。

3）氨基酸代谢障碍：如苯丙酮尿症、枫糖尿病、酪氨酸血症等。

4）尿素循环障碍：如氨甲酰磷酸合成酶缺陷、精氨酸酶缺陷等。

5）有机酸代谢障碍：如丙酸血症、甲基丙二酸尿症等。

6）溶酶体病：如黏多糖病。

7）过氧化酶体病：如肾上腺脑白质营养不良、肝肾脑病等。

8）线粒体能量代谢障碍：如线粒体脑肌病、丙酮酸脱氢酶缺陷病等。

9）金属类代谢障碍：如肝豆状核变性。

10）维生素类代谢障碍：如多种羧化酶缺乏症等。

11）核酸代谢障碍：如 Lesch-Nyhan 病等。

12）其他：如 A- 抗胰蛋白酶缺陷病等。

（2）根据起病急慢分类：

1）小分子病：如有机酸尿症、尿素循环障碍、线粒体能量代谢障碍等，常急性起病。

2）大分子病：如糖原累积病、黏多糖病、戈谢病等，起病缓慢。

2.临床表现

总体来说，有以下临床特点：

（1）神经系统损害。

（2）代谢紊乱。

（3）肝功能损害或其他脏器受累。

（4）特殊气味。

（5）皮肤及毛发异常。

（6）容貌及五官畸形。

（7）部分疾病可有腹泻、呕吐、烦躁、嗜睡、喂养困难、湿疹等非特异性症状。

【诊断】

诊断流程见图 10-1。

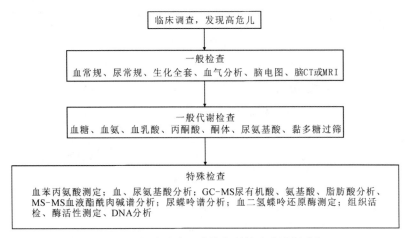

图 10-1　新生儿先天遗传代谢性疾病诊断流程

【治疗】

（1）原则为减少蓄积、补充需要、促进排泄。

（2）多数遗传代谢病仍无特殊治疗方法，但可通过相应的对症支持治疗控制症状。

（3）先天性代谢异常的氨基酸、有机酸、脂肪酸、糖代谢异常多以饮食治疗为主，部分通过维生素、辅酶等进行治疗。

（4）通过骨髓移植或酶的补充疗法可提高酶活性。

（5）分子生物学技术和活体肝移植治疗也在逐渐开展。

第二节　甲基丙二酸血症

【病史采集】

甲基丙二酸尿症（methylmalonic aciduria，MMA）又称甲基丙二酸血症，是我国最常见的有机酸代谢病，其中约 70% 合并同型半胱氨酸血症（合并型 MMA），30% 为单纯型 MMA。主要病因为甲基丙二酰辅酶 A 变位酶（MCM）缺陷（属于常染色体隐性遗传病）。单纯型 MMA 根据发病时间分为早发型和晚发型。早发型在 1 岁之内发病，其中 1/3 于新生儿期发病，病死率高。晚发型可在幼儿至成年发病。

【病因、分类】

已知 5 种基因的突变可导致单纯型 MMA。其中 MUT 基因突变最常见，导致 MCM 功能完全缺乏（mut0 型）或部分缺乏（mut- 型）；MMAA 基因突变导致氧化型游离钴胺素还原酶缺乏（cblA 型）；MMAB 基因突变导致三磷酸腺苷（ATP）钴胺素腺苷转移酶缺乏（cblB 型）；MMADHC 基因突变导致腺苷钴胺素转移酶缺乏（cblH 型），腺苷钴胺素转运或合成障碍；MCEE 基因突变导致甲基丙二酰辅酶 A 异构酶缺陷。

患儿线粒体内质网丙酰辅酶 A 代谢通路中甲基丙二酰辅酶 A 至琥珀酰辅酶 A 降解障碍，导致 4 种氨基酸（缬氨酸、异亮氨酸、苏氨酸、蛋氨酸）、胆固醇、奇数碳脂肪酸的代谢路径受阻，体内甲基丙二酸、甲基枸橼酸等毒性代谢产物蓄积。机体在排泄甲基丙二酸的过程中游离肉碱消耗增加，导致继发性肉碱缺乏症，线粒体能量代谢障碍。一系列代谢紊乱引起脑、心、肝、肾、骨髓等多器官损伤。

由于酶缺陷程度不同，单纯型 MMA 患儿病情轻重不同，mut0 型病情严重，常于新生儿早期发病，在新生儿期、婴儿期病死率很高。mut- 型、cblA 型、cblB 型和 cblH 型患儿病情较轻，可自新生儿至成年期发病，首次代谢危象的诱因常为感染、饥饿、疲劳、疫苗注射等应激因素刺激或高蛋白饮食和药物，如果不及时诊治，可导致脑损伤、多器官衰竭，存活者常遗留不同程度的神经系统异常。

【诊断】

根据临床表现、化验结果可做临床诊断，酶学分析可确诊。

1.临床表现

最早可在生后 2 ～ 3d 发病，开始时表现为精神不佳、呕吐、喂养困难，严重时出现呼吸困难、代谢性酸中毒、高氨血症、贫血、血细胞减少、昏迷等。

2.辅助检查

（1）一般实验室检查：

1）血常规：贫血、中性粒细胞减少、血小板减少、全血细胞减少。

2）尿常规：蛋白尿、尿酮体升高。

3）血气分析：酸中毒。

4）生化：高氨血症、高或低血糖、低钙血症、肝功能异常。

（2）遗传代谢检查：

1）血液氨基酸、酯酰肉碱谱分析及总同型半胱氨酸测定：MMA 患儿血液丙酰肉碱（C3）增高或正常（>5μmol/L），游离肉碱（C0）正常或降低，C3/C0 比值增高（>0.25），C3/乙酰肉碱（C2）比值增高（>0.25）。部分合并型 MMA 患儿血蛋氨酸降低，C3/蛋氨酸比值增高（>0.25）。单纯型 MMA 患儿血液总同型半胱氨酸浓度正常（<15μmol/L），而合并型 MMA 患儿血液总同型半胱氨酸浓度常显著增高。

2）尿有机酸分析甲基丙二酸、甲基枸橼酸显著增高，严重者尿乳酸、丙酮酸、3-羟基丙酸、3-羟基丁酸增高。

（3）头颅磁共振成像（MRI）：以双侧基底神经节区受损、皮质萎缩或发育不良、脑白质异常等常见。

（4）维生素 B_{12} 负荷试验维生素：

1）维生素 B_{12} 负荷试验是鉴别疾病类型、指导治疗的重要手段。

2）方法：对于生命体征稳定、一般情况较好、无代谢危象的患儿，每天肌内注射钴胺素（首选羟钴胺）1mg，连续 1 ～ 2 周。对于危重症患儿，应在控制代谢紊乱、病情平稳后再择期进行维生素 B_{12} 试验。

3）分为维生素 B_{12} 有效型和无效型。临床症状好转，血液 C3/C2 比值及尿甲基丙二酸下降 50% 以上，判断为有效型。一些患儿部分有效，血液 C3/C2 及尿液甲基丙二酸有所降低（<50%）。

（5）基因分析：MUT 基因定位于 6p12.3，MMAA 基因定位于 4q31.1-q31.2，MMAB 基因定位于 12q24.11，MMADHC 基因定位于 2q23.2，MCEE 基因定位于 2p13.3，不同种族的患儿基因突变类型存在一定差异。可采用 Sanger 测序或高通量测序进行患儿及其父母DNA分析,检出2个等位基因致病突变具有确诊价值。

【治疗】

1. **急性期治疗**

（1）血氨<300μmol/L,经口或鼻饲给予无异亮氨酸、蛋氨酸、缬氨酸、苏氨酸的特殊配方营养粉。血氨>300μmol/L需完全限制蛋白质,仅经口给予葡萄糖以补充能量,但不能超过48h。

（2）补液支持,纠正酸中毒及电解质紊乱。

（3）补充肉碱。急性期需静脉滴注左卡尼汀（每天2～4次,每次50～300mg/kg）。症状缓解后改用分次口服左卡尼汀[50～200mg/（kg·d）]。

（4）如果血氨>500μmol/L,且限制蛋白、静脉滴注左卡尼汀及降血氨药物治疗3～4h后血氨无下降,或有严重的电解质紊乱、昏迷、脑水肿表现,应考虑血液透析或血液过滤。

2. **长期治疗**

（1）维生素B_{12}反应较好型,每周2次至每2周1次肌内注射维生素B_{12}1mg。

（2）部分有效型,需隔日1次至每周1次肌内注射维生素B_{12}1mg,口服左卡尼汀[50～100mg/（kg·d）],适当限制天然蛋白质,补充特殊配方营养粉及营养素。一些维生素B_{12}反应良好的MMA患儿可口服羟钴胺（2～8mg/d）,监测病情及血液酯酰肉碱和尿液有机酸动态,及时调整治疗。

（3）维生素B_{12}无反应型,MMA主要治疗方法为特殊饮食及营养干预,即严格限制天然蛋白质,补充去除异亮氨酸、蛋氨酸、苏氨酸、缬氨酸的特殊配方营养粉,并给予左卡尼汀等药物。

3. **随诊**

（1）监测患儿营养发育状况,测量身高、体重、头围等体格发育指标,评估精神运动发育情况。病情稳定后,每1～3个月检测血液氨基酸、游离肉碱及酯酰肉碱谱和尿液甲基丙二酸,将血液游离肉碱浓度维持在50～100μmol/L,C3/C2比值在0.5以下。并应进行血液及尿液常规实验室检查,检测血糖、血脂、白蛋白、肝肾功能、心肌功能,监测血液维生素D水平。

（2）生活中应注意避免疲劳和交叉感染,少食多餐,规律进食,避免长时间饥饿及高蛋白饮食。发热、腹泻、饥饿时要保证充足能量供应,注意监测尿酮体、血酮体、血气、血氨、氨基酸、游离肉碱及酯酰肉碱谱,及时静脉滴注含葡萄糖的电解质溶液及左卡尼汀，以防代谢危象发生。

第三节　高苯丙氨酸血症

【病史采集】

1. 定义

高苯丙氨酸血症（HPA）是由于苯丙氨酸羟化酶（PAH）缺乏或其辅酶四氢生物蝶呤（BH4）缺乏，导致血苯丙氨酸（Phe）增高的一组最常见的氨基酸代谢病。血 Phe 浓度 > 120μmol/L（2mg/dl）及血 Phe 与酪氨酸（Tyr）比值（Phe/Tyr）> 2.0 统称为 HPA。

2. 分类

HPA 根据不同酶缺乏分为两类，一类是由于 PAH 缺陷引起苯丙氨酸代谢障碍，导致苯丙酮尿症（PKU），一类是因苯丙氨酸羟化酶的辅助因子 BH_4 缺乏引起，神经系统受损明显。

根据病因分为 PAH 缺乏症和 BH4 缺乏症两大类，均为常染色体隐性遗传病。

（1）PKU 经典型：PAH 缺乏。

1）轻型 PKU：部分缺乏 PAH。

2）暂时性高苯丙氨酸血症。

（2）BH_4 缺乏症：

1）BH_4 合成缺陷：三磷酸鸟苷环水解酶（GTP-CH）缺乏或 6- 丙酮酰四氢蝶呤合成酶（6-PTS）缺乏

2）BH_4 再生缺陷：蝶呤 -4-α 甲醇氨脱水酶（PCD）缺乏或二氢蝶呤还原酶（DPHA）缺乏。

根据血 Phe 浓度对 BH_4 的治疗反应分为 BH_4 反应性及 BH_4 无反应性 PAH 缺乏症。

【诊断】

1. 临床表现

（1）新生儿期多无临床症状。

（2）出生 3 ～ 4 个月后逐渐出现：头发由黑变黄，皮肤颜色浅淡，尿液、汗液鼠臭味。智能发育落后明显、小头畸形、癫痫发作（多表现为痉挛发作）。也可出现行为、性格、神经认知异常，如多动、自残、攻击、自闭症、自卑、忧郁等。

（3）BH_4 缺乏症除上述症状，主要表现为躯干肌张力低下，四肢肌张力增高或低下，如吞咽困难、口水增多、松软、角弓反张等。

2. 辅助检查

（1）新生儿血筛查：出生 72h（哺乳 6～8 次以上）的新生儿足跟血，制成专用干血滤纸片，采用荧光法或串联质谱法（MS/MS）测定血 Phe 浓度进行 HPA 筛查。

1）假阳性：早产儿肝功能不成熟、发热、感染、肠道外营养或输血。

2）假阴性：蛋白摄入不足。

（2）HPA 诊断：筛查阳性，建议采用定量法（荧光法或串联质谱法）测定其血 Phe、Tyr 浓度，计算 Phe/Tyr，排除其他原因所致的继发性血 Phe 增高，如酪氨酸血症、希特林蛋白缺乏症等。血 Phe 浓度 > 120μmol/L 及 Phe/Tyr > 2.0 确诊为 HPA。

（3）尿蝶呤谱分析：是目前国内诊断 BH4 缺乏症的重要方法。采用高效液相色谱分析法，测定新蝶呤（neopterin，N）、生物蝶呤（biopterin，B）浓度，并计算生物蝶呤比例 B%[B/（B+N）× 100%]。各种酶缺乏患儿呈现不同的尿蝶呤谱，见表 10-1。

表 10-1　不同病因导致的高苯丙氨酸血症生化特点

检测项目	血 Phe	尿新蝶呤（N）	尿生物蝶呤（B）	N/B 比值	B%	血 DHPR 活性
PAH 缺乏症	↑	正常～↑	正常～↑	正常	正常	正常
PTPS 缺乏症	↑	↑	↓	↑	↓	正常
DHPR 缺乏症	↑	正常	正常～↑	正常～↑	正常～↑	↓
GTPCH 缺乏症	↑	↓	↓	正常	正常	正常
PCD 缺乏症	↑	↑	正常～↓	↑	↓	正常

注：↑增高；↓减少。

（4）红细胞 DHPR 活性测定：是 DHPR 缺乏症的确诊方法。需采用双光束分光光度计测定干滤纸血片中红细胞 DHPR 活性。DHPR 缺乏症患儿 DHPR 活性显著降低。

（5）BH_4 负荷试验：为 BH_4 缺乏症的辅助诊断方法及 BH_4 反应性 PKU/HPA 的判断方法，需在留取尿蝶呤标本后进行。试验前及试验过程中正常饮食。

具体方法及判断如下：

1）24h BH_4 负荷试验：临床实践提示，BH_4 负荷试验是 BH_4 缺乏症较可行的辅助诊断方法。当新生儿基础血 Phe > 360μmol/L，可在喂奶前 30min 直接口服 BH_4 片（20mg/kg）（BH_4 片溶于水中），服 BH4 前，服后 2、4、6、8、24h 分别采血测定 Phe 浓度，服后 4 ～ 8h 可留尿重复尿蝶呤谱分析。大多数经典型 PKU 患者因苯丙氨酸羟化酶缺乏，血 Phe 浓度无明显变化。部分 PAH 缺乏症患者口服 BH4 后，血 Phe 浓度可下降 30% 以上，称为 BH4 反应型 HPA。PTPS 缺乏所致 BH4 缺乏者，血 Phe 浓度在服用 BH4 后 4 ～ 6h 下降至正常。DHPR 缺乏症患儿血 Phe 下降缓慢。

2）2d 或更长时间的 BH_4 负荷试验：对于尿蝶呤及 DHPR 活性正常患儿，此试验有助于鉴别 BH_4 反应性 PKU/HPA。口服 BH_4 片 20mg/kg 至最长 28d，在服后第 1、7、14 和 28d 取血做 Phe 测定。

（6）基因诊断：是 HPA 病因的确诊方法，建议常规进行，尤其对经上述鉴别诊断试验仍不能明确诊断者更需尽早进行基因诊断。

1）PAH 基因：PAH 基因定位于染色体 12q22-24.1，全长约 90kb，含 13 个外显子，编码 451 个氨基酸。至今国际上已报道 1069 种 PAH 基因突变类型，具有高度遗传异质性，存在显著的地区和人种差异。我国各地患儿 PAH 基因突变的分布不同。

2）BH_4 相关基因：至今已报道多种 BH4 缺乏症相关基因突变。编码丙酮酰四氢蝶呤合成酶（PTPS）的基因 PTS 位于 11q22.3-q23.3，包含 6 个外显子，已发现 107 种 PTS 基因突变类型。中国 PTS 基因热点突变为 c.155A > G、c.259C > T、c.286G > A 和 c.IVSl-291A > G（占 76.9%），c.155A > G、c.259C > T、c.286G > A 导致严重型 PTPS 缺乏症，c.166G > A 及 c.IVSl-291A > G 变异可能与轻型 PTPS 缺乏症有关。

DHPR 基因 QDPR 位于 4p15.3，含 7 个外显子，已报道 66 种基因突变类型。

3）DNAJC12 基因变异。

（7）头颅影像学检查：有助于评价患儿脑损伤的程度。MRI 对脑白质病变程度评估优于 CT。未经治疗或疗效不良的患儿可有脑萎缩及脑白质的异常，髓鞘发育不良和（或）脱髓鞘病变，脑白质空泡变性及血管性水肿。

（8）脑电图检查：未经早期治疗的患者常伴有脑电图异常，对合并癫痫患者应进行脑电图检查。

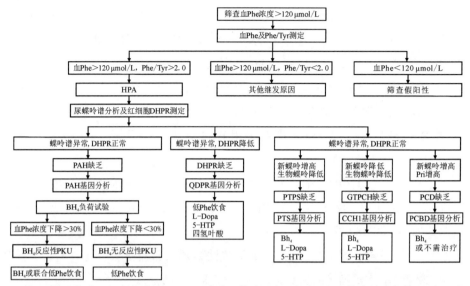

Phe：苯丙氨酸；Tye：络氨酸；HPA：高苯丙氨酸血症；DHPR：二氢蝶啶还原酶；PAH：苯丙氨酸羟化酶；Pri：7- 生物蝶呤；PTPS：6- 丙酮酰四氢蝶呤合成酶；CTPCH：鸟苷三磷酸环化水解酶；PCD：蝶呤 -4α- 甲醇氨脱水酶；BH₄：四氢生物蝶呤；L-Dopa：左旋多巴；5-HTP：5- 羟色胺酸

图 10-2　高苯丙氨酸血症诊治流程

【治疗】

在出生后 8 周内，最好是 2 周内治疗，避免脑损伤。

1. 经典型 PKU

饮食控制。

（1）新生儿及婴儿期：喂养以乳类饮食为主。可暂停母乳或普通婴儿奶粉，给予无 Phe 特殊奶粉，治疗 3 ～ 7d 后血 Phe 浓度下降接近正常后，逐步添加少量天然乳品，首选母乳，或普通婴儿奶粉或低 Phe 辅食。

（2）幼儿及儿童期：可选用无 Phe 蛋白粉和（或）奶粉，减少天然蛋白质。根据个体 Phe 耐受量，参考"中国食物成分表"，可选择不同 Phe 含量的天然食物。饮食中应避免 Phe 含量较高食物（如肉、乳酪、鱼、蛋、面粉、坚果、豆制品）；可适当食用 Phe 含量中等的食物（包括大米、牛奶、早餐麦、土豆、奶油）或 Phe 含量较低的淀粉类食物、水果、蔬菜等。

（3）青少年及成年期：需要坚持治疗。尤其是女性患者孕期血 Phe 浓度增高，可导致胎儿脑发育障碍及各种畸形发生，因此，对 PKU 女性患者需进行产前遗传咨询,在孕前 6 个月至整个孕期需要饮食治疗,控制血 Phe 在 120 ～ 360μmol/L。

2.BH₄ 缺乏症

诊断明确后可按不同病因给予 BH₄。或无 Phe 特殊饮食及神经递质前体治疗，提倡终生治疗。

（1）饮食控制：DHPR 及 PCD 缺陷者应用低苯丙氨酸饮食。

（2）神经介质前体：应给予联合、正规治疗，3 个月以前开始。DHPR 及 PCD 缺陷者用 L- 多巴 30 ～ 50mg/（kg·d），5- 羟色胺 3 ～ 8mg/（kg·d）。6-PTS、GTP-CH 缺陷，应加用 BH₄ 2 ～ 5mg/（kg·d）。

第四节　戊二酸血症

戊二酸为赖氨酸、羟 - 赖氨酸、色氨酸的中间代谢产物，戊二酸血症（GA）分为 I 型和 II 型两型。

一、戊二酸血症 I 型

【病史采集】

戊二酸血症 I 型（GA-1）：为线粒体戊二酰 -Co 脱氢酶（GCDH）缺陷，导致戊二酸、戊二酰 -CA、3-OH- 戊二酸、戊二酰肉碱等堆积。

【诊断】

1. 临床表现

（1）出生后 3 个月至 1 岁后发病。

（2）急性脑病症状，呕吐、肌张力低下、惊厥、酸中毒、高血氨、智力低下等。

2. 辅助检查

（1）CT 检查可见脑萎缩。

（2）串联质谱测血戊二酸肉碱增高，尿有机酸分析出 3-OH- 戊二酸盐及戊二酸肉碱可诊断。

（3）确诊靠酶活性测定及 GCDH 基因分析。

【治疗】

（1）禁食 1 ～ 2d，给予葡萄糖液静脉注射，可加中性脂肪提供热量，48 ～ 72h 后，给少量氨基酸 0.25g/kg·d。

（2）酸中毒严重时进行腹膜透析。

（3）应用大剂量维生素 B_2 与 L-肉毒碱：L-肉毒碱剂量：25～100mg/kg·d 加 10% 葡萄糖液，24h 静脉输入；能耐受口服时给予 100～400mg/kg·d，主要不良反应为腹泻。

（4）慢性期治疗主要为特殊饮食，限制赖氨酸、色氨酸的摄入。

二、戊二酸血症 II 型

【病史采集】

戊二酸血症 II 型：也称多酰基 CoA 脱氢酶缺陷，属于脂肪酸氧化障碍、线粒体肌病，也有归类于乳酸中间代谢病。分为极严重新生儿型、严重新生儿型和轻症晚发型。

【诊断】

1. 临床表现

（1）极严重新生儿型：

1）多为早产儿，在新生儿期死亡。

2）有特殊汗脚气味。

3）面容特殊（大头，高前额，鼻梁低平、短，耳畸形），摇椅脚，腹壁肌肉缺损，脐膨出，尿道下裂，外生殖器异常，多囊肾，脑发育不良。

4）生后 24～48h 出现严重低酮体性低血糖、乳酸酸中毒，高血氨，肌张力低下，肝大等脂肪酸氧化障碍症状。

（2）严重新生儿型：

1）新生儿期起病。

2）无特殊面容及可见畸形。

3）症状在 24h 至数天出现。

4）可发展为心肌病在数月内死亡。

（3）轻症晚发型：

1）病情轻重不一。

2）生后数周出现呕吐。

3）代谢性酸中毒出现较晚、呈间断性。

4）体重不增。

2.辅助检查

（1）血气：酸中毒、乳酸增高、低血糖。

（2）尿常规：酮症。

（3）尿有机酸分析。

（4）部分患儿超声心动图可有心肌病表现。

【诊断】

（1）新生儿出现低酮体性低血糖，乳酸高，酸中毒，结合尿有机酸分析阳性结果可做临床诊断。

（2）产前诊断及基因诊断：羊水测定出现大量戊二酸可做产前诊断。

（3）分析尿有机酸结果应注意：

1）不完全酶缺陷者只在急性发作时尿有机酸才出现异常。

2）如有维生素 B_2 缺乏，或用含中链三酰甘油奶粉喂养的患儿，尿有机酸改变与本病相似。

【治疗】

（1）支持治疗：给予中性脂肪及小量葡萄糖维持血糖正常。肌力弱者需呼吸支持。纠正酸中毒，如 AG 很高，用一般 $NaHCO_3$ 方法不易纠正，且易出现高钠血症，可用 $NaHCO_3$ 缓冲液作腹膜透析，直接移出乳酸。长链脂肪酸代谢障碍时主要提供中链脂肪酸。注意保持安静，避免饥饿及过度活动。控制惊厥，预防感染。

（2）药物治疗：无特殊有效药物。对迟发型戊二酸血症型可用大剂量维生素 B_2（100～300mg/d）治疗。

（3）肉碱替代疗法：肉碱水平低者，可用替代疗法，左卡尼汀 25～100mg/kg·d 静注，可改善心肌病变。如能经口给药，也可给肉碱口服，不良反应是腹泻。

（4）长期治疗：主要是低蛋白、低脂肪饮食，保证热量，避免长时间饥饿及低血糖，夜间不能超过 10～12h，以免诱发危象。

第五节　枫糖尿症

【病史采集】

枫糖尿症（maple syrup urine disease，MSUD）是一种罕见的常染色体隐性遗传的支链氨基酸代谢病。由于支链酮酸脱氢酶复合体（branched chain keto acid dehydrogenase complex，BCKAD）缺陷导致亮氨酸、异亮氨酸、缬氨酸等支链氨基酸的酮酸衍生物氧化脱羧作用受阻，大量支链氨基酸及其相应酮酸衍生物在体内蓄积，从而引起一系列神经系统损伤表现。尿液中含有大量的支链酮酸衍生物，具有香甜的枫糖气味。MSUD主要临床特征为发作性或慢性脑损伤，血浆别异亮氨酸增高有诊断价值。

【诊断】

1. 临床表现

（1）经典型：

1）新生儿型，是最严重类型，约占70%。

2）出生后24 h内基本正常，1周后出现酮症酸中毒症状，喂养困难、呕吐、代谢性酸中毒及神经系统受损表现，如惊厥、肌张力增高，甚至肌肉强直，角弓反张状，也可肌张力增高与松弛交替出现，嗜睡或昏迷。

3）进展迅速，尿中逐渐出现特异的焦糖气味。

（2）间歇型：

1）约占20%。

2）早期发育正常，反应也不迟钝，从生后10个月到2岁间歇性出现与经典型相似临床表现，但是症状较轻。

3）发作时血和尿内支链氨基酸浓度增高，伴低血糖、低钾血症、高氨血症、酮症和酸中毒。间歇期间血中支链氨基酸水平正常。

4）易在手术、感染和频繁呕吐等应激情况下发生急性酮中毒而死亡。

（3）中间型：

1）表现为精神发育迟滞，但无其他典型神经症状和体征，也没有间歇发作的特点。

2）对大剂量维生素 B_1 治疗有反应。

（4）维生素 B_1 反应型：

1）仅有轻度智能发育迟滞，也无典型或间歇型神经损害症状。

2）仅有血中支链酮酸的含量比正常儿稍高。

3）对 Vit B_1（100 ～ 500mg/d，至少 3 周生效）疗效好。（需维生素 B_1 100 ～ 500mg/d，至少 3 周生效。《实用新生儿学》P826）

（5）E3 亚单位缺陷型：

1）极为罕见。

2）临床表现类似中间型，但伴有严重乳酸酸中毒。

3）限制蛋白和脂肪摄入或应用大剂量维生素 B_1 等治疗均无效。

2. 辅助检查

（1）生化检测：血糖可减低或正常，血氨可增高，尿酮体阳性，代谢性酸中毒、阴离子间隙增加。血清钠及渗透压减低。

（2）血串联质谱和尿液气相色谱－质谱：

1）新生儿出生 24h 总亮氨酸超过 340μmol/L 或异亮氨酸＞5μmol/L

2）出生 3d 后血中总亮氨酸浓度一般大于 900 ～ 1000μmol/L。

3）尿气相色谱－质谱检测患者尿中亮氨酸，异亮氨酸和缬氨酸的代谢产物升高超过正常 3 倍。

（3）血液 BCKAD 活性检测：

1）经典型 MSUD 患儿 BCKAD 活性为正常的 0% ～ 2%。

2）中间型患者 BCKAD 活性为正常的 3% ～ 30%。

3）间歇型患者 BCKAD 活性为正常的 5% ～ 20%。

4）维生素 B_1 反应型患者 BCKAD 活性为正常的 30% ～ 40%。

（4）颅脑 MRI：双侧小脑白质、整个脑干、双侧丘脑、大脑脚以及内囊背肢弥散局限。

（5）基因测序。

（6）维生素 B_1 负荷试：所有患者均应进行维生素 B_1 负荷试验，大剂量维生素 B_1 200 ～ 300mg/d [或 10mg/（kg·d）]，同时低蛋白饮食治疗至少 3 周，血亮氨酸及缬氨酸水平下降 30% 以上，临床症状改善，判断为维生素 B_1 有效型，需终身大剂量维生素 B_1 口服治疗。

【诊断】

（1）主要依据临床症状。

（2）联合血串联质谱和尿液气相色谱－质谱是有效的筛查和诊断手段：血串

联质谱检测总亮氨酸或异亮氨酸升高；尿气相色谱－质谱检测患者尿中亮氨酸，异亮氨酸和缬氨酸的代谢产物升高。

（3）血液 BCKAD 活性减弱。

（4）颅脑 MRI 可显示双侧小脑白质、整个脑干、双侧丘脑、大脑脚以及内囊背肢弥散局限。

（5）基因测序。

【治疗】

主要包括急性期处理、饮食管理及维生素 B_1 治疗。

治疗原则：去除诱因，降低血浆亮氨酸毒性作用，纠正急性代谢紊乱，维持血浆支链氨基酸在理想范围内，保证良好的营养及生长发育。

治疗目标：血浆支链氨基酸浓度在理想范围，亮氨酸（Leu）≤5 岁 $100 \sim 200\mu mol/L$，>5 岁 $75 \sim 300\mu mol/L$；异亮氨酸 $50 \sim 150\mu mol/L$；缬氨酸 $150 \sim 250\mu mol/L$。

1.急性期处理

（1）去除诱因，保证热量，抑制蛋白分解：如控制感染等诱因，供给足够热量，热量 100kcal/（kg·d），通过持续高浓度葡萄糖液输注 [10mg/（kg·min）]、脂肪乳静脉营养，小剂量胰岛素静脉滴注等措施，抑制机体蛋白分解。

（2）避免低渗静脉液体，预防脑水肿：每日液体总量不超过 150mL/（kg·d），血浆渗透压降低小于 5mmol/L，维持血清钠离子浓度在 $138 \sim 145mmol/L$，监测尿量，维持尿渗透压 $300 \sim 400mmol/L$。已经发生脑水肿者，呋塞米 $0.5 \sim 1mg/kg$，每 6h 1 次，甘露醇每次 $0.5 \sim 1.0g/kg$，3% ~ 5% 高渗盐水 $5 \sim 10mL/kg$，维持血钠在理想范围。

（3）降低血浆亮氨酸浓度，维持适量的异亮氨酸和缬氨酸水平：当血浆亮氨酸大于 1500μmol/L 时建议血液透析或腹膜透析治疗。通常 24h 血亮氨酸清除率应大于 750μmol/L，确诊后 2 ~ 4d 内将血浆亮氨酸水平降至 400μmol/L 以下。急性代谢危象期间，给予不含亮氨酸、异亮氨酸及缬氨酸特殊配方奶粉喂养，24 ~ 48h 后逐渐增加天然蛋白质摄入量，通常异亮氨酸和缬氨酸需要量分别为 80 ~ 120mg/（kg·d），谷氨酰胺和丙氨酸分别为 250mg/（kg·d），可维持异亮氨酸和缬氨酸在 $400 \sim 600\mu mol/L$，避免缺乏。

（4）试用大剂量维生素 B_1，每日 $100 \sim 300mg$，分次口服。

2.慢性期治疗

主要基于饮食治疗及维生素 B₁ 治疗，保证热量及营养供应，满足生长发育，定期监测血支链氨基酸水平，调整天然蛋白质摄入量，维持血浆支链氨基酸在理想范围内。

（1）饮食治疗：以补充不含亮氨酸、异亮氨酸和缬氨酸特殊配方奶粉或氨基酸粉为主，定期监测血浆氨基酸水平。快速生长期（生后 0 ～ 10 个月）婴儿 L-亮氨酸、异亮氨酸和缬氨酸需要量通常分别为 50 ～ 90mg/（kg·d），30 ～ 60mg/（kg·d），20 ～ 50mg/（kg·d）。1 岁以后亮氨酸需要量逐渐降低，成人亮氨酸需要量为 5 ～ 15mg/（kg·d），而异亮氨酸及缬氨酸需要量变化不大。MSUD 孕妇在整个孕期血浆亮氨酸的水平维持在 75 ～ 300μmol/L，血浆异亮氨酸和缬氨酸水平维持在 200 ～ 400μmol/L。

（2）维生素 B₁ 有效型：长期大剂量 [10mg/（kg·d）] 维生素 B₁ 治疗。

（3）活体肝移植是治疗经典 MSUD 的一种有效方法，可放松饮食限制，纠正代谢紊乱，防止进一步脑损伤。肝移植后血浆亮氨酸仍可 2 ～ 3 倍增高，应激可能诱导病情加重。

（4）对症治疗：约 36% 的 MSUD 患者存在多动、抑郁或焦虑等神经精神症状，早期治疗者(生后 60d 以内)相对少见，对相应的抗抑郁或抗焦虑药物治疗反应良好。

第六节　丙酸血症

【病史采集】

丙酸血症是由编码线粒体丙酰 CoA 羧化酶（PCC）亚单位基因 PCC-A 或 PCC-BC 突变所致。丙酸为缬氨酸、异亮氨酸、苏氨酸、蛋氨酸、脂肪酸、胆固醇等的代谢产物，正常情况下丙酸的 PCC 及其辅酶生物素作用下转化为甲基丙二酰 CoA。PCC-A 或 PCC-B 突变使酶活性降低，代谢不能正常进行，使丙酸在血中蓄积。

【诊断】

1.临床表现

（1）精神不佳、呕吐、脱水。

（2）严重代谢性酸中毒、重症酮症、高氨血症。

（3）少数患儿首先发现血氨高，酸中毒很轻，以后加重。

（4）迟发型常因发热、饥饿、高蛋白饮食和感染等诱发，表现为婴幼儿期喂养困难、发育落后、惊厥、肌张力低下等。许多患者的认知能力及神经系统发育受到损害，脑电图慢波增多或见癫痫波；一些患者可有骨折，骨髓抑制，心脏损害，肾功能损害较为少见。

2.辅助检查

（1）血气：代谢性酸中毒，可伴有低血糖。

（2）血液有机酸检测：高血氨、血甘氨酸升高、丙酸升高（可超过正常100倍）。

（3）尿液检测：丙酸及丙酸代谢产物如羟丙酸盐、丙酰甘氨酸、甲基枸橼酸等明显增高、酮中毒。

（4）血常规：可有粒细胞减少或血三系减低。

（5）生化：可见高血氨、高乳酸、低血糖和心肌酶升高等。

（6）头部 MRI/CT 可表现为脑萎缩、脑室增宽及基底节区异常信号。

（7）基因诊断 PCCA 或 PCCB 检出 2 个等位基因致病突变有确诊意义。

【诊断】

（1）根据临床表现、化验结果可做临床诊断。

（2）白细胞 PCC 活性降低可确诊。

【治疗】

急性期治疗以补液，纠正酸中毒、低血糖和电解质紊乱为主，同时限制天然蛋白质摄入，供给足量热量。可予静脉滴注左卡尼汀促进酸性物质的代谢和排出。如出现高氨血症，可予精氨酸静脉滴注，口服促肠蠕动剂、氨甲酰谷氨酸等。若高氨血症或代谢性酸中毒难以控制时，还需通过腹膜透析或血液透析去除毒性代谢物。

1.长期治疗

（1）饮食控制：限制天然蛋白质膳食，但要保证足够的蛋白质和能量摄入。推荐以不含缬氨酸、异亮氨酸、苏氨酸、蛋氨酸的特殊配方营养粉喂养，还应进食少量天然蛋白质。每日所需总蛋白质的量，婴儿为 2.5～3.5g/kg，儿童为 30～40g，成人为 50～65g。临床上通常从特殊奶粉与天然蛋白质 1∶3 配比开始，再根据血氨基酸水平及代谢物浓度调整二者的比例。同时避免饥饿，抑制肌肉组织和脂肪组织分解代谢。

注意监测微量营养素和矿物质（维生素 B_{12}、维生素 A、维生素 D、叶酸、钙、锌），必要时相应补充。预防呛咳，适时联合胃管喂养以保证能量摄入。

（2）药物治疗：

1）左卡尼汀：PA 患者常合并继发性肉碱缺乏，急性期需静脉滴注左卡尼汀[$100 \sim 200mg/$（kg·d）]。部分患儿用药后可能出现轻度腹泻，无需特殊处理。

2）新霉素或甲硝唑：可被用于抑制肠道细菌，通过减少肠道细菌代谢而减少丙酸的产生。PA 患者可在急性期口服新霉素 50mg/（kg·d），甲硝唑 $10 \sim 20mg/$（kg·d）。可能导致肠道内菌群紊乱，不建议长期用药。

3）氨甲酰谷氨酸：如 PA 患者存在明显的高氨血症（如血氨 >400μmol/L），可考虑应用氨甲酰谷氨酸进行治疗。它在 PA 急性失代偿期对高血氨有解毒作用，可通过有效降低血氨水平，减少尿丙酰甘氨酸的排泄，增加游离肉碱和总肉碱水平，从而改善 PA 患者的代谢稳定性。起始剂量为 $100 \sim 250mg/$（kg·d），分 $2 \sim 4$ 次给药。

2. 肝移植

对少数经过良好膳食控制仍频繁发生严重代谢失代偿、既往有同胞死亡或有心肌病的 PA 患者，可考虑进行肝移植。

【预防】

遗传咨询：丙酸血症是常染色体隐性遗传病，患者父母再次生育再发风险为 25%。应对所有患者及其家庭成员提供必要的遗传咨询，对高风险胎儿进行产前诊断。

第七节　尿素循环障碍及高氨血症

【病史采集】

氨是氨基酸分解代谢的产物，对机体特别是神经系统有毒性作用。尿素循环可以使氨在肝线粒体形成尿素，迅速从尿排出，还可生成精氨酸。此循环中的任何一种酶有先天缺陷，氨将不能合成尿素蓄积在体内，形成高氨血症。无论何种原因导致的高氨血症，其症状和体征以神经系统为主，且病情严重程度与酶的缺陷程度、血氨水平密切相关。酶的活性越低、发病越早、病情越重、预后越差。血氨在 100 ～ 200μmol/L 主要表现为兴奋、呕吐，200 ～ 300μmol/L 表现为意识障碍、惊厥，300 ～ 400μmol/L 表现为昏迷。按照发病时间可分为新生儿期高氨血症和晚期高氨血症。

【诊断】

1. 临床表现

（1）新生儿期高氨血症：

1）出生后 24 ～ 48h 多无明显症状。

2）在进食蛋白质饮食后逐渐出现拒乳、呕吐、呼吸急促、过度换气、体温不升、喂养困难、精神萎靡、嗜睡、昏睡，甚至昏迷、惊厥。

3）可出现肝大、脑水肿、血氨增高、尿素氮降低。

（2）晚发型高氨血症：

1）可在多种年龄阶段出现。

2）在进食大量蛋白质后诱发，症状多较轻，可呈间歇性发作。

3）急性发作时可表现为呕吐、神经精神症状如共济失调、神志恍惚、激惹不安、发热和攻击性行为，也可出现嗜睡甚至昏迷。

4）部分症状不典型，可表现为厌食、头痛、运动智能发育迟缓。

2. 辅助检查

（1）血氨升高，多大于 200μmol/L。

（2）血尿素测定：多正常或偏低（< 0.375mmol/L）。

（3）血气分析：呼吸性碱中毒，可发生严重并且顽固的代谢性酸中毒。

（4）质谱分析：利用气相色谱 - 质谱分析患儿尿液标本、串联质谱分析血液标本可以发现体内有机酸、氨基酸等各种成分异常。

（5）酶活性检查：对肝脏、肠黏膜、皮肤成纤维细胞、红细胞进行酶活性检测可确诊疾病，新生儿期高氨血症酶完全缺失或活性极低；晚发型体内酶有部分活性。

（6）基因分析：基因分析有助于确诊疾病及分型，对于产前诊断也有重要意义。

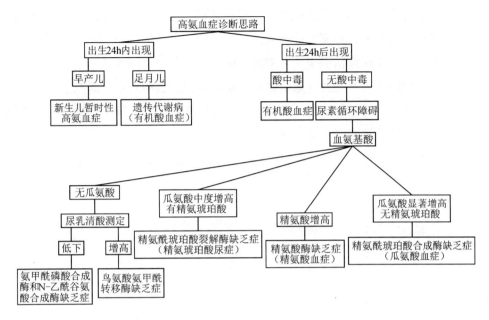

图 10-3　高氨血症诊断思路

【治疗】

1. 急性期治疗

（1）立即停止摄食蛋白质，静脉输注足量的热量、液体和电解质。10% 葡萄糖液 8 ～ 12mg/kg·min；脂肪乳 1g/kg·24h；必需氨基酸 0.25g/kg·24h。

（2）苯甲酸钠 0.25g/kg，苯乙酸钠 0.25g/kg，精氨酸 0.2 ～ 0.8g/kg 溶于 10% 葡萄糖溶液（20mL/kg）中，于 1 ～ 2h 内静脉输注。此后每天按照上述剂量进行缓慢输注。

（3）如果上述治疗效果不佳，可立即开展腹膜透析。

2. 后期治疗

（1）减少氨的生成：限制蛋白质摄入量，按照年龄予以限制，婴儿期 1.5-2.0g/kg·d；幼儿期 1.2-1.5/kg·d；儿童期 1g/kg·d，摄入量的一半可用混合必需氨基酸代替。

（2）促进氨的排出：补充苯甲酸钠和苯丁酸钠，1mol 苯甲酸钠可清除 1mol 氨，1mol 苯丁酸钠可清除 2mol 氨。

（3）改变代谢途径：除 ARG 缺乏症（高精氨酸血症）患儿外，其他患儿都可补充精氨酸，使血浆精氨酸浓度维持在 50 ～ 200μmol/L。

（4）支持疗法：口服广谱抗生素，抑制肠道细菌产氨，乳果糖通便，积极治疗脑水肿和呼吸衰竭，补充左旋肉碱。

（5）重症患儿在病情稳定后可考虑肝移植。

（6）长期治疗：在患儿神志清楚后，血氨多已降到相对安全的范围，需要对患儿进行长期治疗，包括限制蛋白质，口服苯甲酸钠和苯丁酸钠、精氨酸、瓜氨酸、肉碱。定期监测血氨、血谷氨酰胺浓度。

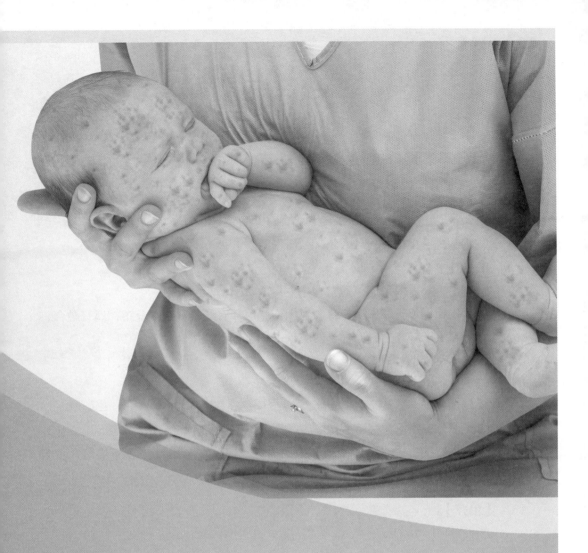

第十一章
皮肤疾病

第一节　新生儿红斑

【病史采集】

新生儿红斑又称为新生儿荨麻疹，有 30% ～ 70% 的新生儿可发生。

【诊断】

根据临床表现诊断。

1. 临床表现

（1）出生 2 周内发病，通常在出生后的 24 ～ 48h 发生。

（2）皮损表现为红斑、丘疹、风团、脓疱，有红晕，散在分布，偶有融合。

（3）多见于胸背部、面部、四肢近端，数目不等。

（4）可在数小时消退，也可反复发生，经 1 周或 10d 左右消退。

（5）无其他全身症状。

2. 辅助检查

（1）部分患儿血常规嗜酸粒细胞增高，可达 5% ～ 15%。

（2）皮肤损害中央的水疱或脓疱的内容物涂片在 Wright 染色下显示大量嗜酸粒细胞。

【治疗】

为自限性，无需治疗。

第二节　新生儿湿疹

【病史采集】

特应性皮炎常在 2 岁以内特别是出生后 6 个月内发病，生后 1 个月内发病即为新生儿湿疹。

【诊断】

根据临床表现诊断。

1. 临床表现

（1）面颊、额部、头皮等部位红斑、丘疹、水疱等，伴有剧烈瘙痒。

（2）婴儿期累及头皮、面部、躯干和四肢伸侧，幼儿期累及屈侧皮肤，青少年期累及手足，一般不累及腋窝、臀部或腹股沟，严重的可泛发全身。

（3）常为干性皮肤。

（4）加重因素包括皮肤干燥、使用香皂、出汗、接触性过敏、继发细菌感染、继发单纯疱疹病毒感染。

（5）容易反复复发，但有一半可以在1岁后出现完全缓解。

2.鉴别诊断

任何以皮疹为表现的皮炎。

【治疗】

（1）皮肤保湿：有无发病均应使用润肤乳，如果皮肤干燥，可每3h用1次。

（2）衣物：使纯棉、宽松、柔软的衣物。

（3）洗澡：水温最好不要超过36℃，选择温和的沐浴露。

（4）饮食：尽量母乳喂养，除进食试验明确者，一般无需母亲忌口或更换配方奶。

（5）外用药：首选糖皮质激素软膏，如曲安奈德乳膏，丁酸氢化可的松乳膏，糠酸莫米松软膏等。也可配合非激素类的药膏，如他克莫司软膏或吡美莫司软膏（仅限于2岁以上儿童短期使用），对反复复发需要长期坚持用药的患儿，交替使用可有效减少不良反应。

（6）口服药：新生儿一般不推荐口服药。婴儿期瘙痒剧烈的，可以考虑口服西替利嗪滴剂、氯雷他定糖浆、氯苯那敏等。对特别严重，一般治疗不能控制者，可口服甚至肌注或静脉使用糖皮质激素、免疫抑制剂，但一般不常规使用。

第三节　新生儿痤疮

【病史采集】

新生儿痤疮可能与新生儿皮脂腺增生及羟化类固醇脱氢酶活性升高有关。

【诊断】

根据临床表现诊断。

1. 临床表现

（1）多在生后 2～4 周开始发生，可持续到 8 个月。

（2）皮损开始为散在黑头粉刺，少数可发生丘疹和脓疱，偶有结节或囊肿。

（3）好发于面部、胸背和腹股沟。

（4）男婴发生率较女婴高，发生在 3 个月内者，几乎均为男婴。

2. 鉴别诊断

新生儿脓疱疹：皮疹有脓疱而没有粉刺。

【治疗】

（1）轻者无需治疗。

（2）粉刺可在数周内消退，丘疹和脓疱可在 6 个月内消退，少数可持续 1 年以上。

（3）重者可局部使用外用药：维 A 酸类药物或使用林可霉素、过氧化苯甲酰等抗生素。

第四节　新生儿脓疱疮

【病史采集】

新生儿脓疱疮由金黄色葡萄球菌感染引起，传染途径常通过有皮肤感染的或带菌的医护人员和产妇的接触。

【诊断】

1. 临床表现

（1）多在生后 4～10d 发病。

（2）皮损可发生于面部、躯干、四肢，无固定出现顺序。

（3）在红斑的基础上发生，进展为周围红晕不显著的薄壁水脓疱，壁易破裂，露出鲜红色潮湿的糜烂面，上附薄的黄痂，痂皮脱落后遗留暂时性的棕色斑疹，消退后不留痕迹。

（4）可由散发皮疹迅速进展至波及大部分皮面及黏膜。

（5）合并败血症者可出现发热、纳差、反应低下等全身症状。

2. 辅助检查

合并败血症者可出现白细胞、中性粒细胞、CRP、PCT 升高，血培养或疱液可培养出葡萄球菌。

【诊断】

（1）根据周围红晕不显著的薄壁水脓疱可确诊。

（2）皮损多、疑似合并败血症者需行血常规、降钙素原、血培养、疱液培养检查。

（3）鉴别诊断：遗传性大疱性表皮松解症、新生儿剥脱性皮炎。

【治疗】

（1）预防：避免患有化脓性皮肤病的医护人员、家属与新生儿接触，注意清洁卫生。

（2）局部治疗：皮损无脓液可外涂莫匹罗星软膏、金霉素或红霉素软膏；形成脓疱后可在无菌消毒后刺破脓疱，用 0.05% 依沙吖啶溶液湿敷或清洗创面。

（3）全身治疗：合并败血症者需及早给予有效的抗生素，如青霉素、万古霉素。

第五节　新生儿剥脱性皮炎

【病史采集】

新生儿剥脱性皮炎又称葡萄球菌性中毒性表皮坏死松解症，或葡萄球菌性烫伤样皮肤综合征，其致病菌是凝固酶阳性第 II 嗜菌体组金黄色葡萄球菌。

【诊断】

1. 临床表现

（1）发病时间：多见于生后 1 ～ 5 周，发病突然。

（2）皮损发展顺序：面部（口周）、颈部、腋、腹股沟、躯干、四肢近端、全身。

（3）皮损表现：弥漫性红斑上出现松弛大疱，其上表皮起皱，广泛皮肤剥脱，剥脱后露出鲜红色水肿糜烂面，呈烫伤样，1 ～ 2d 后可见痂皮脱屑，口周特征性放射状皲裂；手套或袜套样脱皮，以后不再剥脱，而出现糠秕样脱屑。

（4）皮肤触痛明显，黏膜可受累：结膜炎、鼻炎、口腔炎。

（5）可伴有全身症状：发热、纳差、呕吐、腹泻。

2.辅助检查

（1）尼科利斯基征（棘细胞松解征）阳性：

方法 1：牵拉破损的水疱壁或外观正常的皮肤能剥离下较长距离的表皮，轻轻摩擦水疱能磨去该处表皮，遗留湿润的糜烂面。

方法 2：指压于完整水疱的顶端，水疱内容物向四周正常皮肤处扩散。

（2）细菌培养：皮损处无法培养出细菌；黏膜取材培养，可培养出凝固酶阴性葡萄球菌。

3.鉴别诊断

（1）新生儿脓疱疹。

（2）脱屑性红皮病。

【诊断】

（1）生后 1～5 周发病。

（2）突发广泛性红斑，24h 内出现大疱，48h 内出现广泛的皮肤剥脱。

（3）皮损尼科利斯基征阳性。

【治疗】

（1）隔离感染的新生儿。

（2）全身应用抗葡萄球菌的抗生素。

（3）支持治疗，维持水、电解质平衡。

（4）局部用药：外用莫匹罗星软膏及碱性成纤维细胞生长因子。

（5）皮损严重，久治不愈可用小剂量激素。

第六节　大疱性表皮松解症

【病史采集】

大疱性表皮松解症（epidermolysis bullosa，EB）是一组少见的多基因遗传性水疱样皮肤疾病，一般分为 3 型：单纯型、营养不良型和交界型。其主要特征为皮肤受压或摩擦后即可引起大疱，皮损易发生在受外力影响的部位，如四肢关节等。临床表现变异性大，内脏器官可受累。

病因：真皮 - 表皮交界区内编码蛋白的不同基因发生突变是 EB 发病的遗传

学基础，单纯型主要为常染色体显性遗传，营养不良型可表现为常染色体显性或隐性遗传；交界型为常染色体隐性遗传。

【诊断】

1.临床表现

本病主要特征为皮肤受压或摩擦后即可引起大疱，与分型有关。

（1）单纯型：单纯型大疱性表皮松解症（EBS）是以表皮内水疱为特征，主要由角蛋白突变所引起的一组遗传性皮肤病。根据临床的严重性进一步分成不同亚型。单纯型大疱性表皮松解症家族的外显率高，且它最严重的亚型，疾病在出生时就表现明显。至少有 11 种亚型的单纯型大疱性表皮松解症，其中 7 种为常染色体显性遗传。3 种最常见亚型均为常染色体显性遗传，包括泛发性大疱性表皮松解症（Koebner）、局限性大疱性表皮松解症（Weber Cockayne）和疱疹样大疱性表皮松解症（Dowling Meara）。

（2）营养不良型大疱性表皮松解症：在水疱形成后愈合常伴有瘢痕和粟粒疹形成。主要包括 4 种亚型，即显性营养不良型、隐性营养不良型、新生儿暂时性大疱性表皮松解症、Bert 综合征。

（3）交界型大疱性表皮松解症（JEB）：至少存在 6 种临床、亚型，最常见的有 3 型，Herlitz 型、mitis 型和泛发性良性营养不良型（GABEB）。

2.鉴别诊断

需和新生儿脓疱疮鉴别。

【防治】

单纯型和营养不良型用大剂量维生素 E 可减轻症状。交界型可短期应用肾上腺皮质激素以缓解症状。此外，需要精心护理，避免外伤、摩擦、受热、保护创面，防止继发感染，给予营养支持。局部用碱性成纤维细胞生长因子促进表皮生长。

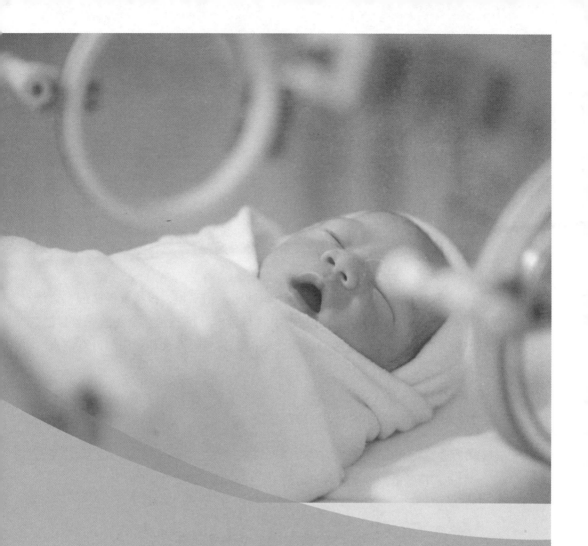

第十二章
新生儿外科疾病

第一节　产瘤

【病史采集】

（1）头位分娩。

（2）出生时就发现头部包块。

【诊断】

1. 临床表现

体征：顶枕部弥漫性头皮与皮下组织肿胀，稍平坦，梭状或椭圆形，边缘不清，不受骨缝限制，其范围可超越中线与骨缝，可蔓延至全头。无囊样感，无波动感，可移动位置，无弹性，压之下凹，为凹陷性水肿。局部可有瘀点与瘀斑。

2. 鉴别诊断

需与头颅血肿、帽状腱膜下血肿相鉴别。

【治疗】

一般无需特殊处理，水肿数日后消退，瘀斑则需数周才吸收。

第二节　锁骨骨折

【病史采集】

（1）产程延长、难产、巨大儿、胎儿转位幅度大，或胎儿窘迫需要快速娩出。

（2）出生时患侧上肢无活动。

【诊断】

1. 临床表现

体征：触摸锁骨双侧不对称，患侧锁骨有增厚模糊感。两上肢活动度不一致，患侧上肢可能因活动时疼痛而呈现"假性麻痹"，痛肢紧贴胸部。移动患侧上臂时，新生儿哭叫。拥抱反射减弱或消失，患侧手臂不动。局部软组织可能肿胀、压痛。有骨摩擦感或骨痂形成。

2. 辅助检查

X 线检查：可证实骨折及移位情况。

3. 鉴别诊断

需与臂丛神经麻痹和肩关节脱位相鉴别。

【治疗】

（1）青枝骨折一般不需处理。

（2）对无症状不完全锁骨骨折只需固定同侧肢体。

（3）对完全性骨折者，可以观察或者以"8"字绷带固定。

第三节　臂丛神经麻痹

【病史采集】

（1）肩难产或臀位分娩，足月儿、巨大儿、第二产程延长、使用产钳、初产、高龄产妇或多胎。

（2）出生时患侧上肢无活动或仅有少许活动。

【诊断】

1. 临床表现

（1）Ⅰ型：上臂型 -Erb 瘫，占 90%。肩外展及屈肘不能，肩关节内收及内旋，肘关节伸展，前臂旋前，手腕及手指屈曲。二头肌肌腱反射消失，拥抱反射不对称，握持反射存在。可伴有膈神经损伤。

（2）Ⅱ型：下臂型 -Klumpke 瘫。握持反射消失，二头肌肌腱反射能被引出。可伴发 Horner 综合征，即眼睑下垂、瞳孔缩小及半侧面部无汗。

（3）Ⅲ型：全臂型 - 全上肢瘫。全上肢松弛，反射消失。

2. 辅助检查

磁共振、肌电图、神经传导试验。

3. 鉴别诊断

需与骨性损伤、脑损伤等疾病相鉴别。

【治疗】

（1）第1周将前臂固定在上腹部以减少不适。

（2）出生1周以后对肩关节、肘关节及手腕关节进行移动度活动训练。

（3）2～3个月不恢复，应转诊到专科中心进行进一步检查。

（4）3～6个月不恢复，考虑手术探查，修补损伤神经。

（5）90% 臂丛神经损伤会自动恢复。

第四节　肛周脓肿

【病史采集】

（1）肛周肿物发现时间，有无破溃、流脓等，是否排便时哭闹。

（2）诊治经过、治疗效果、变化情况。

【诊断】

1.临床表现

体征：初始表现为肛周红肿、硬结，触摸病变部位和排便时患儿哭闹。以后中央变软，颜色暗红，出现波动，破溃后有脓汁排除。脓肿破溃或切开引流后，一半以上可形成肛瘘。

2.鉴别诊断

肛裂、藏毛窦。

【治疗】

（1）炎症急性浸润期采取保守疗法，用少量温盐水保留灌肠，也可经肛门给予抗炎栓剂，全身应用抗生素，预防并发感染，加强肛门护理。

（2）脓肿形成期，一旦局部有明显波动或穿刺有脓时，应尽早切开引流，做放射状切口，大小与脓肿一致，放置引流条并保持引流通畅。术后48～72h取出引流条，换用油质纱条，直至创面长出肉芽，脓汁减少。为保持局部清洁，每日外用1：5000 高锰酸钾溶液。

第五节　肛瘘

（1）既往有无肛门周围感染，破溃流脓的病史。

（2）是否有粪便从肛门以外的位置排出，以及发现时间。

（3）诊治经过、治疗效果、变化情况。

【诊断】

1. 临床表现

（1）症状：初起脓液稠厚，有粪臭，继而脓液逐渐减少，有稀薄粪液从脓肿外口或舟状窝溃破处流出，个别也有从正常肛门排出，内口位置多在齿状线上1～2cm。

（2）体征：探针可贯通瘘管，有些瘘管走形弯曲，造影检查不能完全显示瘘管内口。瘘管与膀胱相通可由肛门或瘘口流出尿。

直肠指诊：可触及小硬块，硬块的中央凹陷即为内口，多位于肛门后正中线或稍偏一侧。

2. 辅助检查

（1）探针检查：探针探查完全瘘容易找到内口。探针经外口插入，手指在肛管内，触到探针尖处，即为内口的位置。

（2）注射5%亚甲蓝溶液1～5mL入瘘管，直肠内放一块纱布，如纱布沾染蓝色，表示存在内口。

（3）瘘管造影：可确定瘘管的长度、方向、有无分支等。

【治疗】

（1）保守疗法：每日以高锰酸钾溶液外用2～3次，注意防治腹泻或便秘，合并急性炎症时，全身应用抗生素。

（2）但慢性瘘管形成后，皮肤反复红肿，瘘口时而愈合，时而破溃流脓，应选择手术治疗。手术年龄以1～2岁为宜。小儿多为低位瘘及简单瘘，多数病例可采用瘘管切开术及瘘管切除术。

（3）瘘管切开术：对于内口低、瘘管位于肛门外括约肌浅组以下者可采用此术式。

（4）瘘管切除术：慢性低位肛瘘合并瘢痕纤维化后，应彻底切除瘘管。

（5）挂线疗法：具有安全、简便、易行的优点，适用于年长儿的低位肛瘘，尤其是有支管的肛瘘。

（6）感染性直肠前庭瘘的手术：一般需要手术治疗，主要有前会阴和经直肠入路两种手术方式，但无论何种手术入路，切忌瘘管切开和挂线手术。

（7）术后瘘口感染复发的处理：因手术完整切除瘘管，再次愈合的可能性较大，一半的复发患者经坐浴等对症处理，可自行愈合。若不能自行愈合需再次手术时，最好与首次手术间隔半年以上。

第六节　膈疝

【病史采集】

通常孕期超声检查可发现。

出生后有呼吸急促、青紫等呼吸困难。

【诊断】

1. 临床表现

（1）症状：主要表现在呼吸系统症状，严重者出生后数小时内即出现呼吸急促，并有明显青紫，发作往往是阵发性的，即在哭吵或喂奶、变动体位时加重。消化系统症状中呕吐较少见，如发生往往是因纳入胸腔内肠管嵌闭或伴发肠旋转不良引起。

（2）体征：体格检查可发现患侧胸部呼吸运动明显减低，心尖搏动移向对侧；胸壁叩诊呈浊音，如胃肠道充满液体并有肝、脾、胃肠充气较多时呈鼓音，有时听到肠鸣音，则诊断意义更大。当较多腹腔内脏器进入胸腔内，腹腔可呈典型舟状腹。合伴畸形最常见为心血管和泌尿生殖系统畸形。

2. 辅助检查

（1）产前超声：妊娠15周即可检测到。

（2）X线：心脏纵隔向对侧移位，患侧胸腔内有透亮的肠段充气阴影，如此时有胃疝纳入胸腔可见胃管阴影在患侧胸腔内呈弯曲向上。腹部充气的肠管明显较正常少。如在胃管内注入造影剂可清晰地见到部分胃肠道位于胸腔内。对于右侧膈疝，如果肝脏是疝的唯一内容物，平片可见右下胸腔内有一软组织团块连续出现于右上腹部，小于正常的肝阴影。

（3）B超检查。

3. 鉴别诊断

注意与先天性肺囊肿、食管闭锁、先天性心脏畸形、膈膨升相鉴别。

【治疗】

1. 手术时机

（1）延期手术：术前采取改善通气、纠正酸中毒、心功能支持、降低肺动脉压力等措施，待基本情况有所好转，肺功能获得改善时手术，可提高生存率。

（2）限期手术：出生6h后出现危重症状，多为疝内容物突然增加而致心肺受压加重，若压迫不解除，病情往往难以控制，因此，经初步治疗后尽早手术解除压迫可获得较好的效果。

（3）急症手术：疝内物嵌顿绞窄的膈疝，应尽早手术，以防绞窄肠管坏死。

2. 术前准备

膈疝大多合并心肺功能障碍，控制好肺动脉高压并阻止进一步肺损伤是术前管理的关键。

（1）新生儿在产房内的初步处理：

1）心率和氧饱和度监测：一般将氧饱和度维持在80%～95%即可。

2）插管和通气：推荐膈疝在生后出现呼吸困难或缺氧症状应立即气管插管，应避免面罩通气。通气压力应尽量保持低峰压（低于$25cmH_2O$）。

3）鼻胃管：放置胃管以持续或间断减压，尽早进行肠内营养。

4）建立血管通道。

5）血压支持：如果插管前氧饱和度已经维持在80%～95%，提高血压至较高水平没有必要。只在插管前氧饱和度低于目标值时才应升高血压。应监测中心静脉压，观察是否存在容量不足，如容量不足应及时给予血浆等快速补充，如非容量不足，应及时给于血管活性药和影响肌力的药物。

6）镇静和麻醉：应当在插管前给予镇静或麻醉。

（2）通气管理：通气治疗的目标是维持插管前氧饱和度在80%～95%，插管后氧饱和度也应维持在70%以上，动脉CO_2分压（$PaCO_2$）可维持在45～60mmHg（允许性高碳酸血症）。

1）常规通气：对于膈疝（CDH）传统通气模式多为压力控制通气，建议将峰压值稳定在 25cmH$_2$O 或更小，呼气末正压（PEEP）定在 2 ～ 5cmH$_2$O，并随时调节呼吸频率以使 PaCO$_2$ 维持在 45 ～ 60mmHg。

2）高频震荡通气（HFVO）：HFVO 应用目的是能在避免肺过度膨胀运成肺损伤的同时，维持呼气末肺容积。HFVO 多应用于传统通气支持下仍存在持续性低氧血症和高碳酸血症患儿的救护。在使肺充分膨胀的前提下，平均气道压需随时调整。

3）胸部 X 线片：膈疝患儿都应尽快行胸部 X 线片检查以评估其初始病情，并且依据膈疝病情和通气模式复查胸片以确定肺扩张程度。

（3）进一步治疗措施：

1）监测心率、插管前后氧饱和度、血气分析需要常规检测。对于重症膈疝有条件者尽可能建立有创性动脉血压检测。

2）血流动力学管理：目标是保证终末器官的血液供应良好。如果没有灌注不足的表现，则不需要应用血管活性药物。如果出现灌注不足表现或血压低于相应孕龄血压，并且插管前氧饱和度低于 80%，需观察中心静脉压是否较低，有条件可行床边心脏彩超检查以明确是血容量不足还是心源性休克。如果血容量不足，则应快速补液治疗；如非容量不足，应及时给予血管活性药物。

3）生后 24h 心脏彩超是实时评估肺动脉压力和右心功能的最好选择之一。尤其对于严重 CDH，心脏超声有助于评估右心室功能不良、以及右心室超负荷导致的左心室功能不良。

如果出现持续肺动脉高压，需要给予肺血管扩张药物，吸入 NO 为首选。如果对于吸入性 NO 没有反应或反应不足，可以应用前列环素或前列腺素 E$_1$。严重肺动脉高压可导致右心室超负荷，表现为右心室扩大，并可通过卵圆孔向左侧分流，进而导致左心室灌注不足和全身器官灌注不足。为避免右心室由于后负荷增加引起的过度负荷损伤，可以根据需要重新开放动脉导管。如果插管前氧饱和度低于 85%，并且有器官灌注不足表现，则需要提高血压来治疗肺动脉高压。可以适当使用血管活性药物，如多巴胺、多巴酚丁胺和（或）肾上腺素，以维持血压至符合相应孕龄的血压。

（4）体外循环膜式氧合器（ECMO）：当前对于应用 ECMO 的条件包括：①无法维持插管前氧饱和度＞85%，或插管后氧饱和度＞70%。②在良好通气管理下，依然出现 PaCO$_2$ 增加和 pH＜7.2 的呼吸性酸中毒。③需要使 PIP＞28cmH$_2$O 或者平均气道压＞17cmH$_2$O 才能维持氧饱和度＞85%。④伴有氧供不足的代谢性酸中毒，表现为乳酸浓度≥5mmol/L 且 pH＜7.15。⑤对于补液治疗和影响肌力药物治疗无效的全身性低血压，导致至少 12 ～ 24h 尿量＜0.5mL/kg·h。⑥氧合指数持续降低。

3. 手术适应证和禁忌证

（1）手术适应证：诊断明确的婴幼儿和年长儿膈疝，右侧建议经胸腔镜修补，左侧膈疝选择经胸腔镜或腹腔镜两种入路均可。新生儿膈疝平稳过渡后可作为临床探索性手术适应证，宜选择胸腔镜手术修补。

（2）手术禁忌证：①合并严重畸形如先天性心脏病循环不稳定，难以耐受麻醉。②严重肺部发育不良或合并其他肺部疾患，呼吸机难以支持。③合并先天性乳糜胸。④胸腹腔因各种原因存在严重粘连，难以分离暴露膈肌者。⑤患儿生命体征尚未平稳，一般情况较差，难以耐受麻醉及手术。

4. 术后处理

术后继续给予呼吸机辅助呼吸，适当镇静，定时复查胸片，注意有无气胸及胸腔积液，根据患侧肺膨胀情况调整呼吸机参数，保证患儿生命体征及血氧饱和度平稳。静脉使用抗生素、补液支持治疗，维持适当温度调节、葡萄糖稳态，静脉营养支持；根据血气分析结果调整酸碱及电解质平衡；同时注意预防戳孔感染、肺部感染、硬肿症等并发症。

5. 手术相关并发症

（1）术中内脏损伤。

（2）肝静脉损伤。

（3）肾上腺损伤是术后死亡的重要原因。

（4）术后气胸：避免潮气量过大导致肺气压伤，呼吸机辅助呼吸时，谨防气道压过高。若发生气胸可穿置胸腔闭式引流。

（5）疝囊囊肿。

（6）术后乳糜胸或乳糜腹：若术后发生胸腹腔积液，可以穿刺抽出或置管引流乳糜液。经静脉高营养、禁食等保守治疗多可自愈。无效者需再手术修补。

（7）胃食管反流：轻度反流经体位和饮食治疗可缓解。

（8）肠梗阻。

（9）膈疝术后复发。

（10）与穿刺相关的并发症：可能发生体壁、内脏或大血管损伤出血，术后戳孔疝。

（11）与 CO_2 气体有关的并发症：可出现高碳酸血症、皮下气肿、甚至气体栓塞。

（12）心律失常心脏骤停。

（13）体温下降。

（14）与专用手术设备和器械相关并发症。

第七节　唇腭裂

【病史采集】

（1）出生即发现，家族史。

（2）母亲妊娠初期病毒感染史、服药史、内分泌疾病史、接触放射线、吸烟、酗酒。

（3）出生时未发现的腭裂，生后喂奶时吸吮困难，奶液从鼻孔流出。

【诊断】

1.临床表现

（1）唇裂分类：

1）单侧唇裂：单侧又可分为三型：①Ⅰ度唇裂：仅限于红唇部分的裂开。②Ⅱ度唇裂：上唇部分裂开，但鼻底尚完整。③Ⅲ度唇裂：整个上唇至鼻底完全裂开。

2）双侧唇裂：按单侧唇裂分类的方法对两侧分别进行分类。

3）隐性唇裂：即皮肤和黏膜无裂开，但其下方的肌层未能联合，致患侧出现浅沟状凹陷及唇峰分离等畸形。

（2）腭裂：可单独发生也可与唇裂同时伴发。腭裂不仅有腭部软组织畸形，大部分腭裂患者还可伴有不同程度的腭骨缺损和上颌畸形。可以出现吮吸、进食及语言等生理功能障碍。由于颌骨生长发育障碍还常导致面中部塌陷，严重者呈碟形脸、咬殆错乱（常呈反殆或开殆）。还可引起语言功能障碍和牙殆错乱。

2.临床分类

多采用下列的临床分类方法：

（1）一种是分为4类：即分为软腭裂、不完全性腭裂，单侧完全性腭裂和双侧完全性腭裂。

1）软腭裂仅软腭裂开，有时只限于腭垂。不分左右，一般不伴唇裂，临床上以女性较多见。

2）不完全性腭裂亦称部分腭裂。软腭完全裂开伴有部分硬腭裂；有时伴发单侧不完全唇裂，但牙槽突常完整。本型也无左右之分。

3）单侧完全性腭裂，裂隙由悬雍垂至切牙孔完全裂开，并斜向外侧直抵牙槽突，与牙槽裂相连；健侧裂隙缘与鼻中隔相连；牙槽突裂有时裂隙消失仅存裂缝，有时裂隙很宽；常伴发同侧唇裂。

4）双侧完全性腭裂，常与双侧唇裂同时发生，裂隙在前颌骨部分，各向两侧斜裂，直达牙槽突；鼻中隔、前颌突及前唇部分孤立于中央。

5）除上述各类型外，还可以见到少数非典型的情况，如一侧完全、一侧不完全腭裂；腭垂缺失；黏胶下裂（隐裂）；硬腭部分裂孔等。

（2）还有另一种常用的腭裂分类法，即将其分为 I 度、II 度、III 度。

1）I 度：只是腭垂裂。

2）II 度：部分腭裂，裂未及切牙孔。根据裂开部位又分为：①浅 I 度裂，仅限于软腭。②深 II 度裂，包括一部分硬腭裂开（不完全性腭裂）。

3）III 度：全腭裂开，由腭垂到切牙区，包括牙槽突裂，常与唇裂伴发。

【治疗】

（1）新生儿期多不需立即行手术修补。需迅速解决的问题是喂养，塑料填塞器适用于出生不久的小婴儿，帮助进食，提供吸吮的保护平面，有助牙弓稳定。

（2）唇裂手术年龄：单侧唇裂手术最合适的年龄为 3～6 个月，体重达 6～7kg 以上。双侧唇裂整复术一般宜于 6～12 个月施行。唇裂手术年龄有提前的倾向。一般不完全性唇裂还是等到 3 个月以后手术治疗。

（3）腭裂的手术年龄：目前多学者主张早期进行手术为宜，在 8～18 个月。

（4）唇腭裂术后还需要语音训练。

第八节　脐肠瘘

【病史采集】

脐带脱落后脐孔创面不愈合，经常有气体及分泌物由此溢出，分泌物中含有肠内容物，带有臭味，脐孔部皮肤发生糜烂。

【诊断】

1. 临床表现

体征：新生儿脐带脱落后脐孔创面不愈合，呈鲜红色凸起的黏膜面，经常有气体及分泌物由此溢出，因管腔瘘管与小肠相通，故分泌物中含有肠内容物，带有臭味，分泌物刺激脐孔部皮肤发生糜烂。

2. 辅助检查

以探针由瘘孔探入瘘管，可深达腹腔，在透视下可发现注入碘化钠通入小肠，口服活性炭或亚甲蓝后 6～8h 脐部分泌物有颜色改变均可确诊。

3. 鉴别诊断

注意与脐窦、脐茸鉴别。

【治疗】

必须外科手术治疗，如无肠梗阻等急腹症指征，可在生后数周内择期手术。

第九节　皮下坏疽

【病史采集】

（1）腰骶部、臀部、背部皮肤红肿。

（2）呕吐、食欲缺乏、哭闹不安、高热，有时伴腹泻、腹胀。

（3）高热、嗜睡、神志不清、发绀、呼吸困难、皮肤出血点。

（4）护理不当，急性起病，多在冬季发病。

【诊断】

1. 临床表现

（1）症状：全身症状表现为呕吐、食欲缺乏、哭闹不安，高热可达39～40℃，有时伴腹泻和腹胀，可并发肺炎和脓毒症。脓毒症时表现为高热、嗜睡、神志不清，有时发绀、呼吸困难，皮肤表面有多数出血斑点，血培养有金黄色葡萄球菌生长，脓毒症常为致死原因。

（2）体征：初起时病变区皮肤广泛红肿、稍硬、边缘界线不清，随着感染进展，红肿迅速向周围扩散，中央区皮肤渐呈暗红、变软，皮下组织坏死、液化，皮肤与皮下组织分离，皮肤有漂浮感。如病情继续发展，病变范围不断扩大，表面皮肤缺血、变黑、坏死。皮肤坏死后脱落，形成大片溃疡，创面产生少许脓液。对于病变范围的估计，可按小儿烧伤面积的计算方法来计算，面积在10%以上者属重型。

2. 鉴别诊断

应考虑尿布疹、硬肿症和丹毒。

【治疗】

早期诊断、及时治疗是关键。

（1）全身治疗：保暖、保湿，体温、生命征监测，全身支持及对症治疗。全身使用抗生素控制感染，常用青霉素类、头孢菌素类静滴。若病菌有抗药性可改用新青霉素。铜绿假单胞菌感染可选用多黏菌素或羧苄西林。如成脓后则根据脓液细菌培养结果及药敏试验调整。

（2）局部治疗：确诊后应即在病变中央区做数个横切口，然后在健康与病变皮肤交界处，做多个小切口，切开后以小血管钳分开两切口间的皮下间隙，引流血性的混浊渗出液，放置橡皮引流条或凡士林纱布条。术后每日用生理盐水、呋喃西林溶液洗涤伤口，脓液多时每日清洗换药2～3次，创口可填塞雷凡诺尔纱布或抗生素液纱布湿敷。换药时如见病变仍在发展，再做切开，务必使引流通畅。一周后局部红肿逐渐消退，分泌物减少，创面有新肉芽组织形成，数周后创面愈合。如坏死皮肤脱落后溃疡面大，可植皮覆盖创面，促使创口早日愈合。

第十节　先天性腹裂

【病史采集】

（1）产前 B 超提示，出生时发现内脏暴露于体外。

（2）母亲年龄小，或吸烟史，未成熟儿或小于胎龄儿。

【诊断】

1.临床表现

体征：新生儿出生后即见肠管经脐旁腹壁缺损处突出体外，不同于脐膨出，腹裂患儿的腹壁缺损几乎多位于脐旁右侧腹壁，缺损较小，通常直径小于 5cm，一般仅 2～3cm。脐带完整，缺损与脐带之间可有皮桥存在，缺损周围腹壁和肌层正常。突出体外的脏器以小肠、结肠多见，严重者胃、全部小肠结肠甚至直肠一起突出体外。肝脏多位于腹腔内，偶尔有女性子宫、卵巢或男性睾丸、膀胱等一起经缺损突出腹腔外。患儿出生时，多数突出肠管表现正常，但生 20min 后突出肠管逐渐出现水肿增厚并覆盖一层纤维素样渗出膜，肠管间相互粘连。如出生后没有及时正确地处理，肠管外露时间过长可因体液丢失而导致水电解质平衡失调，体温不升，可有感染（败血症）、粘连性肠梗阻、胃肠道穿孔和坏死等并发症的出现。腹裂患儿的母亲多数年龄较轻，患儿常见为未成熟儿或足月新生儿表现为小于胎龄儿。腹裂患儿的伴发畸形明显少于脐膨出，且常与中肠有关，如肠狭窄、肠旋转不良、梅克尔憩室等。许多患儿肠管长度短于正常新生儿的肠管，个别甚至非常短。

2.鉴别诊断

需与脐膨出、脐带疝、脐疝、泄殖腔外翻鉴别。

【治疗】

（1）分娩后产房内处理：大多数患儿在胎内突出腹壁的肠管并未受损，所以出生后立即给予保温保湿，防止污染非常重要，有利于后续处理。较为简单的方法是将出生后新生儿立即从胸部以下整体放入无菌透明塑料袋，并交由新生儿外科医生进行处理。如无无菌袋，可用无菌橡胶手套或生理盐水纱布覆盖肠管，在纱布外包裹凡士林纱布，并简单包裹后立即转入新生儿外科。因患儿常为未成熟儿，需注意全身发育情况和心肺功能，必要时给予呼吸支持。

（2）术前处理：包括持续保暖保湿、禁食、胃肠减压，并行灌肠排除结肠内容物；留置导尿管观察每小时尿量；静脉补液，注意补充肠管不显性失水，并纠正水、电解质平衡失调，并注意丢失蛋白的补充；静脉应用广谱抗生素预防感染；同时进行必要的常规血生化检查和严密监测生命体征。当患儿充分补充晶体、胶体，酸中毒得到纠正，尿量大于 1mL/（kg·h）。心率、血压、呼吸平稳状态下，可针对突出体外的肠管作进一步处理。

（3）外露肠管及腹壁缺损的外科处理：原则为尽早处理，外露肠管的多少、腹腔发育程度如何是决定缺损一期修补或延期、分期手术的关键。

（4）术后处理：术后均需密切观察呼吸循环各项指标、腹部张力、静脉回流等情况，应留置鼻胃管持续减压，留置导尿并记录每小时尿量。为减轻腹压增高对呼吸的影响可给予辅助机械通气并使用肌松剂和镇静药。如关腹后出现通气功能障碍、回心血量减少、心排血量减少和少尿，应立即拆除腹壁缝线，开放腹壁，减缓腹腔压力，用人工补片临时关闭腹壁或继续应用 silo 袋，延期关腹。

（5）术后并发症的发生常与未成熟儿、伴发畸形和关闭腹壁后腹腔压力过大有关。

（6）腹裂患儿术后肠道功能恢复需时较长，不能经口摄食，需要较长时间静脉营养。

第十一节　脐膨出

【病史采集】

产前 B 超提示，出生时发现内脏暴露于体外。

【诊断】

1. 临床表现

体征：在新生儿的腹部中央可见膨出的囊状肿物，表面有一层半透明的囊膜，透过囊膜可见囊内的腹腔脏器。在囊顶上部可见脐带残株附着，腹壁皮肤常停留在膨出囊膜的基底部或少许超过基底部。随着时间推移，囊膜逐渐混浊，变成黄白色脆弱组织，或因囊膜破裂内脏经腹壁缺损突出，也可因感染导致囊膜坏死以致腹腔感染。囊膜亦可在宫内或分娩过程中破裂，出生时可见肠管突出于腹壁之外，但通常并无肠梗阻或呼吸窘迫等症状。膨出脏器为胃、小肠、结肠，通常有肝脏膨出（35%）。

临床常根据腹壁缺损的大小，以 5cm 为界分为巨型脐膨出和小型脐膨出。巨型脐膨出囊内容物可包含胃、小肠、结肠、肝脏、脾脏等几乎所有腹腔脏器，尤其是肝脏突出腹腔外是巨型脐膨出的重要标志。巨型脐膨出大多有多种伴发畸形可能。

与腹裂患儿比较，脐膨出合并各种畸形达 80%。每个脐膨出患儿几乎多存在肠旋转不良，但其他肠道畸形少见，而心脏畸形和染色体畸形较腹裂患儿明显增多。脐膨出患儿较容易发生早产和宫内发育迟缓。

脐带疝病例有时可被忽略而未被认出，在结扎脐带时可误将肠管一并结扎在内，导致肠瘘或肠梗阻，在临床上应予注意。

与脐膨出相关的一些综合征：Beckwith-Wiedemann 综合征（EMG 综合征）、Cantrell 五联症。

2. 辅助检查

常规心动超声检查和染色体检查。常见合并的染色体异常包括 13.18.21- 三体综合征。胸腹部 X 线摄片时，注意是否合并膈疝、肠闭锁等畸形存在。

3. 鉴别诊断

对于在出生时囊膜已破裂的病例，应与腹裂相鉴别。

【治疗】

尽早处理。

（1）一般处理：局部无菌温湿生理盐水敷料及塑料薄膜覆盖加以保护，周围皮肤严加消毒。胃肠减压，通便，保暖，必要时吸氧和机械通气。通过上肢进行静脉输液，维生素 K_1，预防性应用抗生素。

（2）非手术治疗：对经评估后不可能一期手术关闭缺损的患儿或少数心功能不稳定（左心功能衰竭、主动脉发育不良）、未成熟儿伴肺透明膜病变、持续肺动脉高压等难以耐受手术的患儿，或合并严重畸形，或囊膜污染可能发生感染者采用保守治疗。每天用消毒液徐抹囊膜 1 ～ 2 次以消毒杀菌、凝固蛋白。目前常用的消毒液有 70% 乙醇、0.5% 硝酸银、碘伏溶液、硫柳汞酊、SD 银溶液。可暴露囊膜使囊膜表面形成干痂，痂下生长肉芽组织，上皮逐渐向中央生长，与此同时腹腔也逐渐扩大，脏器回纳，最终皮肤覆盖整个囊膜形成一腹壁疝。这一过程通常需要 2 ～ 3 个月。1 ～ 2 年再修补腹壁缺损。

（3）手术治疗：如果患儿无严重心肺功能不良，能够耐受手术治疗，可行手术修补。

（4）术后处理同腹裂术后处理。

（5）术后并发症：并发症常与未成熟儿和腹壁关闭后腹压过高有关，前者如体温过低至硬肿症、呼吸衰竭、高胆红素血症、低血糖症、高血糖症、低钙血症等。后者可致呼吸窘迫、回心血量减少、心排血量减少和少尿。一旦发生，立即打开腹壁筋膜缝线，为腹腔减压、腹壁仅缝合皮肤或用人工补片关闭腹壁。

第十二节　脐尿管瘘

【病史采集】

反复发作的脐炎，脐部有尿液流出。

【诊断】

1. 临床表现

体征：脐周红肿糜烂，脐部有尿液流出，脐部瘘口可为皮肤或黏膜所覆盖。

2. 辅助检查

注入造影剂后做侧位 X 线检查，可见造影剂进入膀胱。也可静脉注射亚甲蓝，若见蓝色尿液从脐部排出即可确诊。

3. 鉴别诊断

注意与急性脐炎、脐窦、脐茸、脐肠瘘等鉴别。

【治疗】

行瘘管切除术。

第十三节　先天性食管闭锁与气管食管瘘

【病史采集】

母亲羊水过多史。

出生后泡沫从口鼻溢出。第一次喂水或奶即出现剧烈呛咳，同时有发绀及呼吸困难，甚至窒息。发绀、气急、腹胀。

【诊断】

1. 临床表现

（1）症状：出生后口腔及咽部存在大量黏稠泡沫，并不断经口鼻向外溢出，第一次喂水或奶，吸吮一二口后，小儿即出现剧烈呛咳，水或奶从口腔、鼻孔反溢，同时有发绀及呼吸困难，甚至窒息，经负压吸引清除后可恢复，但再次喂食，又出现同样症状。

（2）体征：伴有食管气管瘘时，出现发绀、气急、肺部湿性啰音，导致腹部膨胀，叩诊鼓音，并由于严重腹胀加重气急等呼吸道症状，甚至导致呼吸衰竭。如系无瘘管者，则呈舟状腹。

从鼻孔或口腔内插入一根细小的胃管不能顺利通过食管而受阻折回，但应注意发现导管卷曲在食管盲袋内而造成进入胃内的假象。

2. 辅助检查

（1）食管造影：经胃管滴入 25% 水溶碘剂或空气 0.5 ～ 1mL，拍摄 X 线胸片即可发现食管盲端。

（2）CT 有助于发现食管闭锁及伴发的瘘管。主要适用于低出生体重、有严重呼吸窘迫及长段型或伴有多发畸形的食管闭锁患儿。

3. 鉴别诊断

先天性食管狭窄、食管蹼、短食管和胸胃、贲门失弛缓症。

【治疗】

食管端端吻合术是唯一的治疗方法。

（1）术前准备：保暖、给氧、禁食、咽部及食管上段盲端持续或间断负压吸引；侧卧位或半卧位，头部抬高 30 ～ 40°，矫正脱水、酸中毒，抗生素，静脉营养，补充维生素 K、C，反复测血气，尽快完善必要的检查。

（2）术后处理：呼吸机辅助，血气监测，注意呼吸道及口腔吸引，保持呼吸道通畅，定期超声雾化，持续监测生命征，胃肠外营养，维持水、电解质、酸碱平衡，两种以上广谱抗生素，术后 5d 口服泛影葡胺造影，无吻合口瘘可开奶。保留胃管 1 周以上，有胃造瘘者，术后 24 ～ 48h 后经瘘管喂养。术后 3 周行食管钡餐造影。

（3）并发症：

1）早期并发症：吻合口漏、吻合口狭窄、食管气管瘘复发。

2）晚期并发症：胃食管反流、气管软化、呼吸道疾病、食管蠕动功能障碍。

第十四节　胃穿孔

【病史采集】

胃壁肌层缺损所致穿孔一般在生后一周内发生，多见于 3 ~ 5d，发病前无明显前驱症状，也可继发于其他原发病。

起病急，突然出现拒奶、呕吐、哭声低弱、精神萎靡，随之出现进行性腹胀、呼吸困难、发绀。呕吐加重，呕吐物带血或咖啡样物，便血，腹部、腰部、阴囊皮肤水肿。

【诊断】

1.临床表现

（1）症状：气急、呼吸困难、发绀，面色苍白、体温不升、四肢花纹等中毒性休克表现。

（2）体征：腹部高度膨隆，腹式呼吸消失，腹壁皮肤发亮、水肿、发红、浅表静脉怒张，腹肌紧张，叩诊肝浊音界消失，压痛反应明显，有移动性浊音。肠麻痹、肠鸣音消失、脱水、电解质紊乱、休克。

2.辅助检查

（1）X 线检查：①膈下大量气体将内脏局限于腹中部形似鞍囊。② 90% 的病例胃泡影消失。③其他表现包括皮下气肿、阴囊积气、腹水，或减压的胃管不局限在胃内。

（2）超声检查。

（3）腹腔穿刺。

3.鉴别诊断

新生儿自然气腹、胎粪性腹膜炎。

【治疗】

（1）术前准备：禁食、胃肠减压、纠正脱水、控制休克、补液、监测血气、呼吸支持、腹腔穿刺、控制感染。

（2）术后护理：术后加强监护、禁食、持续胃肠减压 72h，防治腹膜炎、中毒性肝炎，给予血浆、水解蛋白、白蛋白，抗休克、抗感染、胃造瘘、肠外营养。

第十五节　先天性肥厚性幽门狭窄

【病史采集】

（1）大多数在出生后 2～3 周发生呕吐，极少数在生后 3～4d 或迟到 3～4个月出现。

（2）呕吐有规律地进行性加重，呕吐物为奶汁或乳凝块并含酸味不含胆汁，呕吐后食欲强，但喂奶后又呕吐，脱水，营养不良、消瘦、尿少、粪便干燥，黄疸。

【诊断】

1.临床表现

（1）症状：呕吐初期代谢性碱中毒，后期代谢性酸中毒。消瘦，皮肤松弛有皱纹、皮下脂肪少，黄疸。

（2）体征：上腹膨隆，下腹平坦，胃蠕动波，右上腹肋缘下腹直肌外缘处可触及橄榄样幽门肿块。

2.辅助检查

B 超：首选，测量幽门肌层厚度、幽门直径、幽门管长度，诊断标准：幽门肌肥厚≥4mm，幽门管内径＜3mm，幽门管长度＞15mm。

3.鉴别诊断

幽门痉挛、胃食管反流、胃扭转、喂养不当、先天性幽门闭锁、先天性幽门膜状狭窄、食管裂孔疝呕吐。

【治疗】

1.内科疗法

（1）抗痉治疗：用 1：1000 或 1：2000 新配制阿托品溶液，在喂奶前30min 口服，剂量自 1 滴递加至 2～6 滴，直至皮肤发红为止。也可试用 0.6%硝酸甲基阿托品或硝酸甲基莨菪碱每次 0.12～0.15mg，效力 5 倍于阿托品。

（2）适当减少奶量，使用稠厚乳液，可在奶中加 1%～3% 米粉，少量多次喂养。

（3）纠正脱水、酸中毒用生理盐水，补钾。

2. 外科疗法

（1）术前准备：纠正脱水、电解质紊乱。

（2）手术方式：幽门环肌切开术。

（3）术后护理：术后 6h 给水喂养，无呕吐给奶喂养，术后早期积极喂养。

第十六节　环状胰腺

【病史采集】

发病年龄从新生儿期至成年，母亲常有羊水过多，出生体重在 2500g 以下。

呕吐，多含黄绿色胆汁，消瘦、脱水、电解质紊乱，如有吸入性肺炎，可有呼吸急促、呛咳、心衰，黄疸，打嗝、嗳气、胃纳不佳。

【诊断】

1. 临床表现

（1）症状：呼吸急促、心衰，黄疸，消化性溃疡、出血。

（2）体征：胃区饱满膨胀，胃型、胃蠕动波或腹胀消失。胃区振水音，消瘦、脱水。

2. 辅助检查

（1）腹部平片：双泡征、单泡征、三泡征。

（2）上消化道造影。

（3）钡剂灌肠检查。

（4）电解质紊乱。

3. 鉴别诊断

肠闭锁、肠狭窄、肠旋转不良、胎粪性腹膜炎。

【治疗】

（1）术前准备：补液，纠正酸碱失衡、电解质紊乱，胃肠减压、注射维生素 K、维生素 C，纠正营养不良、脱水。

（2）手术方式：十二指肠、十二指肠菱形侧侧吻合术、结肠后十二指肠、空肠 Roux-y 吻合手术。

（3）术后监护及处理：补液、胃肠减压。肠运动功能恢复后，先试喂少量开水，再喂奶。

（4）并发症：吻合口狭窄、十二指肠盲端综合征、吻合口瘘。

第十七节　胎粪性肠梗阻

【病史采集】

出生即有呕吐、顽固便秘、腹胀，家族史。

【诊断】

1. 临床表现

体征：腹胀、肠型，指检或一般灌肠法不能引出多量胎粪。可伴消化吸收功能不良、易出汗。

2. 辅助检查

（1）X线：小肠充气而结肠细小（幼稚型结肠），右下腹可见胎粪结块阴影，可有钙化。

（2）四溴酚蓝试验：胎粪中蛋白质超过 100mg/g，且含有白蛋白。

（3）盆腔 MRI、肛门直肠测压、直肠活检。

（4）水电解质丢失。

3. 鉴别诊断

与其他表现为肠梗阻的疾病鉴别，如十二指肠闭锁、小肠闭锁、先天性巨结肠。

【治疗】

（1）经胃管注入胰酶促使胎粪软化，慎用 1% 过氧化氢液灌肠（警惕空气栓塞）。

（2）X线透视下经肛门灌注泛影葡胺 15 ～ 20mL/ 次，注意补液。

（3）胰腺素、N- 乙酰 -L- 半胱氨酸加水灌肠。

（4）外科手术。

第十八节　胎粪性腹膜炎

【病史采集】

（1）产前超声：腹腔内钙化斑块、羊水过多、腹水、散在及孤立的回声区和肠蠕动增加。

（2）产前 MRI 有提示。

（3）常于生后 3～5d 发病，一般状态欠佳，呕吐、腹胀、便秘。

【诊断】

1.临床表现

（1）腹膜炎型：反应低下、腹胀、静脉怒张、明显水肿，触及坚硬的钙化块、叩诊鼓音、移动性浊音阳性、肠鸣音减弱或消失。

（2）局限性气腹型：X 线见一个液平面，膈下无游离气体。钙化斑块可在囊壁或腹腔其他部位。腹部局限性膨隆，局部压痛反应、腹壁红肿。

（3）弥漫性气腹型：频繁呕吐、腹部极度膨隆、呼吸困难、发绀，腹壁静脉怒张，腹壁水肿、发红，阴囊或阴唇水肿，体温下降，皮肤花纹。X 线：横膈抬高、膈下游离气体，肝脏下移，肠道仅少量气体，巨大气液平面横贯全腹，钙化斑块可在腹腔任何部位甚至阴囊。

（4）肠梗阻型：呕吐、腹胀、便秘等肠梗阻症状。

2.辅助检查

腹腔穿刺、增强 CT。

3.鉴别诊断

新生儿胃穿孔、新生儿坏死性小肠结肠炎、十二指肠梗阻。

【治疗】

（1）不完全梗阻：非手术疗法，腹膜炎或完全梗阻：及早手术。

（2）腹膜炎型：及时手术。保温、补液、纠正水电解质平衡失调、吸氧、胃肠减压、腹腔穿刺。

（3）肠梗阻型：不全梗阻，非手术疗法，禁食、胃肠减压、补液、纠正水电解质失衡、口服中药黏连松解汤或口服液体石蜡。无效应手术。

（4）完全梗阻或绞窄，及时手术。

（5）术后密切监测生命征，维持水电解质、酸碱平衡，合理应用抗生素，静脉营养支持等。

第十九节 阑尾炎

【病史采集】

哭闹不安、拒乳、发热、呕吐，腹胀。

【诊断】

1.临床表现

（1）症状：发病早期多有哭闹不安、拒乳，有时发热，特别是高热，呕吐比较频繁，有些患儿还会发生脱水和酸中毒。个别患儿出现腹胀、肛门停止排气、排便等肠梗阻症状。

（2）体征：腹胀严重、腹肌紧张、下腹壁红肿，腹壁静脉曲张，肝浊音界消失。

2.辅助检查

（1）腹部 X 线检查可见膈下游离气体，有时可见腹腔积液于右下腹部，且腹壁增厚腹壁脂肪线消失。

（2）右下腹腔穿刺有脓性液体，需观察其颜色、透明度、气味，并常规送检。

（3）B 超示右下腹有脓肿者。

3.鉴别诊断

胎粪性腹膜炎、NEC。

【治疗】

疑似病例剖腹探查，确诊病例尽早手术，使用广谱抗生素。

第二十节 先天性肛门直肠畸形

【病史采集】

出生后 24h 无胎粪便排出或仅有少量胎粪从尿道、会阴瘘口挤出，正常肛门位置无肛门开口。

【诊断】

1. 临床表现

肛门直肠畸形国际诊断分型标准（Krinkenbeck，2005）：

主要临床分型：会阴（皮肤）瘘、直肠尿道瘘（前列腺部瘘、尿道球部瘘）、直肠膀胱瘘、直肠前庭（舟状窝）瘘、一穴肛（共同管长度＜3cm、＞3cm）、肛门闭锁（无瘘）、肛门狭窄。

罕见畸形：球形结肠、直肠闭锁/狭窄、直肠阴道瘘、H瘘、其他畸形。

（1）一般表现：出生后24h无胎粪便排出或仅有少量胎粪从尿道、会阴瘘口挤出，正常肛门位置无肛门开口。早期即有恶心呕吐，呕吐物初含胆汁，以后为粪便样物。2～3d后腹部膨隆，可见腹壁肠蠕动。

（2）无瘘管畸形：肛门闭锁位置较低者，如肛门膜状闭锁在原肛门位置有薄膜覆盖，通过薄膜隐约可见胎粪存在，啼哭时隔膜向外膨出。偶有薄膜部分穿破，但破口直径仅有2～3mm，排便仍不通畅，排便时哭闹。针刺肛门皮肤可见括约肌收缩。闭锁位置较高者，在原正常肛门位置皮肤略有凹陷，色泽较深，啼哭时局部无膨出，用手指触摸无冲击感。

（3）有瘘管畸形：

1）直肠会阴瘘：皮肤凹陷处无肛门，会阴部相当阴囊根部附近或阴唇后联合之间有细小裂隙，有少量胎粪排出。瘘口外形细小，位于中线。

2）直肠尿道、膀胱瘘，胎粪从尿道排出。直肠尿道瘘的胎粪不与尿液混合，胎粪排出后尿液澄清；直肠膀胱瘘的尿液内混有胎粪，尿液呈绿色，有时混杂气体。

3）直肠前庭瘘：生后数月内无排便困难，会阴部反复发生红肿。

4）直肠阴道瘘：粪便从阴道流出，排便困难，腹部触得硬结的粪块，结肠末端继发性巨结肠。

2. 辅助检查

（1）X线检查：倒置位摄片法，生后12h以上。

（2）尿道膀胱造影和瘘道造影、B型超声检查、盆部MRI、CT。

【治疗】

手术治疗。术前综合评估：①发育情况、耐受能力。②直肠盲端位置。③瘘管开口部位。④合并畸形对生长发育的影响。

并发症治疗：肛门失禁、肛门狭窄、瘘管复发、黏膜脱垂、便秘。

第二十一节　肠无神经节细胞症

【病史采集】

便秘，24～28h 没有胎粪排出，或只有少量，呕吐，带有胆汁，腹胀。

【诊断】

1.临床表现

（1）症状：24～48h 没有胎粪排出，或只有少量，必须灌肠或用其他方法处理才有较多胎粪排出。呕吐，次数不多、量少，频繁不止，带有胆汁。

（2）体征：腹胀，中等，严重时腹壁皮肤发亮，静脉怒张，肠型，肠蠕动显著，肠鸣音存在。直肠指诊壶腹空虚无粪，激发排便反射，手指拔出后，胎粪或粪便排出，大量气体，腹胀好转。灌肠后好转，几天后便秘。并发肠梗阻、肠穿孔、腹膜炎、小肠结肠炎、全身抵抗力下降。

2.辅助检查

（1）影像学检查：腹部直立位平片、X 线钡灌肠。

（2）肛管直肠测压、直肠黏膜乙酰胆碱酶组织化学法、直肠壁组织学检查。

3.鉴别诊断

单纯性胎粪便秘或称胎粪塞综合征、先天性肠闭锁、新生儿腹膜炎、新生儿坏死性小肠结肠炎、左半小结肠综合征、甲低。

【治疗】

（1）内科疗法：适用于轻症、诊断未完全肯定、并发感染或全身情况较差者。维持营养、水电解质平衡，手指、肥皂条、甘油栓、开塞露刺激肛门直肠，引导排便。抗生素预防感染、扩张器每日扩张痉挛狭窄肠段。

（2）除部分短段型，一般根治手术。

（3）术前纠正全身营养状况、灌肠、扩肛、中西药泻剂、开塞露。

（4）纠正脱水、电解质失衡、酸碱平衡失衡。

（5）术后训练排便习惯，每周扩肛。

第二十二节　胆道闭锁

【病史采集】

皮肤金黄色、褐色，黏膜、巩膜发黄，泪液、唾液黄色，粪便棕黄、淡黄、米色、陶土样灰白色，尿色红茶色，尿布染黄，皮肤瘙痒、抓痕，腹胀，营养不良，精神倦怠，动作、反应迟钝，瘀斑、鼻出血，佝偻病表现。

【诊断】

1. 临床表现

体征：皮肤金黄色甚至褐色，黏膜、巩膜显著发黄，晚期泪液、唾液呈黄色。皮肤抓痕，腹胀，肝大显著，达右髂窝，边缘钝，质硬。脾大。腹壁静脉显露。腹水，移动性浊音。营养不良，精神倦怠，动作、反应迟钝。出血倾向，瘀斑、鼻出血、颅内出血。佝偻病串珠、阔大的骨骺。高心排血量心脏杂音。

2. 辅助检查

（1）血清直接胆红素水平持续不变或进行性上升最重要，占总胆红素 50% 以上。

（2）B 超：肝门处的胆总管闭锁伴有总肝管囊性扩张，肝门部的三角形纤维块。核素显像：区分肝功能障碍和胆道梗阻。

（3）手术探查或腹腔镜术中胆囊穿刺造影最终确诊。

3. 鉴别诊断

新生儿肝炎、先天性胆总管囊肿、外界压迫所致的阻塞性黄疸、TPN 相关性胆汁淤积。

【治疗】

手术 kasai 根治术强调早期诊断和治疗，手术年龄应在 60d 左右，最迟不超过 90d。

（1）术前准备：按腹部外科的常规准备；给予维生素 K 和口服肠道准备的抗生素，并进行术前禁食和灌肠。

（2）术后处理：吸氧、输液、胃肠减压；术后第 7 天可进食；常规运用利胆药、糖皮质激素和抗生素。

（3）术后并发症治疗：

1）胆管炎：预防性抗生素、大剂量激素、熊去氧胆酸。

2）食管静脉曲张出血：经内镜硬化剂注射或内镜下曲张静脉套扎。

3）肺血管改变：吸入 NO、静滴前列腺素、肝肺联合移植。

4）肝内胆管扩张。

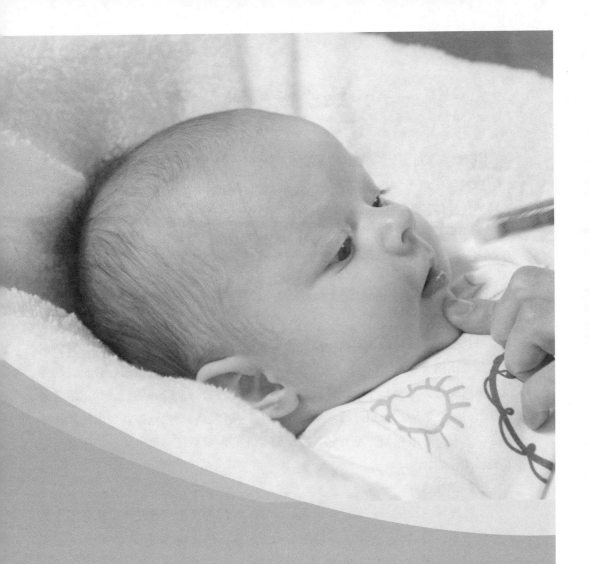

第十三章
其他疾病

第一节　蜘蛛指（趾）样综合征

【病史采集】

蜘蛛指（趾）样综合征（arachnodactyly syndrome），亦称 Mafan 综合征，是一种遗传性结缔组织疾病，为常染色体显性遗传，主要累及骨骼肌肉、心血管和眼。

本病为常染色体显性遗传病，骨骼肌、心血管、眼是主要病变部位，也可累及皮肤、肺和中枢神经系统。基本病理学改变是不能生产正常胶原和弹力纤维组织。

【诊断】

1.临床表现

身长超长、肢体瘦长、缺少皮下脂肪，四肢远端尤其指（趾）细长，身体的上下部量比例失常，下部量大于上部量，两臂伸展开的指距长度超过身长。肋骨过度纵向生长，常有漏斗胸，脊柱后凸侧弯，头颅长，面窄，额凸畸形，腭穹隆呈 S 形。眼在散瞳后用裂隙灯观察可见由于晶状体悬韧带松弛或断裂出现晶状体异位，多有严重近视眼、足外翻、膝反屈等。心血管系统可见主动脉扩张甚至形成夹层动脉瘤。

2.辅助检查

X 线片见四肢细长，尤以手指和足趾管状骨最为突出，脊柱侧位片显示椎体的高度增加，前后径则缩短，椎体的前后缘凹入，椎管和椎间孔扩大。

3.鉴别诊断

与某些高胱氨酸尿症鉴别。

【治疗】

本症无特效疗法，多根据症状采用对症治疗。

第二节　早产儿视网膜病

【病史采集】

早产儿视网膜病（retinopathy of prematurity，ROP）是发生在早产儿和低体重儿的眼部视网膜血管增生性疾病。

病因及高危因素：早产低出生体重，基因差异及种族，吸氧，吸氧浓度，吸氧时间，吸氧方式，贫血和输血，代谢性酸中毒，呼吸暂停，感染，动脉血二氧化碳分压过低。

【诊断】

1. 临床表现

（1）按区域定位：将视网膜分为 3 个区：Ⅰ区是以视盘为中心，视盘到黄斑中心凹距离的 2 倍为半径画圆；Ⅱ区以视盘为中心，视盘到鼻侧锯齿缘为半径画圆，除去Ⅰ区之后的圆内区域；Ⅲ是Ⅱ区以外的颞侧半月形区域，是 ROP 最高发的区域。

（2）按病变严重程度分为 5 期：

1）1 期：约发生在矫正胎龄 34 周，在眼底视网膜颞侧周边有血管区与无血管区之间出现分界线。

2）2 期：平均发生于矫正胎龄 35 周（32～40 周），眼底分界线隆起呈嵴样改变。

3）3 期：平均发生于矫正胎龄 36 周（32～43 周），眼底分界线的嵴样病变上出现视网膜血管扩张增殖，伴随纤维组织增殖；阈值前病变平均发生于矫正胎龄 36 周，阈值病变平均发生于矫正胎龄 37 周。

4）4 期：由于纤维血管增殖发生牵拉性视网膜脱离，先起于周边，逐渐向后极部发展；此期根据黄斑有无脱离又分为 A 和 B，4A 期无黄斑脱离，4B 期黄斑脱离。

5）5 期：视网膜发生全脱离（大约在出生后 10 周）。病变晚期前房变浅或消失，可继发青光眼、角膜变性、眼球萎缩等。

2. 筛查及检查

（1）筛查：早期诊断 ROP 的最好方法是开展筛查。

1）出生孕周和出生体重的筛查标准：①对出生体重＜2000g，或出生孕周＜32 周的早产儿和低体重儿，进行眼底病变筛查，随诊直至周边视网膜血管化。②对患有严重疾病或有明确较长时间吸氧史，儿科医师认为比较高危的患者可适当扩大筛查范围。

2）筛查起始时间：首次检查应在生后 4～6 周或矫正胎龄 31～32 周开始。

3）干预时间：确诊阈值病变或 1 型阈值前病变后，应尽可能在 72h 内接受治疗，无治疗条件要迅速转诊。

4）筛查人员要求：检查由有足够经验和相关知识的眼科医师进行。

5）筛查方法：检查时要适当散大瞳孔，推荐使用间接检眼镜进行检查，也可用广角眼底照相机筛查。检查可以联合巩膜压迫法进行，至少检查2次。

6）筛查间隔期：①Ⅰ区无ROP，1期或2期ROP每周检查1次。②Ⅰ区退行ROP，可以1～2周检查1次。③Ⅱ区2期或3期病变，可以每周检查1次。④Ⅱ区1期病变，可以1～2周检查1次。⑤Ⅱ区1期或无ROP，或Ⅲ区1期、2期，可以2～3周随诊。

7）终止检查的条件：满足以下条件之一即可终止随诊：①视网膜血管化（鼻侧已达锯齿缘，颞侧距锯齿缘1个视乳头直径）。②矫正胎龄45周，无阈值前病变或阈值病变，视网膜血管已发育到Ⅲ区。③视网膜病变退行。

（2）检查：

1）间接眼底镜。

2）眼底数码相机。

【治疗】

（1）激光光凝治疗：近年，随着间接检眼镜输出激光装置的问世，光凝治疗早期ROP取得良好效果。与冷凝治疗相比，光凝对Ⅰ区ROP疗效更好，对Ⅱ区病变疗效相似，且操作更精确，可减少玻璃体出血、术后球结膜水肿和眼内炎症。目前认为，对阈值ROP首选光凝治疗。

（2）冷凝治疗：据CCRYO-ROP小组研究表明，对阈值ROP进行视网膜周边无血管区的连续冷凝治疗，可使50%病例免于发展到黄斑部皱襞、后极部视网膜脱离、晶状体后纤维增值等严重影响视力的后果。

（3）巩膜环扎术：如果阈值ROP没有得到控制，发展至Ⅳ期ROP或尚能看清眼底的Ⅴ期ROP，采用视网膜环扎术可能取得良好效果。目的是解除视网膜牵引，促进视网膜下液吸收及视网膜复位，阻止病变进展至Ⅴ期。

（4）玻璃体切除手术：巩膜环扎术失败及Ⅴ期患者，只能做复杂的玻璃体切除手术。术后视网膜得到部分或完全解剖复位，但患儿最终视功能的恢复极其有限，很少能恢复至有用视力。

（5）内科治疗：现在正在研究的有VEGF抗体、PEDF重组蛋白、IGF-1替代治疗等方法。

第三节　新生儿硬肿症

【病史采集】

新生儿硬肿症（scleredema neonatorum）也称新生儿寒冷损伤综合征（neonatal clod injury syndrome）。本病的主要临床特征是低体温，病情严重时出现皮肤硬肿。

病因：发病处于寒冷季节、环境温度过低或保温不当史；或有严重感染、窒息、产伤等所致的摄入不足或能量供给低下史。

【诊断】

1. 临床表现

早期吮乳差、哭声低、反应低下。病情加重后，体温（肛温或腋温）＜35℃，严重者＜30℃。多器官功能损害的表现等。硬肿多为对称性，累及的多发部位顺序依次为下肢、臀、面颊、上肢、背、腹、胸等。临床上按皮肤硬肿面积占全身的百分数分为轻、中、重三度。

表 13-1　新生儿硬肿症分度及评分标准

评分	体温		硬肿范围 /%	器官功能改变
	肛温 /℃	腋 - 肛温差 /℃		
0	≥ 35		＜ 20	无明显改变
1	＜ 35	0 或正值	20 ~ 50	明显改变
4	＜ 30	负值	＞ 50	功能衰竭

注：体温、硬肿范围和器官功能改变分别评分，总分为 0 分者属轻度，1 ~ 3 分为中度，4 分以上为重度。体温检测：肛温在直肠内距肛门约 3cm 测，持续 4min 以上；腋温将上臂紧贴胸部测 8 ~ 10min。无条件测肛温时，腋温＜35℃为 1 分，＜30℃为 4 分。硬肿范围计算：头颈部 20%，双上肢 18%，前胸及腹部 14%，背部及腰骶部 14%，臀部 8%，双下肢 26%。器官功能低下，包括不吃、不哭、反应低下、心率慢或心电图及血生化异常；器官功能衰竭指休克、心力衰竭、DIC、肺出血、肾衰竭等。

2. 辅助检查

包括血气分析提示代谢性酸中毒，DIC 可致出血倾向和血凝时间、血小板计数、纤维蛋白原定量、凝血酶原时间、纤维蛋白降解产物及末梢血红细胞形态发生改变。生化提示肾功能损害、心肌酶异常、高钾血症、高磷血症、低钙血症、低血糖等。心电图提示窦性心动过缓、低电压、QT 间期延长、ST-T 波改变和房室传导阻滞等。胸片检查协助诊断肺出血等。

3.鉴别诊断

与新生儿水肿、新生儿坏疽等鉴别。

【治疗】

治疗原则应包括正确复温、合理供应热卡、早期预防和纠正脏器功能衰竭和积极消除病因。

（1）复温：

1）轻－中度患儿，体温＞30℃产热良好（腋－肛温差为正值），立即放入适中环境温度，减少失热，升高体温。可将患儿置入预热至30℃的暖箱内，箱温在30～34℃范围，在6～12h内恢复正常体温。农村、基层单位可因地制宜用热水袋、热炕、电热毯包裹或贴身取暖复温等方法。

2）重症患儿，体温＜30℃或产热衰竭（腋－肛温差为负值），先以高于患儿体温1～2℃的暖箱开始复温，每小时提高箱温0.5～1℃（不＞34℃），于12～24h内恢复。

（2）热量及液体供给：热量从50kcal/kg·d逐渐增加至100～120kcal/kg·d；液体按60～80mL/kg·d开始，少尿、无尿或伴心肾功能损害者要限制液体入量。

（3）器官功能紊乱的治疗。

（4）控制感染。

第四节　新生儿撤药综合征

【病史采集】

新生儿撤药综合征（neonatal drug withdrawal syndrome），又称新生儿戒断综合征（neonatal abstinence syndrome，NAS），指孕期妇女因疾病需要或某种嗜好而长期大量服用镇静、麻醉、止痛剂或致幻剂，以致对该药品产生依赖时，药品可通过胎盘，使胎儿也产生对该药品一定程度的依赖，新生儿出生后，由于其血中药物浓度逐渐下降，从而出现一系列神经系统、呼吸系统和消化系统的症状和体征。

发病时间和类型：几种常见成瘾药物出现新生儿撤药症状的大致时间见表13-2。

表 13-2　几种常见药物出现新生儿戒断症状的时间

药物	撤药症状出现时间	高峰
海洛因	0～96h	12～24h
美沙酮	12～72h	24～48h
地西泮	2～6h	7～12d
苯巴比妥	1～14d	≥7d
可待因	12～24h	<24h
乙醇	3～12h	<24h
中枢兴奋剂	0～6h	0～24h

【诊断】

1.临床表现

（1）中枢神经系统兴奋症状：颤抖、易激惹、警醒度增强、听觉过敏、睡眠困难、高音调哭声、惊厥、啃手指；肌张力增强、深腱反射亢进、角弓反张、拥抱反射增强；由于活动过度，可致膝、肘、足跟部皮肤磨损。

（2）消化系统表现：胃肠功能失常、吃奶差或食欲亢进，不协调、反复不间断的吸吮和吞咽动作，呕吐、腹泻、失水，体重不增。

（3）呼吸系统表现：呼吸加快但无其他呼吸困难表现，呼吸暂停。

（4）循环系统表现：心动过速或过缓，血压升高。

（5）自主神经方面体征：多汗，鼻塞，频繁打呵欠和喷嚏，流涎，皮肤发花或肤色潮红，发热，体温不稳定。

2.病情分度

（1）轻度：稍有异常。

（2）中度：刺激时出现症状。

（3）重度：安静时也有症状。

【诊断要点】

本病临床表现无特异性，容易误诊。应高度重视母亲病史特别是孕期用药史，有关的实验室筛查和排除其他疾病。

1.母亲病史

对怀疑本病婴儿的母亲，应详细询问母亲孕期是否用过表13-2中所列的药物，何时开始使用，药物的品种及剂量，末次用药距离分娩的时间，以及是否母乳喂养，因不少药物可通过乳汁分泌。

2.症状体征和评分表

目前采用的不同评分方法，可帮助明确诊断，量化病情。指导治疗，调整药物剂量。在评估时应注意早产儿与足月儿的区别。目前有关本病的各种评分表主要适用于足月儿和近足月儿，小于 35 周的早产儿病情相对较轻，可能与其中枢神经系统发育成熟度差，在宫内遭受药物影响的时间较短和出生后对体内残留药物的代谢和排泄较慢有关。早产儿在颤抖、高音调哭声、呼吸增快、喂养差等项目上评分较高，而在睡眠、肌张力、发热、大便性状和反射等项目上评分较低。美国儿科学会（APP）推荐 Lipsite11 项评分法（表 13-3）。

表 13-3　Lipsite 新生儿撤药综合征评分

症状体征	评分			
	0	1	2	3
肢体颤抖	无	饥饿或打扰时略有颤抖	中度或明显颤抖，喂奶或抱起时消失	明显或持续的颤抖，惊厥
激惹（过度哭吵）	无	略增加	饥饿或打扰时中至重度	安静时明显激惹
反射	正常	增强	明显增强	
大便	正常	喷射性，但次数正常	喷射性，每日 8 次以上	
肌张力	正常	增强	紧张	
皮肤擦伤	无	膝、肘部发红	皮肤擦破	
呼吸频率	< 55 次 / 分	55 ~ 75 次 / 分	76 ~ 95 次 / 分	
反复喷嚏	无	有		
反复哈欠	无	有		
呕吐	无	有		
发热	无	有		

注：总分＞4 对诊断撤药综合征有意义（敏感性 77%）；评分越高，病情越重。

Finnegan 等又另外提出了一个评价新生儿撤药综合征的表格（表 13-4）。

表 13-4　Finnegan 修正新生儿撤药综合征评分系统

症状	1 分	2 分	3 分	> 3 分
哭闹		高调	持续	
喂奶后睡眠时间	3 小时	2 小时	3 小时	
拥抱反射		活跃	亢进	
刺激时震颤	轻度	中 - 重度		
安静时出现震颤			轻度	中 - 重度（4）
肌张力增加		有		
肌阵挛			有	
惊厥				有（5）
狂吮拳指	有			
吃奶不好		有		
呃逆	有			
喷射性呕吐			有	
大便		稀	水样便	
体温	38 ~ 38.3℃	> 38.3℃		
呼吸	> 60 次 / 分	伴三凹征		

症状	1分	2分	3分	> 3分
皮肤擦伤	鼻、膝、脚趾			
频繁打哈欠（> 3～4 次 / 时间间隔）	有			
喷嚏（> 3～4次 / 时间间隔）	有			
鼻塞	有			
出汗	有			
总分				

临床上则根据10项常见症状进行评分，包括：①易激惹、兴奋、有抓痕。②尖声哭叫。③震颤。④肌张力增高。⑤惊厥。⑥发热>38℃，呼吸>60次。⑦呕吐、腹泻。⑧打哈欠、嗝逆。⑨流涎、鼻塞。⑩出汗、脱水。每项1分，>6分诊断明确，应予以药物治疗。

3.辅助检查

（1）用高效液相色谱仪或高效气相色谱仪检测母亲或新生儿血尿中药物或其代谢物。由于药物从尿中排出时间相对快，假阴性率高，取胎粪筛查较为可靠，必要时可采血筛查。阳性有助诊断，阴性不能否定诊断。

（2）EEG：30%以上有异常，但可无临床表现。

4.鉴别诊断

与缺氧缺血性脑病、颅内出血、低血糖、低血钙、低血镁、甲亢、脑炎、脑膜炎、败血症、肺部疾病等。

【治疗】

1.治疗原则

（1）根据起病早晚、病情轻重及进展制订治疗方案。一般在症状出现前不予治疗。病情轻度、中度都不需药物治疗，重度用药物治疗。

（2）治疗开始前需了解药物的毒副作用、新生儿是否能接受等。药物选择需要针对撤药类型，一般选用与母亲成瘾药物同源性的药物，对使用阿片类者首选阿片酊或美沙酮，对使用镇静催眠药者首选苯巴比妥。

（3）严密观察并记录症状改善情况，正确评定疗效。症状控制后调整剂量，逐渐减量及停药，但需继续观察，防止复发，定期随访。

（4）一般治疗和护理：减少外界刺激；供给足够能量；输液。

2.药物治疗

（1）阿片酊：含无水吗啡0.4mg/mL，为治疗阿片类新生儿撤药综合征的首选药。原制剂浓度为10mg/mL，应用时需稀释25倍。应用剂量每次0.1mg/kg，每 4h 1 次，哺乳时同喂。

（2）美沙酮：剂量为每次 0.05 ～ 0.1mg/kg 口服或静脉注射，每 6 ～ 12h 用药 1 次，无效时可每次增加 0.05mg/kg，待症状控制后改为每 12h 1 次，每天减量 10% ～ 20% 直至每天 0.05mg/kg，再停药。

（3）可乐定：口服首次剂量为 0.5 ～ 1μg/kg，维持量为 3 ～ 5μg/kg·d，分 4 ～ 6剂，每 4 ～ 6h 服用 1 剂。

（4）苯巴比妥：静脉注射，负荷量 10 ～ 15mg/kg，24h 后每 6h 给 1 ～ 2mg/kg维持量，根据病情和血药浓度调整维持剂量，治疗血药浓度为 12 ～ 15μg/mL。疗程 10 ～ 14d。

（5）地西泮：开始用量为 0.3 ～ 0.5mg/kg 口服或静脉注射（先稀释），每 8h1 次。症状控制后逐渐减量，每 12h 1 次。

第五节　新生儿期疫苗接种及相关问题建议

我国目前开展的新生儿期疫苗接种主要是乙肝疫苗和卡介苗，但由于中国药典和预防接种管理部门制定的新生儿疫苗接种适应证、禁忌证及相关规定比较笼统，疫苗接种工作人员难以科学掌握；同时医患关系紧张，偶发的预防接种异常反应被过度渲染等因素，也造成部分疫苗接种工作人员非常谨慎地将一些不必要的轻微症状或疾病也列为接种禁忌证。基于上述情况，旨在为从事新生儿疫苗接种相关工作人员提供一定的指导，相关专家结合国内外最新循证医学研究进展和临床实践提出本建议。

一、乙肝疫苗

母婴传播是乙型肝炎病毒（hepatitis B virus，HBV）感染的主要途径，30% ～ 50% 的慢性乙型肝炎患者通过母婴传播途径感染。研究发现，新生儿和儿童期感染 HBV 慢性化转归比例分别为 80% ～ 90% 和 30% ～ 50%，明显高于青少年和成年时期的 5% ～ 10%。因此，阻断母婴传播是控制乙型肝炎流行和降低 HBV 感染后危害的必要手段。

1. 接种时间

（1）母亲 HBsAg 阴性新生儿乙肝疫苗接种：

1）HBsAg 阴性母亲所生足月新生儿在出生后 24h 内接种首针重组酵母乙肝疫苗或重组仓鼠卵巢（CHO）细胞乙肝疫苗，每剂次 10μg，最迟在出院前完成。

2）危重新生儿，如极低出生体重儿，严重出生缺陷、重度窒息、呼吸窘迫综合征等，应在生命体征平稳后尽早接种首针乙肝疫苗。

（2）母亲 HBsAg 阳性新生儿乙疫苗接种：

1）母亲 HBsAg 阳性新生儿，无论出生后身体状况如何，在 12h 内必须肌肉注射 100U HBIG。

2）若生命体征稳定，无需考虑出生体重及胎龄，应尽快在不同（肢体）部位接种第 1 针 10μg 重组酵母乙肝疫苗或 20μg 重组 CHO 细胞乙肝疫苗。

3）如果生命体征不稳定，待稳定后，尽早接种首针乙肝疫苗。

4）若为早产儿或低出生体重儿，出生时接种的疫苗剂次不应计算在必须的 3 针次程序内，在满 1 月龄后，再按 0、1、6 月方案完成 3 剂次共 4 针乙肝疫苗接种程序。

5）如果母亲 HBsAg 结果不明，先给新生儿注射 HBIG，然后立即对母亲进行乙肝标志物快速检测，根据检测结果参照上述标准执行。鉴于目前多数文献研究不支持间隔 3～4 周后再注射 1 次 HBIG 的策略，故不推荐 3～4 周后再次注射 HBIG。

2. 接种部位

乙肝疫苗在右上臂三角肌处肌内注射，HBIG 在大腿前外侧中部肌内注射。HBIG 与卡介苗在不同部位同时接种不会降低卡介苗的免疫效果。给早产儿肌内注射疫苗时，建议臀外侧注射，针头长度应适合早产儿的肌肉厚度。

3. 接种后无应答的处理

全程接种乙肝疫苗后，绝大多数接种者体内可产生高滴度的保护性抗体。但由于免疫功能低下或其原因，少数接种者对疫苗接种无应答（抗 -HBs＜10 IU/L）。建议 HBsAg 阳性母亲的婴儿接种第 3 针乙肝疫苗 1～2 个月后进行 HBsAg 和抗 -HBs 检测。若 HBsAg 阴性、抗 -HBs＜10 mIU/mL，可按照 0、1、6 月方案再接种 3 针乙肝疫苗。

4. 乙肝疫苗第 2 针接种问题

下列情况不应作为禁忌证延迟接种乙肝疫苗：

（1）晚发型母乳性黄疸和单纯间接胆红素增高婴儿：不能仅依据经皮胆红素

增高作为禁忌证。

（2）可能自愈或不影响新生儿血流动力学稳定的早期心脏超声异常：如卵圆孔未闭、动脉导管未闭、单纯房间隔缺损、单纯室间隔缺损等。

（3）恢复期、无明确神经系统症状的早产儿：如早产儿颅内出血恢复期、早产儿脑白质损伤。

二、卡介苗

据 WHO 估算，2015 年我国结核病新发病数为 93 万，仅次于印度和印度尼西亚，居全球 22 个结核病高发病率国家第 3 位。最新一项关于卡介苗接种的 Meta 分析显示，接种卡介苗可以预防 50% 的结核病。国内有研究发现，未及时接种卡介苗的主要原因是早产、低出生体重、新生儿患病（免疫缺陷、转儿科、先天畸形）和家长拒绝。

1. 作用机制

卡介苗的防护作用主要通过诱导细胞介导的免疫反应完成，接种卡介苗后形成初次感染，经过巨噬细胞加工处理，将抗原信息传递给免疫活性细胞，使 T 细胞分化增殖，形成致敏淋巴细胞，机体再次感染结核杆菌时，巨噬细胞和致敏淋巴细胞被激活，引起特异性免疫反应。接种后 4～8 周产生免疫力，免疫一般可持续 3 年以上。虽然卡介苗对结核病的预防作用并不与结核菌素反应一致，但结核菌素（PPD）试验仍然是目前判断卡介苗接种是否有效的最有力指标。

2. 接种时间和部位

（1）严格执行我国疫苗接种计划规定，对胎龄≥37 周且出生体重≥2500g 的新生儿出生 24 h 内进行卡介苗接种，接种部位在左上臂三角肌中部略下处皮内注射。

（2）未接种卡介苗的早产儿在出生 3 个月内满足校正胎龄和体重要求后可直接进行接种。

（3）3 月龄～3 岁儿童结核菌素纯蛋白衍生物（TB-PPD）或卡介菌蛋白衍生物（BCG.PPD）试验阴性者，应予补种。≥4 岁儿童不予补种。

3. 接种后效果评估

卡介苗接种的阳性反应是接种后 2 周左右在注射部位出现红斑和丘疹，8～12 周伴随着溃疡和愈合形成卡疤。已接种卡介苗的儿童，即使卡疤未形成也不再予以补种。

4. 卡介苗接种不良事件及预防措施

接种卡介苗后的并发症较罕见，接种后出现致死性播散性结核感染的概率为 0.19/100 万～1.56/100 万，并且几乎均因疏忽大意而对细胞免疫严重抑制的个体接种卡介苗所致。严重的局部反应（如广泛局部溃疡和区域性淋巴腺炎）发生率＜1‰，且多数病例（＞99%）系免疫缺陷者。与大龄儿童相比，新生儿出现疫苗诱发的化脓性淋巴腺炎风险较高，因此应严格掌握新生儿接种剂量。造成注射部位脓肿主要是因为进针角度过大、进针过深，导致疫苗注射至皮下甚至是肌肉。注射前应充分摇匀疫苗，在左上臂三角肌外下缘皮内足量注入 0.1 mL。注射后针管顺时针方向旋转 180°退出针头，防止注射后疫苗外溢。勿注入皮下，以免引起严重深部脓肿。

5. 卡介苗与 HIBG 联合接种

研究证实，新生儿出生后 12 h 内同时注射 HBIG 和卡介苗不会降低卡介苗的免疫效果，且有助于提高 HBsAg 阳性母亲新生儿接种卡介苗的效果。

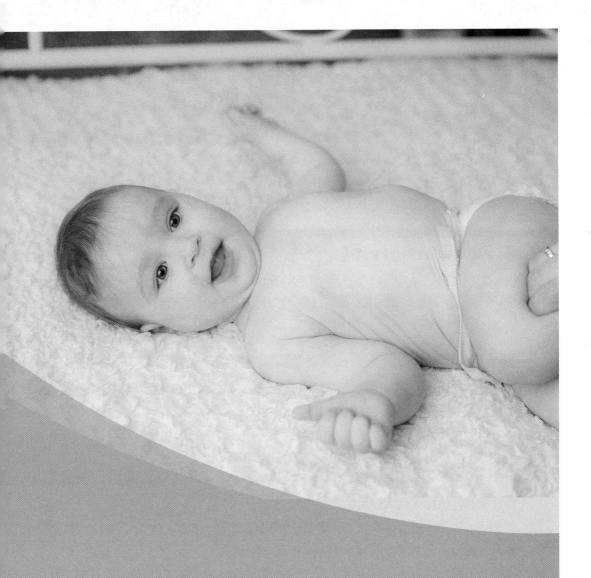

第十四章
新生儿期常用诊疗操作

第一节 脐静脉插管

【适应证】

（1）中心静脉压力测定。

（2）紧急静脉输液或给药。

（3）交换输血或部分交换输血。

（4）需要长时间静脉输液。

手术器具：脐静脉导管（体重＜1500g 用 3.5Fr，≥1500g 用 5.0Fr）、三通开关、10mL 注射器、眼科镊、持针钳、剪刀、无菌巾、缝合针线、肝素生理盐水（1U/mL）、纱布等。

【操作步骤】

（1）严格洗手，无菌操作：将患儿置于无菌辐射台上，仰卧，术者严格洗手，穿戴手术衣、帽、口罩、手套。

（2）计算置管的长度：患儿体重（kg）×1.5+5.5cm。

（3）严格消毒脐部及其周围皮肤，覆盖无菌孔巾。

（4）用手术剪刀在距脐根部约 1cm 处将脐带剪断，可见脐静脉位于切面 12 点钟位置，脐静脉孔大壁薄。

（5）将插管接上顿头针和三通管，再连接上内有肝素生理盐水的注射器，将肝素生理盐水充满整个插管系统，不得有气体。

（6）用充满肝素生理盐水的插管插入脐静脉，一进腹壁，与水平面呈 60°向头侧推进。插入深度为上面计算好的刻度。

（7）将插管插到预定深度后，用注射器抽吸见血液回流后连接管道。

（8）立即做床边 X 线摄片或者床边超声定位，正确位置是导管的头部在膈肌上 0.5～1.0cm。

（9）将脐切面做荷包缝合并将线绕插管数圈后系牢，然后用纱布包扎插管缝合端固定或者将胶布粘成桥状以固定插管。

【并发症及处理】

（1）感染：严格无菌操作。固定后的导管不能向内推进。

（2）血栓或栓塞：避免空气进入导管；不要试图冲洗导管末端的血凝块。

（3）肝坏死、门静脉血栓和高血压：由于输注高渗液体和长时间留置插管引起。避免插管长时间停留在门脉系统。紧急情况下，插管只要进入 2 ～ 3cm 见到血液回流即可。

（4）心率失常：由于插管太深刺激心脏引起。应将插管抽出 1 ～ 2cm。

（5）坏死性小肠结肠炎：应及时拔出插管，积极对症处理。

第二节　经口气管插管术

【适应证】

（1）新生儿窒息复苏。

（2）呼吸心跳骤停。

（3）胎粪性羊水吸入需气管内吸引。

（4）人工呼吸机机械通气。

（5）获取气管内分泌物做培养。

【器械】

新生儿喉镜、气管导管（规格按体重而异，下表）、吸痰管、可弯曲的顿头金属管芯、复苏囊、剪刀、布胶布、听诊器等。

表 14-1　气管插管深度和内径规格

体重 /g	插管深度 /cm	气管插管内径 /mm
< 1000	6	2.5
1000 ～	7 ～ 8	3.0
2500 ～	8 ～ 10	3.5
> 4000	10	4.0

【操作步骤】

（1）患儿放置在辐射床或保温箱中，呈仰卧位，让颈部轻微伸展，抽空胃内容物，吸尽咽部的黏液。

（2）观察新生儿的心率和呼吸，必要时用复苏囊面罩加压给氧 1min。

（3）将患儿头部置于正中位，头后仰，在颈后垫以棉布卷，以保持气道平直。

（4）术者立于患儿头侧，以左手拇、示、中指持喉镜，余两指固定于患儿下颌部，喉镜从口腔右边插入并将舌推向左侧，进到会厌软骨谷处使镜片略向上抬，以暴露声门。如声门暴露不清，可用左手小指从颈外按压喉部，更有助于暴露声门。如有黏液，可予以吸引。

（5）右手持气管插管从喉镜右侧经声门插入气管，插入深度可按下述方法判断：①在气管插管的前端 2cm 处有一圈黑线，示进入声门深度，可在喉镜直视下将插管插入声门至黑线处。②插管本身有刻度标记，根据上表。③插管完成后行胸部 X 线检查，正确位置导管前端应位于第 2 胸椎水平。

（6）右手将气管插管固定于上唇，左手抽出喉镜，连接复苏囊进行正压通气。助手用听诊器听诊双侧胸部进一步调整插管深度。用胶布固定插管。

（7）整个插管过程要求 20s 内完成（不包括插管的固定）。如超过了 20s，或者在操作过程中患儿出现发绀、心率减慢时应立即停止操作，用复苏囊面罩加压给氧，直至面色转红、心率回升后再重新插管。

【并发症】

（1）感染：严格执行无菌操作。

（2）喉头水肿：避免反复插管；导管内径合适，避免导管过粗压迫声门引起水肿。

（3）出血：插管时动作要轻柔，避免损伤声门或气管。

第三节　腰椎穿刺

【适应证】

（1）怀疑中枢神经系统疾病如脑膜炎、脑炎或颅内出血的诊断性检查。

（2）脑脊液引流。

（3）鞘内注射药物。

（4）检查脑脊液以监测中枢神经系统感染的抗生素疗效。

【器械】

新生儿腰椎穿刺包（无菌孔巾，4 个无菌标本管，无菌纱布，5mL 注射器，新生儿腰椎穿刺针或 2mL 注射器针头），测压管，无菌手套，碘伏，胶布等。

【操作步骤】

（1）患儿侧卧，助手固定住患儿的肩部和臀部，使腰椎段尽量弯曲，颈部不必过度弯曲，以保持呼吸道通畅。必要时患儿需要镇静。

（2）术者戴好口罩、帽子和手套，常规消毒穿刺部位，并铺好无菌孔巾。

（3）以脊柱中线第 4～5 腰椎间隙为穿刺点，缓慢进针并向脐部缓慢推进。新生儿一般没有进针突破感，早产儿一般进针 0.5～0.7cm，足月儿进针 1cm 可达到蛛网膜下隙，可见针管中有脑脊液流出。先接测压管进行压力测定。

（4）测量脑脊液压力后用无菌标本管收集脑脊液标本。每管分别留取脑脊液 0.5～1mL（一般第 1 管送细菌培养和药敏，第 2 管送生化检查，第 3 管送常规检查，第 4 管送其他检查。

（5）插回针芯，拔出穿刺针头，重新消毒穿刺点皮肤并用无菌纱布覆盖，用胶布固定。

（6）术后去枕平卧 6h，并观察患儿生命体征。

【并发症】

（1）感染：严格执行无菌操作可减少细菌进入脑脊液的机会；穿刺针接触污染的脑脊液后再刺破血管可导致菌血症。

（2）出血：穿刺时易误穿入周围血管，需要重新定位穿刺。

（3）脊髓和神经损伤：在第 4 腰椎以下穿刺可避免。

（4）椎管内表皮样瘤：使用没有针芯的穿刺针可引起上皮组织成为针管内的填充物。为防止针管内的上皮组织移植到硬脑膜，应尽量使用有针芯的腰椎穿刺针。

（5）呼吸暂停和心动过缓：由于患儿被过紧束缚所致。

第四节　胸腔穿刺

【适应证】

（1）气胸或胸腔积液的诊断。

（2）气胸或胸腔积液的引流。

【器械】

胸腔穿刺用套管针（如无，可用连有透明塑料管的 8 号或 9 号针头代替）、三通开关、20mL 注射器。如需持续引流，需备切开缝合包，8Fr、10Fr 导管，气胸引流装置，吸引器。常规消毒用品，无菌巾，纱布，胶布等。

【操作步骤】

患儿置仰卧位，选取穿刺点，常规消毒皮肤，铺无菌孔巾。如为排出气体，导管穿刺点应放置在胸前第 2 肋间锁骨中线上或腋前线第 4 肋间下一肋的上缘；液体引流应以腋前线第 4.5.6 肋间为穿刺点，或者在超声引导下进行。乳头是第 4 肋间的标记。切记肋间神经、动静脉位于肋骨的下缘。因此穿刺针应沿肋骨的上缘刺入。

术者戴无菌口罩、手套，将盛有部分生理盐水的注射器、三通开关与针头连接后，在穿刺点沿着肋骨上缘向内侧与平面呈 45° 进针，进针时以蚊式钳夹住距针尖 1 ～ 1.5cm 处，以防止刺入过深损伤肺组织，进针至有落空感时即提示进入胸膜腔，抽吸时可见盛有生理盐水的注射器中不断有气泡或积液抽出，或者在床边彩超引导下进行。

用注射器通过三通开关分次抽出气体或积液。拔针后重新消毒皮肤并覆盖以纱布后，可贴上胶布固定。

需要持续引流者，需要置入留置导管，将导管与气胸引流装置连接，再与吸引器连接，吸引负压一般调到 -10 ～ -20cmH$_2$O。

当患儿呼吸窘迫消失，胸腔导管无气体吸出，X 线胸片示气胸消失 24 ～ 48h 时，可停止负压吸引并夹住导管，如 6 ～ 12h 后仍无气漏征象，可以拔管。拔管后收紧荷包缝合，局部重新消毒，用纱布覆盖，贴上胶布。

【并发症】

（1）感染：严格无菌操作有助于减少感染。常见的感染为蜂窝织炎，推荐在放置胸导管时预防性使用抗生素。

（2）出血：如在操作过程中遇到大血管被刺破或发生肺损伤，可以发生大出血。要求术前确认各标志以免损伤。如持续出血，可请外科会诊。

（3）神经损伤：导管从肋骨的上缘进针可避免肋间神经的损伤。

（4）肺损伤：避免过度用力强行进针，能减少肺损伤。

（5）皮下气肿。

第五节　腹腔穿刺

【适应证】

（1）为查明腹水性质做诊断性穿刺。

（2）作为治疗措施，如抽出腹水或腹腔积气，解除腹胀。

【器械】

无菌孔巾和纱布，无菌手套，弯盘，22～24G 套管针，20mL 注射器，装腹水标本的无菌管。

【操作步骤】

（1）患儿取仰卧位，助手帮助固定。

（2）取前正中线脐与耻骨联合联线上，中上 1/3 交界处或脐与髂前上棘连线中下 1/3 交接处为穿刺点。用安尔碘从内向外做环形消毒。

（3）戴无菌口罩和手套，铺无菌孔巾，用套管针在穿刺点以"Z 形轨迹"进针，即首先与皮肤垂直进针到皮下，再平移 0.5cm 后穿过腹壁进入腹腔后与注射器连接。"Z 形轨迹"可防止穿刺后腹水漏出。

（4）边进针边抽取，直到注射器中出现腹水或气体，抽出足够的腹水或气体后即可撤出套管针，用无菌纱布覆盖穿刺点直至无液体漏出。然后再次消毒穿刺点皮肤并用无菌纱布覆盖，胶布粘贴。

【并发症】

（1）感染：未严格执行无菌操作，尤其是在反复进行此操作时易发生。

（2）低血压：抽出腹水或气体过多过快所致，操作时动作要缓慢，并注意抽取腹水的量。

（3）肠穿孔：用尽可能短的针，动作要缓慢轻柔。

（4）持续漏液：多为没有很好地按"Z 形轨迹"进针。

（5）膀胱穿孔：通常自限性，不需特别处理。

第六节　骨髓穿刺

【适应证】

（1）血液病的诊断及鉴别诊断。

（2）骨髓细菌培养。

【器械】

5mL 注射器，骨髓穿刺针（供胫骨穿刺用）或头皮输液针，碘伏，无菌孔巾，无菌纱布、手套和胶布。

【操作步骤】

新生儿应用胫骨穿刺法或胸骨穿刺法。

（1）胫骨穿刺法：患儿仰卧于床上，取胫骨粗隆下 1cm 之前内侧为穿刺点，常规消毒皮肤，戴无菌手套，铺无菌孔巾后行局部麻醉。穿刺进入皮肤时与骨干长径成 60° 角垂直骨面刺入，达骨膜后可轻轻旋转几次，待阻力消失、穿刺针固定（表示已达到骨髓腔），取出针芯，用 5mL 注射器轻轻抽取 0.2 ～ 0.5mL 骨髓送检。操作完毕后将穿刺针连同注射器一同拔出，再次消毒后用无菌纱布加压包扎。

（2）胸骨穿刺法：患儿仰卧位，两臂置于身体两侧并固定，暴露胸骨。常规消毒皮肤，术者戴无菌手套，铺无菌孔巾。取胸骨中线、胸骨角下约 1cm 较平坦处为进针点，左手固定皮肤，右手持注射器沿中线进针，针头朝向头部，与胸骨呈 45° ～ 60° 角，进针约 0.5cm 处可得落空感觉，即到达骨髓腔（新生儿落空感可不明显），抽取 0.2 ～ 0.5mL 骨髓液送检。操作完毕后将注射器拔出，再次消毒皮肤后用无菌纱布加压包扎。该方法创伤小，操作方便，但在新生儿有损伤纵隔血管、肺以及心脏的危险。

【并发症】

（1）出血：术后应加压包扎穿刺点可防止出血发生。

（2）感染：严格执行无菌操作可避免。

参考文献

［1］邵肖梅，叶鸿瑁，丘小汕．实用新生儿学（第5版）[M]．北京：人民卫生出版社，2011.

［2］胡亚美，江载芳，申昆铃，等．诸福棠实用儿科学（第8版）[M]．北京：人民卫生出版社，2015.

［3］北京儿童医院．新生儿诊疗常规（第2版）[M]．北京：人民卫生出版社，2016.

［4］王卫平，孙锟，常立文．儿科学（第9版）[M]．北京：人民卫生出版社，2018.

［5］蔡威，孙宁，魏光辉．小儿外科学（第5版）[M]．北京：人民卫生出版社，2014.

［6］郑珊．实用新生儿外科学[M]．北京：人民卫生出版社，2013.

［7］中华医学会感染病学分会艾滋病学组．艾滋病诊疗指南（第三版）[J]．中华传染病杂志，2015（10）：577-593.

［8］中华医学会儿科学分会新生儿学组，中国医师协会新生儿科医师分会感染专业委员会．新生儿败血症诊断及治疗专家共识（2019年版）[J]．中华儿科杂志，2019，57（4）：252-257.

［9］中华预防医学会出生缺陷预防与控制专业委员会新生儿筛查学组．葡萄糖-6-磷酸脱氢酶缺乏症新生儿筛查、诊断和治疗专家共识[J]．中华儿科杂志，2017，55（6）：411.

［10］曹云，程国强，侯新琳，等．新生儿细菌性脑膜炎病因、诊断与治疗[J]．中华围产医学杂志，2016，19（12）：881.

［11］中华人民共和国国家卫生和计划生育委员会．中华人民共和国行业标准-梅毒诊断（WS 273-2018）．

［12］中华医学会儿科学分会内分泌遗传代谢病学组，先天性肾上腺皮质增生症21-羟化酶缺陷诊治共识[J]中华儿科杂志，2016，54（8）：569-576.

［13］中华预防医学会出生缺陷预防与控制专业委员会新生儿筛查学组，等，先天性肾上腺皮质增生症新生儿筛查共识[J]中华儿科杂志，2016，54（6）：404-409.

［14］中华医学会小儿外科学分会内镜外科学组、心胸外科学组．先天性膈疝修补术专家共识及腔镜手术操作指南（2017版）[J]．中华小儿外科杂志，2018，39（1）：1-8.

［15］中华医学会小儿外科分会新生儿外科学组．先天性食管闭锁诊断及治疗（专家共识）[J]．中华小儿外科杂志，2014，35（8）：623-626.

［16］中华医学会小儿外科学分会肛肠学组、新生儿学组．先天性巨结肠的诊断及治疗专家共识[J]．中华小儿外科杂志，2017，38（11）：805-815.

［17］中华医学会小儿外科学分会内镜外科学组．腹腔镜先天性巨结肠症手术操作指南（2017版）

[J]. 中华小儿外科杂志，2017，38（4），247-254

[18]张茜，汤绍涛.腹腔镜先天性巨结肠症手术操作指南(2017版)解读[J].临床小儿外科杂志，2018，17（2），86-89

[19]中华医学会小儿外科分会新生儿外科学组、小儿肝胆外科学组.中国大陆地区胆道闭锁诊断及治疗（专家共识）[J].中华小儿外科杂志，2013，34（9），700-705

[20]陈功，郑珊.《中国大陆地区胆道闭锁诊断及治疗(专家共识)》解读[J].中华小儿外科杂志，2014，35（4），311-314

[21]中华医学会儿科学分会新生儿学组，《中华儿科杂志》编辑委员会.新生儿高胆红素血症诊断和治疗专家共识[J].中华儿科杂志，2014，52（10）.

[22]中华医学会眼科学分会眼底病学组.中国早产儿视网膜病变筛查指南（2014年）[J].中华眼科杂志，2014，50（12）：933-935.

[23]任少敏，刘献成，王同显.英国预防新生儿溶血病抗-D免疫球蛋白应用指南解读[J].中国输血杂志，2014，27（6）：673-678.

[24]丁国芳.极低出生体重儿尽早达到足量肠内营养喂养策略——《极低出生体重儿喂养指南》解读[J].中国实用儿科杂志，2016，31（2）：85-89.

[25]中华医学会儿科学分会内分泌遗传代谢学组.高苯丙氨酸血症的诊治共识[J].中华儿科杂志，2014，52（6）：420-425.

[26]郝虎，肖昕.尿素循环障碍及高氨血症的诊断与处理[J].中国小儿急救医学，2014，21（6）：354-357.

[27]杨艳玲，韩连书.单纯型甲基丙二酸尿症饮食治疗与营养管理专家共识[J].中国实用儿科杂志，2018（7）.

[28]Weston WL，Lane AT，Morelli JG；项蕾红，姚志荣译.《儿童皮肤病学》(第4版)[M].北京：人民军医出版社，2009.

[29]中华医学会儿科学分会心血管学组，中华医学会儿科学分会心血管学组心肌炎协作组，中华儿科杂志编辑委员会及中国医师协会心血管医师分会儿童心血管专业委员会.儿童心肌炎诊断建议（2018年版）解读[J].中华儿科杂志，2019.

[30]李伟，《中华儿科杂志》编辑委员会，中华医学会儿科学分会新生儿学组.新生儿肺动脉高压诊治专家共识[J].中华儿科杂志，2017，55（3）：163.

[31]《中华儿科杂志》编辑委员会.新生儿机械通气常规[J].中华儿科杂志，2015，53（5）：327-330.

[32]李茂军，吴青，阳倩，等.新生儿输血治疗的管理：意大利新生儿输血循证建议简介[J].

中华实用儿科临床杂志，2017，32（14）：1063.

［33］国家卫生健康委医政医管局.临床用血规范（2018年版征求意见稿），2018.

［34］李伟，中华医学会儿科学分会医院感染管理与控制专业委员会.血清降钙素原检测在儿童感染性疾病中的临床应用专家共识［J］.中华儿科杂志，2019，57（1）：9.

［35］中华儿科杂志编辑委员会，中国医师协会新生儿科医师分会，李伟.早产儿经鼻间歇正压通气临床应用指南（2019年版）［J］.中华儿科杂志，2019，57（4）：248.

［36］国家卫生健康委医政医管局，罕见病诊疗指南（2019版），2019.

［37］中华医学会围产医学分会新生儿复苏学组.新生儿窒息诊断的专家共识［J］.中华围产医学杂志，2016，19（1）：3.

［38］叶鸿瑁，虞人杰，王丹华，等.中国新生儿复苏指南（2016年北京修订）［J］.中华围产医学杂志，2016，31（4）：241-246.

［39］刘菲，全国新生儿窒息多器官损害临床诊断多中心研究协作组.新生儿窒息多器官损害的临床诊断标准［J］.中华围产医学杂志，2016，19（4）：241.

［40］中国医师协会新生儿科医师分会，《中华儿科杂志》编辑委员会.新生儿呼吸衰竭体外膜肺氧合支持专家共识［J］.发育医学电子杂志，2018，v.6（03）：6-10.

［41］中国妇幼保健协会新生儿保健专业委员会，中国医师协会新生儿科医师分会.新生儿期疫苗接种及相关问题建议［J］.中华新生儿科杂志（中英文），2017，32（03）：161.

［42］毛健.新生儿缺氧缺血性脑病磁共振诊断与损伤类型的分类建议［J］.中国当代儿科杂志，2017（12）：6-14.

［43］叶鸿瑁，朱小瑜，刘菲，et al.新生儿重度窒息濒死儿复苏方法的建议［J］.中华围产医学杂志，2016，19（1）：7.

［44］关卫屏，中华医学会儿科学分会儿童保健学组，李伟，et al.早产、低出生体重儿出院后喂养建议［J］.中华儿科杂志，2016，54（1）：6.

［45］Rawlinson WD，Boppana SB，Fowler KB，et al.Congenital cytomegalovirus infection in pregnancy and the neonate：consensus recommendations for prevention，diagnosis，and therapy.Lancet Infect Dis，2017，17（6）：e177-188.

［46］Luck S E，Wieringa J W，Blázquez-Gamero D，et al.Congenital Cytomegalovirus：A European Expert Consensus Statement on Diagnosis and Management[J].Pediatr Infect Dis J.2017,36（12）：1205-1213.

［47］Centers for Disease Control and Prevention.Rubella，congenital syndrome 2010 case definition.

［48］American Academy of Pediatrics.Varicella-zoster virus infections.In：Red Book：2015 Report of the Committee on Infectious Diseases，30th，Kimberlin DW（Ed），American Academy of Pediatrics，Elk Grove Village，IL 2015.p.846.

［49］American Academy of Pediatrics.Herpes simplex.In：Red Book：2018-2021 Report of the Committee on Infectious Diseases，31st ed，Kimberlin DW（Ed），American Academy of Pediatrics，Elk Grove Village，IL 2018.p.437.

［50］Gutierrez K，Pinsky B，Arvin AM.Herpes simplex viruses 1 and 2.In：Feigin and Cherry's Textbook of Pediatric Infectious Diseases，7th，Cherry JD，Harrison GJ，Kaplan SL，et al（Eds），Elsevier Saunders，Philadelphia 2014.p.1933.

［51］Kimberlin DW，Gutierrez KM.Herpes simplex virus infections.In：Remington and Klein's infectious diseases of the fetus and newborn infant，8th ed，Wilson CB，Nizet V，Maldonado YA，et al.（Eds），Saunders，Phildelphia，PA 2016.p.843.

［52］Leger J，Olivieri A，Donaldson M，eta1.European Society for Paediatric Endocrinology consensus guide-lines on screening，diagnosis，and management of congenital hypothyroidism[J].J Clin Endocrinol Metab，2014，99（2）：363-384.OI：10.1210/jc.2013-1891.

附 录

附表 1 中国不同胎龄新生儿出生体重百分位数参考值（g）

出生胎龄（周）	P_3	P_{10}	P_{25}	P_{50}	P_{75}	P_{90}	P_{97}
24	339	409	488	588	701	814	938
25	427	513	611	732	868	1003	1148
26	518	620	735	876	1033	1187	1352
27	610	728	860	1020	1196	1368	1550
28	706	840	987	1165	1359	1546	1743
29	806	955	1118	1321	1522	1723	1933
30	914	1078	1256	1467	1692	1906	2128
31	1037	1217	1410	1637	1877	2103	2336
32	1179	1375	1584	1827	2082	2320	2565
33	1346	1557	1781	2039	2308	2559	2813
34	1540	1765	2001	2272	2554	2814	3079
35	1762	1996	2241	2522	2812	3080	3352
36	2007	2245	2495	2780	3075	3347	3622
37	2256	2493	2741	3025	3318	3589	3863
38	2461	2695	2939	3219	3506	3773	4041
39	2589	2821	3063	3340	3624	3887	4152
40	2666	2898	3139	3415	3698	3959	4222
41	2722	2954	3195	3470	3752	4012	4274
42	2772	3004	3244	3518	3799	4058	4319

注：引自中华儿科杂志，2015,53（2）：97-103；P 代表百分位数

附表 2 简易胎龄评估法（胎龄周数 = 总分 +27）

体征*	0分	1分	2分	3分	4分
足底纹理	无	前半部红痕不明显	红痕＞前半部 褶痕＜前1/3	褶痕＞前2/3	明显深的褶痕＞前2/3
乳头	难认，无乳晕	明显可见，乳晕淡、平、直径＜0.75cm	乳晕呈点状，边缘突起，直径＜0.75cm	乳晕呈点状，边缘突起，直径＞0.75cm	
指甲		未达指尖	已达指尖	超过指尖	
皮肤组织	很薄，胶胨状	薄而光滑	光滑，中等厚度，皮疹或表皮翘起	稍厚，表皮皲裂翘起以手足为最明显	厚，羊皮纸样，皲裂深浅不一

注：各体征的评分如介于两者之间，可用其均数。

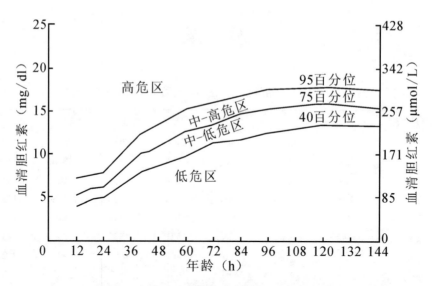

附图1　新生儿小时胆红素列线图（Bhutani 等）

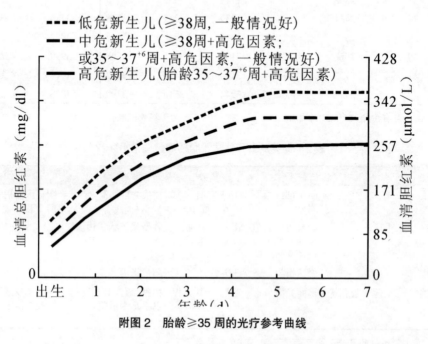

附图2　胎龄≥35周的光疗参考曲线

附表3　出生体重<2500g 的早产儿生后不同时间光疗和换血血清总胆红素参考标准

（mg/dl，1mg/dl=17.1μmol/L）

出生体重 /g	<24h		24～48h		48～<72h		72～<96h		96～<120h		≥120h	
	光疗	换血	光疗	换血	光疗	换血	光疗	换血	光疗	换血	光疗	换血
<1000	4	8	5	10	6	12	7	12	8	15	8	15
1000～1249	5	10	6	12	7	15	9	15	10	18	10	18
1250～1999	6	10	7	12	9	15	10	15	12	18	12	18
2000～2299	7	12	8	15	10	18	12	20	13	20	14	20
2300～2499	9	12	12	18	14	20	16	22	17	23	18	23

附表4　新生儿休克评分表

评分	四肢温度	股动脉搏动	血压（收缩压）	皮肤色泽	前臂内侧 CRT
0	正常	正常	> 60mmHg	正常	< 3s
1	凉至肘膝以下，或肛 - 指温差 6～8℃	弱	45～60mmHg	苍白	3～4s
2	凉至肘膝以上，或肛 - 指温差≥9℃	未触及	< 45mmHg	花纹	> 4s

附表5　新生儿及儿童不同状态下血清降钙素原浓度的截断值（μg/L）

不同状态	截断值浓度
健康新生儿（小时龄）	
< 6	< 0.50
6～12	< 2.00
13～18	< 5.00
19～36	< 10.00
37～48	< 5.00
49～60	< 2.00
61～72	< 1.00
> 72	< 0.50
健康儿童	< 0.05
疾病状态	
局部感染	0.05～0.50
侵袭性感染	0.05～2.00
严重感染（脓毒症）	2.00～10.00
脓毒性休克	> 10.00

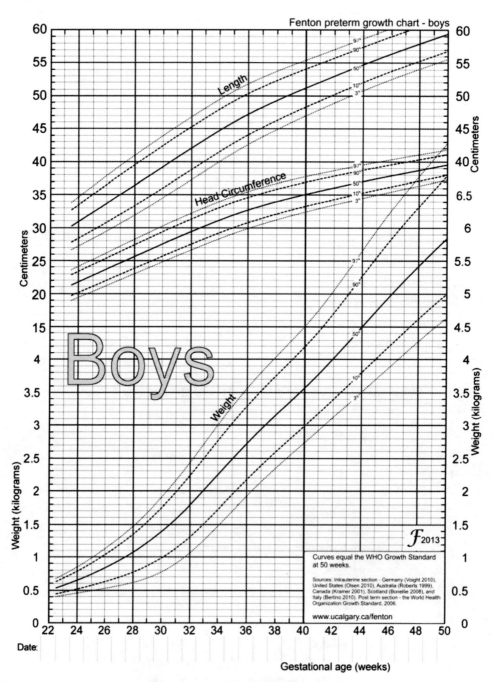

附图 3　Fenton 早产儿生长曲线（男）

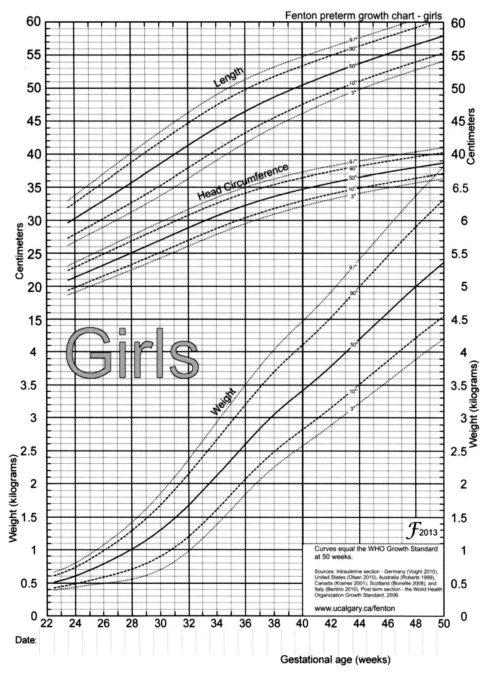

附图 4　Fenton 早产儿生长曲线（女）

图书在版编目（CIP）数据

新生儿诊疗常规 / 福建省立医院编 . —福州：福建科学技术出版社，2020.3（2021.4重印）

ISBN 978-7-5335-6082-9

Ⅰ . ①新… Ⅱ . ①福… Ⅲ . ①新生儿疾病 – 诊疗 Ⅳ . ① R722.1

中国版本图书馆 CIP 数据核字（2020）第 019625 号

书 名	新生儿诊疗常规
编 者	福建省立医院
出版发行	福建科学技术出版社
社 址	福州市东水路 76 号（邮编 350001）
网 址	www.fjstp.com
经 销	福建新华发行（集团）有限责任公司
印 刷	福州德安彩色印刷有限公司
开 本	710 毫米 × 1020 毫米 1/16
印 张	18.75
图 文	285 码
版 次	2020 年 3 月第 1 版
印 次	2021 年 4 月第 2 次印刷
书 号	ISBN 978-7-5335-6082-9
定 价	56.00 元

书中如有印装质量问题，可直接向本社调换